国家卫生和计划生育委员会"十三五"规划教材

全国高等中医药教育教材

供针灸推拿学等专业用

U0304112

推拿功法学

第 2 版

主　编　吕　明　顾一煌

副主编　窦思东　王继红　井夫杰　张友健

编　委（按姓氏笔画为序）

王　列（辽宁中医药大学）　　　　　　张宏如（南京中医药大学）

王卫刚（陕西中医药大学）　　　　　　顾一煌（南京中医药大学）

王晓东（浙江中医药大学）　　　　　　郭现辉（河南中医药大学）

王继红（广州中医药大学）　　　　　　黄英如（重庆医科大学中医药学院）

井夫杰（山东中医药大学）　　　　　　黄锦军（广西中医药大学）

吕　明（长春中医药大学）　　　　　　阎博华（成都中医药大学）

刘　波（黑龙江中医药大学）　　　　　彭　亮（湖南中医药大学）

刘玉超（首都医科大学附属北京中医医院）　董有康（云南中医学院）

纪　清（上海中医药大学）　　　　　　韩永和（长春中医药大学）

李进龙（河北中医学院）　　　　　　　窦思东（福建中医药大学）

李忠正（天津中医药大学）　　　　　　樊　云（湖北中医药大学）

张　玮（江西中医药大学）　　　　　　魏玉龙（北京中医药大学）

张友健（贵阳中医学院）

人民卫生出版社

图书在版编目（CIP）数据

推拿功法学 / 吕明, 顾一煌主编. —2 版. —北京：人民卫生出版社, 2016

ISBN 978-7-117-22482-6

Ⅰ. ①推⋯　Ⅱ. ①吕⋯②顾⋯　Ⅲ. ①推拿－医学院校－教材　Ⅳ. ①R244.1

中国版本图书馆 CIP 数据核字（2016）第 100574 号

人卫智网	www.ipmph.com	医学教育、学术、考试、健康，购书智慧智能综合服务平台
人卫官网	www.pmph.com	人卫官方资讯发布平台

推拿功法学
第 2 版

主　　编：吕　明　顾一煌
出版发行：人民卫生出版社（中继线 010-59780011）
地　　址：北京市朝阳区潘家园南里 19 号
邮　　编：100021
E - mail：pmph @ pmph.com
购书热线：010-59787592　010-59787584　010-65264830
印　　刷：北京市艺辉印刷有限公司
经　　销：新华书店
开　　本：787×1092　1/16　　印张：15
字　　数：346 千字
版　　次：2012 年 6 月第 1 版　　2016 年 6 月第 2 版
　　　　　2020 年 1 月第 2 版第 4 次印刷（总第 8 次印刷）
标准书号：ISBN 978-7-117-22482-6/R·22483
定　　价：37.00 元

打击盗版举报电话：010-59787491　E-mail: WQ @ pmph.com
（凡属印装质量问题请与本社市场营销中心联系退换）

《推拿功法学》网络增值服务编委会

主　编　吕　明　顾一煌

副主编　窦思东　王继红　井夫杰　张友健　黄锦军　张　玮　魏玉龙

编　委（按姓氏笔画为序）

王　列（辽宁中医药大学）

王卫刚（陕西中医药大学）

王晓东（浙江中医药大学）

王继红（广州中医药大学）

井夫杰（山东中医药大学）

甘水咏（湖北中医药大学）

吕　明（长春中医药大学）

刘　波（黑龙江中医药大学）

刘玉超（首都医科大学附属北京中医医院）

纪　清（上海中医药大学）

李　洁（河北中医学院）

李进龙（河北中医学院）

李忠正（天津中医药大学）

张　玮（江西中医药大学）

张友健（贵阳中医学院）

张宏如（南京中医药大学）

陈红亮（河南中医药大学）

顾一煌（南京中医药大学）

郭现辉（河南中医药大学）

黄英如（重庆医科大学中医药学院）

黄锦军（广西中医药大学）

曹　锐（辽宁中医药大学）

阎博华（成都中医药大学）

彭　亮（湖南中医药大学）

董有康（云南中医学院）

韩永和（长春中医药大学）

窦思东（福建中医药大学）

樊　云（湖北中医药大学）

魏玉龙（北京中医药大学）

3

修 订 说 明

为了更好地贯彻落实《国家中长期教育改革和发展规划纲要(2010-2020)》《医药卫生中长期人才发展规划(2011-2020)》《中医药发展战略规划纲要(2016-2030 年)》和《国务院办公厅关于深化高等学校创新创业教育改革的实施意见》精神,做好新一轮全国高等中医药教育教材建设工作,全国高等医药教材建设研究会、人民卫生出版社在教育部、国家卫生和计划生育委员会、国家中医药管理局的领导下,在上一轮教材建设的基础上,组织和规划了全国高等中医药教育本科国家卫生和计划生育委员会"十三五"规划教材的编写和修订工作。

本轮教材修订之时,正值我国高等中医药教育制度迎来 60 周年之际,为做好新一轮教材的出版工作,全国高等医药教材建设研究会、人民卫生出版社在教育部高等中医学本科教学指导委员会和第二届全国高等中医药教育教材建设指导委员会的大力支持下,先后成立了第三届全国高等中医药教育教材建设指导委员会、首届全国高等中医药教育数字教材建设指导委员会和相应的教材评审委员会,以指导和组织教材的遴选、评审和修订工作、确保教材编写质量。

根据"十三五"期间高等中医药教育教学改革和高等中医药人才培养目标,在上述工作的基础上,全国高等医药教材建设研究会和人民卫生出版社规划、确定了首批中医学(含骨伤方向)、针灸推拿学、中药学、护理学 4 个专业(方向)89 种国家卫生和计划生育委员会"十三五"规划教材。教材主编、副主编和编委的遴选按照公开、公平、公正的原则,在全国50 所高等院校 2400 余位专家和学者申报的基础上,2200 位申报者经教材建设指导委员会、教材评审委员会审定和全国高等医药教材建设研究会批准,聘任为主审、主编、副主编、编委。

本套教材主要特色包括以下九个方面:

1. **定位准确,面向实际** 教材的深度和广度符合各专业教学大纲的要求和特定学制、特定对象、特定层次的培养目标,紧扣教学活动和知识结构,以解决目前各院校教材使用中的突出问题为出发点和落脚点,对人才培养体系、课程体系、教材体系进行充分调研和论证,使之更加符合教改实际、适应中医药人才培养要求和市场需求。

2. **夯实基础,整体优化** 以培养高素质、复合型、创新型中医药人才为宗旨,以体现中医药基本理论、基本知识、基本思维、基本技能为指导,对课程体系进行充分调研和认真分析,以科学严谨的治学态度,对教材体系进行科学设计、整体优化,教材编写综合考虑学科的分化、交叉,既要充分体现不同学科自身特点,又应当注意各学科之间有机衔接;确保理论体系完善,知识点结合完备,内容精练、完整,概念准确,切合教学实际。

3. **注重衔接,详略得当** 严格界定本科教材与职业教育教材、研究生教材、毕业后教育教材的知识范畴,认真总结、详细讨论现阶段中医药本科各课程的知识和理论框架,使其在教材中得以凸显,既要相互联系,又要在编写思路、框架设计、内容取舍等方面有一定的区分度。

4. 注重传承,突出特色 本套教材是培养复合型、创新型中医药人才的重要工具,是中医药文明传承的重要载体,传统的中医药文化是国家软实力的重要体现。因此,教材既要反映原汁原味的中医药知识,培养学生的中医思维,又要使学生中西医学融会贯通,既要传承经典,又要创新发挥,体现本版教材"重传承、厚基础、强人文、宽应用"的特点。

5. 纸质数字,融合发展 教材编写充分体现与时代融合、与现代科技融合、与现代医学融合的特色和理念,适度增加新进展、新技术、新方法,充分培养学生的探索精神、创新精神;同时,将移动互联、网络增值、慕课、翻转课堂等新的教学理念和教学技术、学习方式融入教材建设之中,开发多媒体教材、数字教材等新媒体形式教材。

6. 创新形式,提高效用 教材仍将传承上版模块化编写的设计思路,同时图文并茂、版式精美;内容方面注重提高效用,将大量应用问题导入、案例教学、探究教学等教材编写理念,以提高学生的学习兴趣和学习效果。

7. 突出实用,注重技能 增设技能教材、实验实训内容及相关栏目,适当增加实践教学学时数,增强学生综合运用所学知识的能力和动手能力,体现医学生早临床、多临床、反复临床的特点,使教师好教、学生好学、临床好用。

8. 立足精品,树立标准 始终坚持中国特色的教材建设的机制和模式;编委会精心编写,出版社精心审校,全程全员坚持质量控制体系,把打造精品教材作为崇高的历史使命,严把各个环节质量关,力保教材的精品属性,通过教材建设推动和深化高等中医药教育教学改革,力争打造国内外高等中医药教育标准化教材。

9. 三点兼顾,有机结合 以基本知识点作为主体内容,适度增加新进展、新技术、新方法,并与劳动部门颁发的职业资格证书或技能鉴定标准和国家医师资格考试有效衔接,使知识点、创新点、执业点三点结合;紧密联系临床和科研实际情况,避免理论与实践脱节、教学与临床脱节。

本轮教材的修订编写,教育部、国家卫生和计划生育委员会、国家中医药管理局有关领导和教育部全国高等学校本科中医学教学指导委员会、中药学教学指导委员会等相关专家给予了大力支持和指导,得到了全国 50 所院校和部分医院、科研机构领导、专家和教师的积极支持和参与,在此,对有关单位和个人表示衷心的感谢!希望各院校在教学使用中以及在探索课程体系、课程标准和教材建设与改革的进程中,及时提出宝贵意见或建议,以便不断修订和完善,为下一轮教材的修订工作奠定坚实的基础。

全国高等医药教材建设研究会
人民卫生出版社有限公司
2016 年 3 月

全国高等中医药教育本科
国家卫生和计划生育委员会"十三五"规划教材
教材目录

61	实验针灸学(第2版)	主编 余曙光 徐 斌
62	推拿手法学(第3版)	主编 王之虹
63	*刺法灸法学(第2版)	主编 方剑乔 吴焕淦
64	推拿功法学(第2版)	主编 吕 明 顾一煌
65	针灸治疗学(第2版)	主编 杜元灏 董 勤
66	*推拿治疗学(第3版)	主编 宋柏林 于天源
67	小儿推拿学(第2版)	主编 廖品东
68	正常人体学(第2版)	主编 孙红梅 包怡敏
69	医用化学与生物化学(第2版)	主编 柯尊记
70	疾病学基础(第2版)	主编 王 易
71	护理学导论(第2版)	主编 杨巧菊
72	护理学基础(第2版)	主编 马小琴
73	健康评估(第2版)	主编 张雅丽
74	护理人文修养与沟通技术(第2版)	主编 张翠娣
75	护理心理学(第2版)	主编 李丽萍
76	中医护理学基础	主编 孙秋华 陈莉军
77	中医临床护理学	主编 胡 慧
78	内科护理学(第2版)	主编 沈翠珍 高 静
79	外科护理学(第2版)	主编 彭晓玲
80	妇产科护理学(第2版)	主编 单伟颖
81	儿科护理学(第2版)	主编 段红梅
82	*急救护理学(第2版)	主编 许 虹
83	传染病护理学(第2版)	主编 陈 璇
84	精神科护理学(第2版)	主编 余雨枫
85	护理管理学(第2版)	主编 胡艳宁
86	社区护理学(第2版)	主编 张先庚
87	康复护理学(第2版)	主编 陈锦秀
88	老年护理学	主编 徐桂华
89	护理综合技能	主编 陈 燕

注:①本套教材均配网络增值服务;②教材名称左上角标有"*"者为"十二五"普通高等教育本科国家级规划教材。

第三届全国高等中医药教育教材
建设指导委员会名单

全国高等中医药教育本科
针灸推拿学专业教材评审委员会名单

前 言

为了更好地适应新形势下全国高等中医药教育教学改革和发展的需要，培养传承中医药文明、创新中医药事业的复合型、创新型高等中医药专业人才，按照全国高等中医药院校各专业的培养目标，在全国高等医药教材建设研究会、全国高等中医药教育教材建设指导委员会的组织规划下，确立本课程的教学内容，并编写了本教材。

本教材的编写立足于学科特点、专业特点和素质教育教学特点，以中医基础理论为指导，结合现代科学研究的最新成果，系统、全面地介绍推拿功法的学术体系。

本教材分总论和各论两部分。总论部分介绍推拿功法的起源和发展、推拿功法的基础理论、基础知识和功法作用的现代研究。各论部分介绍徒手练功法、推拿医疗气功练功法、推拿器械练功法等。教材的绪言，由樊云编写；第一章，由窦思东编写；第二章，由窦思东、樊云编写；第三章，由窦思东编写；第四章，由王继红编写；第五章，由顾一煌、张宏如、吕明、纪清编写；第六章，由李忠正、彭亮编写；第七章，由张玮、王继红、黄锦军、纪清、郭现辉、刘波、王卫刚、王列、王晓东编写；第八章，由吕明、韩永和、窦思东、张友健、李忠正编写；第九章，由吕明、窦思东、李进龙、井夫杰、黄锦军、黄英如、彭亮、刘玉超、魏玉龙编写；第十章，由王继红、李进龙、郭现辉、阎博华、王卫刚、董有康编写。

本教材和第1版相比有以下特点：①完善地构建了《推拿功法学》的学科框架；②进一步规范了推拿功法的各种概念、动作、要领和作用；③丰富了推拿功法的种类；④补充了近5年推拿功法的现代研究成果。本教材适用于针灸推拿专业的本科生。

本教材在编写过程中得到长春中医药大学、山东中医药大学等高等中医药院校领导与专家的大力支持，在此致以诚挚的谢意！

虽经层层把关，但由于水平有限，教材中可能会有一些不足之处，希望广大师生在使用中提出宝贵意见，以便不断修订提高！

编者

2016 年 3 月

目 录

总 论

各　论

绪　言

📖 学习目的

通过学习推拿功法学的定义、研究内容、功法种类、学习必要性及学习方法,使学生对本课程有总体了解,对本课程的学习起到一定的指导作用。

学习要点

推拿功法学的定义;推拿功法学的研究内容;推拿功法学的学习方法。

一、推拿功法及推拿功法学的定义

应推拿临床的需要,推拿医生往往要练习推拿功法,习惯上称为"推拿练功"。推拿功法是指以提高推拿手法技能、治疗效果和推拿医生身体素质为目的的功能锻炼方法。推拿功法是推拿医生必须掌握的专业技能之一。

推拿功法学是研究推拿功法的历史源流、基本理论、基础知识、技术要求、作用原理和临床应用规律的一门学科,是中医推拿学的重要组成部分,属推拿基础学科。推拿功法学与推拿手法学共同构成了推拿学科的基本技能部分。其主要任务是研究如何应用传统的功法,激发人体的潜能,增强推拿医生的体质与素质,增强其运用手法的技巧、耐力和功力,以提高推拿的临床疗效。

推拿功法学是由推拿学逐渐分化、发展、完善而成的。经过数十年的发展,推拿功法学逐渐成为一门较完善的推拿基础学科。从具体的数种功法,发展到集内外功法于一体。同时,推拿功法还具有一定的医疗保健作用,可用于某些疾病的预防、治疗和康复。所以,推拿功法不仅适用于推拿医生,也可指导患者练习。

二、推拿功法学的研究内容

推拿功法学主要研究的是如何应用传统的功法,增强推拿医生的臂力、臂力、指力、腰腿力量以及动作的灵活性、协调性。其研究的基本内容是推拿功法的历史源流、基本理论、基础知识、作用原理及具体功法的练功方法、技术特点及动作要领,并探讨这些功法练习与推拿手法及临床的有机联系,探讨这些功法练习对人体局部组织与整体的影响,特别是对与手法技术动作有关的形态结构、运动规律的影响。

三、推拿功法学课程开设的必要性

推拿医生在推拿临床工作及练习功法的过程中,逐渐意识到推拿练功的重要性与必要性。推拿练功不仅能增强推拿医生手法的力道,提高手法的治疗效果,还可以避免自身损伤，尽快恢复体力。推拿练功实为推拿医生所必需。

手法是推拿的治疗手段。放松类手法需要持久、有力、均匀、柔和、深透，刚柔相济是基本要求。手法的学习，需要从外观上把握手法的动作结构，但更重要的是手法内在的意、气、力，即内在力道。手法操作所需要的力，不是蛮力而是柔力。即便是体质强壮者，也需要通过后天的锻炼完成内劲的修炼。内劲，是意识、技巧动作和力的有机结合。这种内劲的获得，单靠手法操作技巧的练习、力量的练习是达不到的，必须通过推拿功法练习，内外兼修才能实现。整复类手法需要稳、准、巧、快。必须在诊断正确、触诊明确的前提下，以小巧之力，瞬间完成对关节的整复。这种操作需要一种所谓的"整劲"，即全身上下，特别是左右手的整体配合。在推拿功法练习过程中，通过学习基本手势、步法、架势，通过对力的不断体验、把握和运用，有助于提高推拿医生的膂力、臂力、指力和腰腿部力量，提高手法的柔韧性、灵活性和敏感性，最终掌握推拿手法操作所需要的力道。推拿医生具备了基本的身体素质和专业技能，再加上临床长年累月的手法操作，不断提升手感，才可逐渐达到"意到气到，气到力到"的至善境界。

医学临床是一门综合艺术。临床医生需要高超的医疗知识与操作技能，同样需要沉着冷静、应对自如的临床技巧与人格魅力。通过推拿功法的调神练习，可以提高推拿医生的临床素养，改善推拿医生的心态，提高推拿医生的临床应对能力。

实践证明，推拿功法练习对推拿手法操作技能的掌握与提高有很大的促进作用。其不但可以增强推拿医生的体质，还可以增加手法力量，同时还可以提高推拿医生抗疲劳、抗损伤的能力，提高临证"以神御气、以气御力"的综合能力。

四、推拿功法的种类及演变

历史上，推拿功法散见于民间且无系统性，不同的推拿流派有其相对独特的练功方法，如一指禅推拿流派主练"易筋经"，而内功推拿流派主练"少林内功"。总体看来，旧时推拿功法主要分为两种，一为徒手练功，如易筋经和少林内功，二为民间器械练功，如挑石担、举石锁、抓坛子、丢沙袋等练习。新中国成立后，各中医院校开设推拿功法学课程也以易筋经和少林内功为主要练功内容。这两种功法具有锻炼内力、增强体质的优点，但存在柔韧性、灵巧性、协调性等方面的锻炼不足，强调吐纳与意守也不够。因此，推拿功法学课程设置中逐步增加了静功、太极拳和太极推手等内容。传统太极推手练习时，要求身法、手法、步法连贯，意气相随，可明显增强两上肢的力量、耐力、灵活性和敏感性，对推拿手法的学习和运用有很大益处。从推拿学科的发展来看，推拿功法不但包括偏重于外力练习的易筋经、少林内功，偏重于内力练习的太极拳，也包括练气调神的放松功、内养功等。

临床上推拿手法要求的是刚柔相济，不但要有足够的膂力、臂力、腕力、指力以达到"刚"，还应整体用力，以近端带远端，而达到"柔"。同时除手法以外，推拿医生应平心静气，审时度势，不为外物所影响，有效施用手法。这就是所谓的推拿医生必需的"力"、"气"与"意"。虽然各种功法都是从调身、调息、调神入手，但毕竟各有偏重。少林内功偏重于"霸力"的练习，太极拳则偏重于"整劲"的练习，而各种气功练习更注重"心性"的修养。

本教材选用易筋经、少林内功、器械练功法、太极拳、太极推手及其他医疗气功，使外部肌肉骨骼的锻炼与内部的意识和呼吸相配合,从身心两方面对推拿医生进行有益的训练,即所谓"内练一口气,外练筋骨皮"。循序渐进,可形成意、气、力三者合一,意与气合、气与力合,为手法的练习与临床推拿疗效的提高打下坚实的基础。

临床实践中,推拿功法不仅可以用于推拿医生练功,患者在接受推拿治疗时也可选择适合病情的功法进行练习,从被动、主动两方面,发挥推拿的疗效,恢复肌肉关节的功能,加速机体康复。身法的练习有助于纠正患者不良工作姿势、生活姿势;肌力的练习有助于维持关节的稳定性与灵活性。

五、推拿功法学的学习方法

推拿功法练习是一个长期而反复体悟的过程。"长期"是指需要不断的练习,才会"功到自然成";"反复体悟"是指推拿功法的练习不仅是手法学习的基础课,更应与推拿手法练习、推拿临床工作并行。在功法练习的基础上,练手法、上临床;在练手法、上临床的同时,加强功法练习。反复磨炼,反复体会,才会相互促进,提高临床疗效。

1. 理论学习与功法练习相结合　推拿功法学的学习,应以功法练习为主。功法练习重在实践,要有吃苦精神。由于推拿功法学是中医推拿学的一部分,所以其功法理论与中医理论一脉相承,特别是与中医气功理论关系密切。功法学的学习应在理解功理的基础上,开展功法练习。

2. 功法练习与手法练习相结合　功法练习的目的在于增强手法操作相关肌群的肌力与协调性,故在功法练习时,应从手法的操作练习出发,有意识地加强某些功法动作的练习。如易筋经中前臂内、外旋的增力,有益于增强擦法的动作技巧与耐力;太极拳中的腰手配合,有助于整劲的形成,使手法蕴含内劲,刚柔相济。同样,在手法练习时要体现功法练习中的意、气、力,将功法练习的功力转换为手法功力。

3. 功法练习与临床治疗相结合　临床治疗需要手法,更需要医生的沉着与冷静,需要医生对病情的准确判断与治疗。"一旦临证,机触于外,巧生于内,手随心转,法从手出",通过功法练习,结合临床实践,练就完美的临床诊疗技巧与素养。

4. 功法练习与现代研究相结合　传统功法具有中医特色,功法现代研究可以从现代医学、生物学角度,特别是生物力学角度更深入地阐明功法的作用原理和应用规律。以此来指导功法的练习,可起到事半功倍的效果。在学习中要保留传统功法特色,同时要吸收现代运动康复医学知识。

功力的锻炼不可能一蹴而就,需要在科学理论的指导下,不断实践、循序渐进、长期坚持,相信坚实的功法基础将会促进推拿手法操作技能水平及临床疗效的不断提高。

学习小结

1. 学习内容

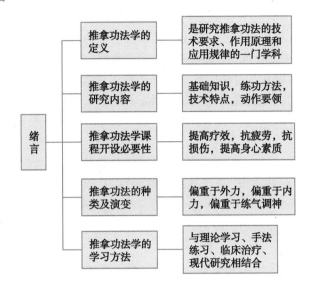

2. 学习方法

本章要结合具体的推拿功法来重点理解和掌握推拿功法学的定义及研究内容，熟悉推拿功法的种类及开设推拿功法学课程的必要性，了解推拿功法学的学习方法。

（樊　云）

复习思考题

1. 何谓推拿功法及推拿功法学？
2. 推拿功法学的主要内容是什么？推拿功法的主要种类有哪些？
3. 推拿功法学的学习方法有哪些？

第一章

推拿功法学的发展简史

学习目的

通过学习推拿功法学的发展简史，为学习和研究推拿功法奠定一定的理论基础。

学习要点

推拿功法学的形成和发展；推拿功法在各个历史阶段的特点和主要著作。

推拿功法学的发展史主要是研究推拿功法的起源、形成过程以及其发展规律，旨在介绍和论述从古至今推拿功法发展的历史过程，以及古往今来人们对相关概念和功法的认识、总结和探索。推拿功法是防治结合的强身健体的锻炼方法，主要是根据培养和加强推拿医生自身的专业技能要求而形成和发展起来的，其产生和发展随推拿医术本身的兴衰而起落，其沿革经历了一个漫长的过程。

一、远古时期

推拿功法在我国历史悠久，究其渊源可以追溯到原始时代人们的生产实践。早在远古时代，中华文明就已经有了体育的萌芽。这一客观存在的事实，限于历史条件，当时不可能用文字加以记载。但是，一方面可以借助对出土文物的考察研究，另一方面可从古籍记载中与身体活动、身体健康有关的传说中做出合理的分析、判断。初步的研究表明，推拿功法起源于原始人类的自我保健。如果身体某处疼痛不适，往往会不由自主地去按、摩、捏，痛痒就可能减轻或消除。古代的功法叫"吐纳"、"导引"、"行气"等，都是源于这种本能的自我保健活动。"吐纳"就是进行呼吸调整的锻炼。"导引"是把躯体运动与呼吸自然地融为一体的健身运动。"行气"是以意念配合呼吸，存思想象"气"沿周身经络运行的练习。

大约在公元前 3000 年至公元前 2000 年的新石器时代，古代的健身活动逐渐发展为自觉的有意识的身心锻炼技能。据《吕氏春秋·古乐》记载，新石器时期，由于气候阴雨潮湿，人们多患有关节肿痛、筋骨拘挛等病症，于是古人就发明一种大舞来宣导气血治疗疾病。大舞的内容可以通过文物"彩陶盆"展现出来。1957 年，在青海省大通县上孙家寨，发掘了一批新石器时代的墓葬，其中有一个舞蹈纹彩陶盆，绘有黑色舞蹈人形，整个画面人物突出，神态逼真，可以说是后世导引的前身。据《史传》记载，上古名医俞跗擅长应用跷引按抚等法。俞跗为黄帝时代的名将，说明导引最晚在黄帝时代就已经成为独立的医疗保健手段。

此时期的特点是：不同功法术语的出现，功法源于原始人类的自我保健。

二、先秦时期

我国现存最早的医学经典著作《黄帝内经》中记载："往古人居禽兽之间，动作以避寒，阴居以避暑。"这里所说的"动作"即指古老的导引，可以起到防病保健的作用。《素问·异法方宜论》中又记载："中央者，其地平以湿，天地所以生万物也众。其民食杂而不劳，故其病多痿厥寒热，其治宜导引按跷，故导引按跷者，亦从中央出也。"

"导引"是功法最早的萌芽和雏形。唐代王冰注《黄帝内经·素问》中说："导引，谓摇筋骨，动支（肢）节。"《黄帝内经》在广泛论述医学理论的同时，也对导引做了多方面的论述，既阐明了导引锻炼的意义，又为导引三调合一理论的形成奠定了基础，同时也开辟了导引治疗疾病的先河。

在导引治疗方面：据不完全统计，《黄帝内经》中涉及导引法达 14 处之多，其中《素问》5 处，《灵枢》9 处。治疗范围由单纯治疗关节痛发展到能治疗 19 种病症，包括内、外两科和急、慢性两大类疾病。导引作为一种重要的疗法既能单独运用，也能和其他疗法合用。如《灵枢·卫气》中"虚者，引而起之"就是单独使用导引法治疗。而《素问·奇病论》记载了药物与导引同时运用的例子："帝曰：病胁下满，气逆，二三岁不已，是为何病？岐伯曰：病名曰息积，此不妨于食，不可灸刺，积为导引服药，药不能独治也。"《素问·上古天真论》云："余闻上古有真人者，提挈天地，把握阴阳，呼吸精气，独立守神，肌肉若一，故能寿敝天地，无有终时，此其道生。"其中"呼吸精气"、"独立守神"、"肌肉若一"已见功法三调的雏形。呼吸精气，相当于呼吸调息；独立守神，相当于意守调心；肌肉若一，相当于调身的姿势动作。

1973 年，湖南长沙马王堆汉墓出土的《五十二病方》和绘有各种导引姿势的彩色帛画《导引图》，是迄今为止我国考古发现中年代最早的导引图谱，为研究秦汉以前古之导引按跷术（导引疗法）提供了珍贵的文献资料。

此时期的特点是：《黄帝内经》和《导引图》为推拿功法学奠定了理论基础。

三、两汉时期

古代的功法到汉代有了进一步的发展，表现在功法上具体化了，理论也较前丰富。东汉末年，著名医学家张仲景（公元 150 年—公元 211 年）将导引作为"治未病"的一个重要手段运用于临床。在《金匮要略·脏腑经络先后病脉证》中指出："若人能养慎，不令邪风干忤经络；适中经络，未经流传脏腑，即医治之，四肢才觉重滞，即导引吐纳，针灸膏摩，勿令九窍闭塞。"他认为，人得自然五常之气而生存，只有顺应气候变化才能健康，人类健康的根本取决于体内的真气是否通畅。华佗（公元 148 年—公元 208 年）第一次将单一的导引动作编成完整的导引套路，指出："吾有一术，名五禽之戏：一曰虎、二曰鹿、三曰熊、四曰猿、五曰鸟。亦以除疾，兼利蹄足，以当导引。体有不快，起作一禽之戏，怡而汗出，因以著粉，身体轻便而欲食。"

东晋时期学者张湛，著《养生要集》。其通晓医学，提出养生十要："养生大要，一曰啬神，二曰爱气，三曰养形，四曰导引，五曰言语，六曰饮食，七曰房室，八曰反俗，九曰医药，十曰禁忌。过此以往，义可略焉。"将"导引"列为养生十要之一。

此时期的特点是：导引作为"治未病"的一个重要手段运用于临床，单一的导引动作编成完整的导引套路。

四、隋唐时期

隋唐时期，"导引"被广泛应用，也是官方确定的重要医疗手段之一。隋代巢元方所编著的《诸病源候论》，是最早而系统地将导引与医学紧密结合的典范。该书在诸病证之末，未载方药治法，而是附有具体的养生导引法。杨上善精于训诂，撰有《黄帝内经太素》三十卷，是注解《黄帝内经》最早的医家之一。他解释导引的定义说："导引，谓熊经、鸟伸、五禽戏等。"并阐发导引行气的基本作用："导引则筋骨易柔，行气则其气和也，导引按跷，则寒热咸和，血气流通，呼吸适其阴阳。"

孙思邈（公元581年—公元682年）为唐代医学家及养生家，除了著有两部医学巨著《备急千金要方》、《千金翼方》外，还有《摄养论》、《存神炼气铭》、《保生铭》、《卫生歌》和《摄养枕中方》等，在上述诸书中均有养生、功法的内容。他是该时期最杰出的养生功法医学奠基人。在《养性》卷"按摩法"一节中记述了两种导引法：一是天竺国按摩法，一是老子按摩法。老子按摩法其特点是配合了拍打内容，注重上下、前后、左右，以及整体与局部的相互关系，为后世合理的导引程序的形成创立了良好的开端。在《养性》卷"调气法"一节中记述了胎息、闭息、内视、六字气诀等功法及其应用，提倡欲做调气、静功，先当左右导引360遍，并把导引、吐纳和禅观等法有机结合在一起进行锻炼。

此时期的特点是：系统地将养生功法与医学紧密结合在一起。

五、宋元时期

这个时期，整个中华医学发展迅速，学术空气活跃，理论上有了突破，临床上有不少成果，宋金元著名医家对功法的推广与发展作出了重要的贡献。还出现了一些颇有价值的功法，如八段锦和六字诀等。

宋代出现并在民间广泛流行的八段锦深受群众喜爱。据说隋唐以后就有此名，多认为是南宋初年创编。在长期流传中，又形成了许多流派，北派托名岳飞所传，以刚为特色，动作繁难，又称武八段；南派所谓梁世昌所传，以柔为特点，动作简易，采用站式，故又称立八段、文八段。后又分化出坐式八段锦，是保健功的前身。在流传中，为便于诵记，又编了歌诀，经过不断修改，至清光绪初期逐渐定型为七言诀。八段锦是八节运动肢体的动功，是由古代导引总结而成，可谓古代医疗保建功法，其特点是动作简单易行，作用明确，效果显著，一直流行于民间，深受人们欢迎。

金元四大家的学术观点各有特色，但在功法问题上，则一致认为其在临床上有应用价值。主寒凉派的刘完素（河间）所著《素问玄机原病式》对六字诀的应用有深刻体会。他的经验是："仙经以息为六字之气，应于三阴三阳，脏腑六气。实则行其本化之字泻之；衰则行其胜己之字泻之，是为杀其鬼贼也。所谓六字诀者……吹去肾寒则生热，呵去心火则生寒。"

六字诀的应用在宋金元时期都有发展，除刘完素提出的应用原则外，还出现了以

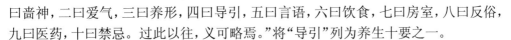

笔记

歌诀形式的操作应用法。如元代的《修真十书•杂著捷径》卷十九中的"去病延寿六字法"等。六字诀更为普及,其法不仅在吐纳形式上有所发展,而且在具体锻炼上融合了某些导引动作。

主攻下派代表张从正(子和)在他的代表著作《儒门事亲》卷二中,把导引列为汗法之一,他认为:"……导引,按摩,凡解表者,皆汗法也。"张氏所选功法以五禽戏为主。

补土派代表李杲(东垣),其所著《兰室秘藏》认为:"当病之时,宜安心静坐,以养其气。"然后再予药物治疗。他还对五脏病变的练功方法与时间作了论述。滋阴派朱震亨(丹溪),在《丹溪心法》中认为"气滞痿厥寒热者,治以导引"。倡导"阳常有余,阴常不足",治病注重养阴之法,而养阴之法,除用药物之外,用功法也能达到此目的。

此时期的特点是:金元四大家论功法,传统功法六字诀和八段锦出现。

六、明清时期

明清时期是传统功法一个兴旺发展的时期。其特点主要表现为功法内容更广泛地为医家所掌握、运用,医学功法著作大量出版,书中各种功法基本定型,锻炼方法纷纷总结推广。

在明代出现的各种动功中,最著名的是"易筋经"。明代天启四年《易筋经》的伪李靖序中曾对"易筋"书名的命名和取意有所交代。"易筋经"就是改变筋骨的方法,"易"是变通、改变之意,"筋"指筋骨、筋膜,"经"则带有指南、法典之意。此序强调"筋"对"连络周身,通行血气"的重要性。在《易筋经》正文中,交代"易"是"变化"的意思,"筋"指人身的经络,认为人之身有内有外,"洗髓"能"清其内","易筋"是"坚其外","洗髓"、"易筋"之后,就可以体证佛道,得享高寿了。

《汉武帝内传》有"一年易气,二年易血,三年易精,四年易脉,五年易髓,六年易骨,七年易筋,八年易发,九年易形"的记载,表述的是道家练气求长生的一种理想。清代乾隆进士凌廷堪在《校礼堂文集•与程丽仲书》中认为《易筋经》并非南北朝时的达摩所著,系天台紫凝道人所编。此功始见于明代天启四年(公元1629年)的一种手抄本,在明代晚期出现后,传播很快,影响较大,而且还演变形成了数个易筋经流派。

按原来的功法要求,须先练一年左右内功,达到内壮后,方可练《易筋经》,进而再练《洗髓经》。在此期间,还要内服外涂佐功药,约三年左右才能大功告成。由于整个练功过程较长,按原法修炼者不多,近代流传的《易筋经》多只取导引内容,但与原有功法有所不同,派生出多种样式。而流传较广的是清代潘蔚整理编辑的《易筋经十二势》。

在明代出现的动功中,少林内功是河南少林派气功的基本功法之一,是以站裆为基础,着重于腰腿(根基)的霸力和上肢运动的锻炼。少林内功主要由3种裆势(站裆、马裆、弓箭裆)和4种动作(前推八匹马势、风摆荷叶势、倒拉九头牛势、霸王举鼎势)组成,其练气行功依据《少林洗髓易筋经》少林派的内功大法。少林内功和易筋经均为一种内外兼练的强身功法,至今一直作为推拿医生练习的主要功法。

还有明代朱棣、滕硕、刘醇编写的《普济方》中有许多关于功法治病的内容。收载有导引、引气等功法数百条;涉及病种有头痛、耳聋、虚劳等几十种;所用功法以《诸病源候论》为主,兼及《备急千金要方》、《圣济总录》等。

明代杰出的医学家李时珍,积极倡导功法锻炼,他结合自己的锻炼体会,对功法与经络的关系问题发表了许多宝贵的见解。其内容除集中反映在《奇经八脉考》之外，还散见于《本草纲目》中。

明代著名的针灸学家杨继洲编著的《针灸大成》一书，对后世影响很大。该书除对明以前的针灸学术作了较全面的总结之外，作者还结合自己的练功实践，对经络在功法中的作用作了很好的阐述。

清代龚廷贤重视养生之道，在他的代表作《寿世保元》中，对养生问题作了论述。在养生方法上，提倡养内为主。李梴编著的《医学入门》将功法分为动功、静功两大类，并强调必须动静结合，提倡辨证施功。

清代沈金鳌编著的《沈氏尊生书》特别值得一提，作者对古代功法也颇有研究，认为"导引、运功，本养生家修炼要诀，但欲长生，必先却病，其所导、所运，皆属却病之法"。在46种病症之后，分别辑录了不同的导引运动方法，为研究辨证选功提供了宝贵的文献资料。

此时期的特点是：医学书籍中各种功法基本定型；锻炼方法纷纷总结推广。

七、近代时期

自1840年鸦片战争以后，帝国主义入侵，西方各国传教士利用传教在我国各地兴办医院和学校，以此作为进行文化侵略的一种手段，西方医学也随之大量传入我国。到了民国时期，加之当时政府不断采取排斥、限制、消灭中医的措施，使中医处于岌岌可危的境地，推拿功法的发展也十分缓慢，几乎处于停滞的状态。不过，尽管如此，这一时期内的一些著名医家还是为功法的发展作了一定的努力，如以外治见长的吴尚先、中西医汇通派张锡纯等。1858年，医家兼官吏潘蔚以徐文弼的《寿世传真》为底本加以增删，编成其功法专著《卫生要术》一书，认为对疾病要防重于治，而预防的方法即功法锻炼。《卫生要术》又经王祖源在1881年重摹，改称《内功图说》。该书重视动功锻炼，内容有"易筋经"、"却病延年法"、"分行外功诀"等，并配插图。

此时期的特点是：近代著名医家为养生功法的发展作出努力。

八、现代功法

新中国成立以后，由于党和国家制定了一系列保护和发展中医的政策，中医药事业受到空前的重视，推拿事业也出现了前所未有的繁荣景象。1956年上海成立了中国第一所推拿专科学校，后隶属于上海中医学院，开始了推拿的正规化教育。1958年上海政府又建立了全国第一所中医推拿门诊部，在全国起到了很好的示范作用。随后的北京中医学院也成立了按摩医院，在短短几年间培养了一大批推拿专业人才，继承和整理了推拿的学术经验。之后，全国各中医院校相继开设了推拿功法学课程，学制设置从起初的中专、大专学历教育，发展到本科、硕士、博士学历教育。

为了适应新时期大学生的社会及心理特点，推拿功法学人才培养及教育模式发生了改变。大学生学习的兴趣从以往的热衷于"内丹"功法修炼和研究，开始逐渐偏向于传统运动功法的学习和研究，从深奥且较难掌握的静功（如大、小周天等），逐渐转向于注重练力重气、形神合一的动功（如少林内功、易筋经、太极拳等）。近年来，以传统运动功法为主、结合现代健身器械来练功的推拿功法学课程在全国各高等中医药院校中广为开设，正逐渐成为一门备受青睐的中医学学科。

此时期的特点是：以少林内功、易筋经、太极拳等传统功法为主，结合现代康复运动医学、器械训练和新编功法，推拿功法发展成熟。

学习小结

1. 学习内容

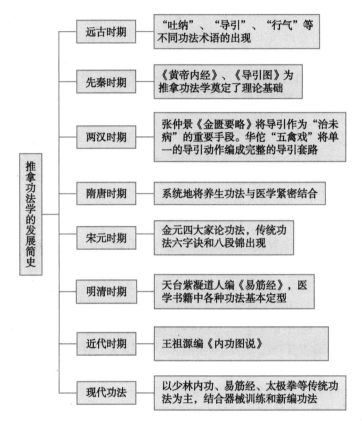

	远古时期	"吐纳"、"导引"、"行气"等不同功法术语的出现
	先秦时期	《黄帝内经》、《导引图》为推拿功法学奠定了理论基础
	两汉时期	张仲景《金匮要略》将导引作为"治未病"的重要手段。华佗"五禽戏"将单一的导引动作编成完整的导引套路
推拿功法学的发展简史	隋唐时期	系统地将养生功法与医学紧密结合
	宋元时期	金元四大家论功法，传统功法六字诀和八段锦出现
	明清时期	天台紫凝道人编《易筋经》，医学书籍中各种功法基本定型
	近代时期	王祖源编《内功图说》
	现代功法	以少林内功、易筋经、太极拳等传统功法为主，结合器械训练和新编功法

2. 学习方法

本章要重点理解和掌握推拿功法在各个历史阶段的特点和主要著作，要注意导引和按跷的区别，熟悉和了解推拿功法学的历史沿革。

（窦思东）

复习思考题

1. 推拿功法学的历史发展经历了哪几个阶段？
2. 在推拿功法学的历史发展中有哪些代表性的著作？
3. 推拿功法在隋唐、明清和现代各有何特点？

笔记

第二章

推拿功法学基础理论

学习目的

通过学习阴阳五行学说、藏象学说、经络学说、精气神学说与推拿功法的关系，及其在推拿功法中的运用，体现中医基础理论对推拿功法的指导作用，勾勒推拿功法的中医学基础，为推拿功法学的学习奠定理论基础。

学习要点

阴阳五行学说、脏腑经络学说、精气神学说与推拿功法的关系。

推拿功法学是在中医基础理论的指导下不断发展的，与推拿临床保持着十分密切的关系。

一、阴阳五行与推拿功法的关系

（一）阴阳学说与推拿功法

阴阳学说形成于商周时期，它将自然界的各种事物概括为阴、阳两个方面，认为阴、阳之间存在着相互对立、相互依存、相互消长、相互转化四个方面。《黄帝内经》采用阴阳之间的变化规律来诠释人体的生理病理现象。《素问·阴阳应象大论》说："阴阳者，天地之道也，万物之纲纪，变化之父母，生杀之本始，神明之府也，治病必求于本。"《素问·宝命全形论》说："人生有形，不离阴阳。"《素问·调经论》说："阴阳匀平，以充其形，九候若一，命曰平人。"指出人体内也分为阴阳两部分，阴阳平衡、阴平阳秘是人体之常。《素问·阴阳应象大论》又说："阴胜则阳病，阳胜则阴病。阳胜则热，阴胜则寒。""重阴必阳，重阳必阴。""寒极生热，热极生寒。"《素问·生气通天论》则说："阴阳离决，精气乃绝。"指出阴阳之间失去正常的平衡关系，则会发生各种各样的病理变化。《素问·至真要大论》则说："谨察阴阳所在而调之，以平为期。"达到阴阳的平衡是我们调理的目的。阴阳的相对性体现在阴阳双方在一定的条件下可以互相转化，即所谓物极必反。比如，某些急性温热病，在持续高热的情况下，可突然出现体温下降、四肢厥冷、脉微欲绝等症状，就是由阳证转化为阴证的表现。可以说，阴阳消长是一个量变的过程，而阴阳转化则是质变的过程。阴阳消长是阴阳转化的前提，而阴阳转化则是阴阳消长发展的结果。

阳主升，阴主降。阴阳之中复有阴阳，所以阳虽主升，但阳中之阴则降；阴虽主

笔记

11

降，但阴中之阳又上升。阳升阴降是阴阳固有的性质。人体阴精与阳气的矛盾运动过程，就是气化活动的过程，也是阴阳的升降出入过程，死生之机，升降而已。练功姿势的升降、四肢的开阖、呼吸的出入，无不与阴阳协调有关，阴阳协调，气化正常，则升降出入开阖正常，体现为正常的生命活动。否则，气化失常，则升降出入开阖失常，体现为生命活动的异常。由于阴与阳双方是对立统一的，所以两者之间的升与降、出与入、开与阖也是相反相成的。这是从阴阳运动形式的角度，阐述人体气机的升降出入开阖的理论，说明人体生理功能的变化。

阴阳学说不仅被用来阐发气的升降出入运动的基本形式，而且气机的升降出入运动也是推拿功法的理论核心。阴阳学说认为：人体的阴阳变化与自然界四时阴阳变化协调一致，就可以强身健体、延年益寿。因而主张顺应自然，春夏养阳，秋冬养阴，精神内守，饮食有节，起居有常，做到"法于阴阳，和于术数"（《素问·上古天真论》），借以保持机体内部以及机体内外界环境之间的阴阳平衡，达到增进健康、预防疾病的目的。

阴阳学说应用于推拿功法的训练中，一般来讲动为阳、静为阴，在练功时要求动静结合，以应阴阳互根互用之理。在意念的运用上，向上的意念或意守人体上部，如意守印堂或百会，具有升阳抑阴的作用；向下的意念或意守人体下部，如意守会阴或涌泉，具有养阴潜阳的作用。在呼吸锻炼上，呼为阳，吸为阴，阳亢多呼，阴虚多吸。白昼为阳，夜晚为阴，人体也是早晨阳气初生，中午阳气隆盛，到了夜晚则阳气内敛，便于人体休息，恢复精力，子午卯酉四正时练功效果好，与人体气血活动有着密切关系。此皆阳消阴长、阴消阳长之意。在动作上，向上、向外、轻快、刚性的属阳，向下、向里、重缓、柔性的属阴，皆可随证选用。在姿势上，手掌心向上为阳掌，手掌心向下为阴掌。

总之，推拿功法的锻炼方式主要是在中医基础理论的指导下，通过自我主动练习为主，来调动体内积极因素，及时调整人体阴阳平衡关系，使之达到动态平衡，起到强身健体、防病治病的作用。

（二）五行学说与推拿功法

五行学说也是古人对自然界各种事物运动、变化规律的一种认识，但它较阴阳学说更为细致和深入一些，正如《灵枢·阴阳二十五人》中说："天地之间，六合之内，不离于五，人亦应之。"五行学说认为，自然界的各种事物或现象可归属为木、火、土、金、水五类，而五者之间存在着生理性的相生、相克以及病理性的相乘、相侮的关系，与之对应。《黄帝内经》采用五行取类比象，将人体分为五大功能系统，各系统间依赖五行的生、克、乘、侮关系的平衡维持其正常生理活动，一旦某一环节的平衡被打破，则会发生病理改变。自《黄帝内经》之后，中医药学一直将五行学说与阴阳学说一起作为基础理论框架，应用范围涉及包括推拿功法在内的中医药学各个领域。

五行学说运用类比方法，将事物与五行属性相类比，物象具有与某行相类似的特性，便将其归属于某行。如方位配五行、五脏配五行等。方位配五行，旭日东升，与木之升发特性相类似，故东方归属于木；南方炎热，与火之炎上特性相类似，故南方归属于火。又如五脏配五行，脾主运化而类似于土之化物，故脾归属于土，肺主肃降而类似于金之肃杀，故肺归属于金。肝属于木，而肝合胆，主筋，开窍于目，故胆、筋、目皆属于木。其他如五脏之肝、五志之怒、五声之呼，以及五季之春、五方之东、五气之风、五化之生、五色之青、五味之酸、五时之平旦、五音之角等，亦归于木。

根据木行的特性，在人体以肝为中心，推衍至胆、目、筋、怒、呼、握；在自然界以春为中心，推衍至东、风、生、青、酸、平旦、角等。肝与胆、目、筋、怒、呼、握，以及春与东、风、生、青、酸、平旦、角等之间并不存在包含关系，仅是在五脏之肝、五季之春的基础上发生了量的增加，其他四行均类此。

早在《黄帝内经》时期已认识到，五行配五脏、配五音、配五方、配四季的练功方法。不同声音的发声共鸣部位是不一样的，并总结出角、徵、宫、商、羽五种分属五行系统的声音。在临床上可以直接发角、徵、宫、商、羽五音分别与肝胆、心小肠、脾胃、肺大肠、肾膀胱发生共振效应，通过声波共振即可治疗相应脏腑组织器官的疾病。而后世所总结的"六字诀"功法，就是将五行音律学说用于指导功法锻炼的典范。"六字诀"运用嘘、呵、呼、呬、吹、嘻六个字的不同发音，对应调节内脏功能。五禽戏是另一个与五行学说紧密结合的功法，认为虎功应肝、猿功应心、熊功应脾、鹤功应肺、鹿功应肾，应用时根据具体证候合理选择和组合，可收到理想的效果。

五行应四时各有其旺时，据之可选择适宜的练功时间，所以有子午卯酉四时练功方法；根据四季气候不同，春夏阳气上升抑制了秋冬的寒凉之气，秋冬之所以寒冷是因为秋冬阴气上升抑制了春夏的温热之气。故夏季以练静功为主，以防耗阴；而冬季以练动功为主，以防阴盛。五行分属于不同的方位，据之可选择合适的练功方向或方位。根据五行生、克、乘、侮关系所制订的治疗法则同样也适用于功法训练。

所以，五行学说不仅具有唯物观，而且含有丰富的辩证法思想，是中国古代用以认识宇宙，解释宇宙事物在发生发展过程中相互联系法则的一种学说。中医学把五行学说应用于医学领域，以系统结构观点来观察人体，阐述人体局部与局部、局部与整体之间的有机联系，以及人体与外界环境的统一，加强了中医学整体观念。

二、脏腑经络与推拿功法的关系

（一）藏象学说与推拿功法

中医藏象学说是中医学基础理论的核心内容之一，把人体看成是一个以心为主宰，五脏为中心的统一体。这个统一体可分为五个系统，即心、肝、脾、肺、肾五大功能系统，各系统分司其职。这五个系统通过经络系统相互连结在一起，而以气、血、津液为其活动的物质基础，同时又通过相生相克而相互调节，维持整体水平的协调和平衡。这个统一体从另一角度可分为阴、阳两部分，这两部分既对立相互制约又互相联系以维持平衡。同时，中医又认为人与自然界以及社会有密切的关系。强调人与外界环境的平衡；强调人体内各部分的协调与平衡。因此，在上述整体观念指导下，中医在诊察疾病时，总是考虑到疾病发生的季节，患者的居住环境、生活条件、饮食嗜好等自然环境及社会环境，以及根据五脏整体观制订的治疗原则，"未病先防"。推拿功法也要遵循自然和社会的法则。

人体与环境之间的气体交换称之为呼吸。呼吸过程是指人体吸入自然界之清气，呼出体内浊气的气体出入交换、吐故纳新的过程。呼吸是生命活动的重要指征，是人体重要的生命活动之一，也是全身各组织器官正常生理活动的必要保证，是周身之气升降出入运动的具体表现形式之一，它包括"吸清"与"呼浊"两方面的内容。吸清过程，是肺通过肃降作用，从鼻腔或口腔将自然界的清气吸入体内，再途经喉咙、气管等呼吸道而进入肺中，而肾则让呼吸保持一定的深度，防止呼吸表浅。天气通于肺，口鼻者为气之门户，喉咙是清浊之气呼吸出入升降的要道。吸入肺中的清气在胸中与脾上输的水谷之精气互相结合形成宗气，宗气一方面温养肺脏自身和喉咙等上呼吸道，以继续维持正常的呼吸运动；另一方面由肺入心，在心肺的共同作用下布散周身，内灌脏腑经脉，外濡肌肤腠理。其中，清气通过经脉下达于肾，由肾封藏摄纳，使气有所归依，同时也不断地充养了肾气。呼浊过程，是指吸入体内的自然之清气被周身组织器官所充分利用，并在新陈代谢的活动中产生了浊气，其大部分通过经脉又复上行至心入肺，在肺的宣发作用下，再经历气管、喉、鼻（口腔）等呼吸道而呼出体外。有一部分浊气则通过皮毛汗孔排泄。五脏都参与呼吸气机的调节，所以五脏中任何一脏的功能异常，均可引起呼吸气机的异常。故《素问·咳论》曰："五脏六腑皆令人咳，非独肺也。"肾主纳气，肺所吸入之清气有赖肾的摄纳，防止呼吸浅表。肺为气之主，肾为气之根，肺主出气，肾主纳气，阴阳相交，呼吸乃和。肝主疏泄，调畅气机。肝为刚脏而主疏泄、主升发，肺为娇脏而主肃降，升降得宜则气机舒展。脾主运化，水谷精气由脾上升，与肺的呼吸之气相合而生成宗气。宗气走息道而行呼吸，贯心脉以行气血。脾脏不仅调节气的运行，而且调节气的质量。心主血，血为气之母，气非血不和，气不得血，则散而无统，血是气的载体，并给气以充分营养。因此，推拿功法的呼吸练习方法，可以强化五脏的功能活动。

中医学认为，人的意识思维虽由心所主宰，但其功能活动受五脏的调节。心藏神，肺藏魄，肝藏魂，脾藏意，肾藏志。心藏神，在志为喜，喜则气和志达，可见"喜"是对外界信息的良性反应，有利于"心主血"，但喜乐过甚则伤神，喜乐者神惮而不藏。肺藏魄，在志为忧，人初生之时，耳目心识，手足运动，为魄之灵，是由外界刺激引起的一种精神活动。年老时肺气虚衰，语言善误，这从病理上阐明了肺与魄的关系。肝藏魂，在志为怒，魂乃神之变，魂之为言，如梦寐恍惚，变幻游行之境。魂的精神活动包括谋虑，故又有肝主谋虑之说。怒是情绪激动时的一种精神变化，是不良刺激；怒伤肝，常致血液上逆。脾藏意，在志为思。意，是意识；思，是思考。正常的思考有赖脾的健运，思考过度或所思不遂则能导致情绪抑郁、不思饮食等，即所谓"思虑伤脾"。肾藏志，在志为恐。恐与惊相似，惊为不知受惊，恐为自知而怯。惊则气乱，恐则气下，惊恐伤肾，气机紊乱。由此可见，人体的神魂意魄志及喜怒思忧惊等精神意识活动都依靠五脏的功能调节，但主导于心。心神的调整是推拿功法练习过程中难度最大的，也是很难做到的，要长期的训练方可做到排除杂念，只有心神的清净无为才能真正地进入静状态。

推拿功法与五脏皆有密切关系，其以心神调节为根本，一动一静、一呼一吸，无不强调心神的重要，通过各种方法的训练，强化心神的专一性、主宰作用，排除各种杂念、烦恼，使心神归于定态。如少林内功裆势和上肢调身方法，可以调整身形、呼吸和心神；如丹田开阖呼吸、深长呼吸等方法，具有疏畅气机、调整肺和肝系的功能。肝气在春季最旺盛，反应最强，春三月为肝木当令之时，肝主疏泄，练动功有助于肝脏气机的调畅。脾升胃降，为人体气机上下升降的枢纽。脾升则脾气健旺，气血化生有源，则五脏生理功能正常，肌肉强健结实。肾藏精、主纳气，肾精逐渐充盛，体壮实，筋骨强健。由此可见，肾精决定着机体的生长发育，为人体生长发育之根。如果肾精亏少，影响到人体的生长发育，会出现生长发育障碍。补肾填精又是延缓衰老的重要手段。推拿功法即以藏惜肾精为养生之重要原则。

总之，功法练习着眼于中医藏象学说的认识，综合运用多种锻炼方法，借以"调身、调心、调息"，进而调整脏腑功能，起到防病治病的目的。

（二）经络学说与推拿功法

经络学说是中医学理论重要的组成部分之一，由十二经脉和奇经八脉组成。十二经脉即手三阴经、足三阴经、手三阳经、足三阳经，共四组，每组三条经脉；又分十二经别、十二经筋、十二皮部。奇经八脉即督脉、任脉、冲脉、带脉、阴跷脉、阳跷脉、阴维脉、阳维脉。奇经八脉有统率、联络和调节全身气血盛衰的作用。经络内属于脏腑，外络于肢节，沟通于脏腑与体表之间，循行于周身上下内外，无所不在，将人体脏腑、组织、器官联结成为一个有机的整体，并借此行气血、营阴阳，使人体各部的功能活动得以保持协调和相对平衡。因此，它是体内信息、能量和物质的运行通道。保持经络通畅，则可维系人体生理之常。反之，则发生病理之变。

任督二脉气血循环即为小周天通畅，任脉运行于人体前部，为六阴经汇聚之所，为阴脉之海，督脉运行于人体后部，为六阳经汇聚之所，为阳脉之海。小周天本义指地球自转一周，即昼夜循环一周，后被内丹术功法借喻内气在体内沿任、督二脉循环一周，即内气从下丹田出发，逆督脉而上，经会阴，过肛门，沿脊椎督脉通尾闾、夹脊和玉枕三关，到头顶泥丸，再由两耳颊分道而下，会至舌尖，与任脉接，沿任脉而下，沿胸腹正中下还丹田。经历尾闾、夹脊、玉枕三关，上、中、下三丹田和上下鹊桥（上鹊桥在印堂、鼻窍处，下鹊桥在会阴、谷道处）做周流运转。正如李时珍在《奇经八脉考》中指出："任督两脉，人身之子、午也。乃丹家阳火阴符升降之道，坎离水火交媾之乡。"子时为阴气已极阳气始动之时，午时则阳气至极转衰，阴气初萌。故子午代表天体的日月，人体的心肾，卦象中的坎离，方位中的南北。因其范围相对较小，故称小周天。又称子午周天、取坎填离、水火既济、玉液还丹等。小周天是练精化气的过程，也称百日筑基。

锻炼小周天功法，内气感觉在督任脉上流走，开始于活子时。在活子时之机，下丹田气动，而后开始督任两脉的流转，并正确地掌握进阳火、退阴符，沐浴等要求。小周天有时也按六字气诀来练习，《太上玉轴六字气诀》有：嘘、呵、呬、呼、吹、嘻六字，顺次进行鼻吸口呼，默念字音各六次，共计三十六次，可以打通小周天。推拿功法认为：人到成年，由于物欲耗损，精气已不足，必须用先天元气温煦，使后天精气充实起来，并使之重返先天精气，这就是小周天练精化气的目的。完成这步功法，就可防病祛病。

大周天即在练功达到通小周天的基础上升到更高的境界，即练气化神的过程，它是在小周天阶段基础上进行的，后天精气得到充实，并逐步返还成先天精气，全身经脉都能打通，甚至人与自然相通。以常规练功方式进行呼气，意守丹田，使气下沉丹田后经会阴分为两股，分别沿大腿内侧的三阴经向下运行至足心涌泉穴，再伴随吸气，从足外侧提气使气上升经腿外侧三阳经上升至会阴穴，提肛收腹使气沿督脉过"三关"遍行于背，直达百会再顺两耳前经面颊会合于舌尖，再开始呼气。这种运气方法称大周天。大周天打通标志十二正经和奇经八脉经气运行畅通，气血运行畅通则脏腑功能协调平衡，机体生命活动旺盛，有如"流水不腐，户枢不蠹"之理，邪不可干而达到祛病延年的目的。

经络学说的形成与针灸、练功有着密切关系，在推拿功法练习过程中，又受到经络理论的指导，通过对经络的直接刺激或间接刺激，如"霸王举鼎"、"双手托天"可以

15

调理刺激任脉、手三阳经、手三阴经；通过特定的调息方法，如丹田开阖呼吸、停闭式呼吸法等；通过特定的意守方法，如意守某一经络或穴位等；均可起到明显地疏通经络作用。少林内功"顶天抱地"、"海底捞月"、"双手托天"等动作的练习可以调理大小周天，促进十二正经和奇经八脉的通畅，从而达到疏通经络、调节气血的作用。

三、精气神与推拿功法的关系

（一）精气神之间的化生关系

精、气、神在古代称之为三元、三才、三宝。它是构成人体生命活动的主要物质，是人体生命活动的原动力和物质基础。如董德宁在《悟真篇》中所言："三元者，三才也，其在天为日、月、星之三光，在地为水、火、土之三要，在人为精、气、神之三物也。"

"精"是由禀受于父母的生命物质与后天水谷精微相融合而形成的一种精华物质。先天之精和后天之精，其来源虽然不同，但却同藏于肾，二者相互依存，相互为用。先天之精为后天之精准备了物质基础，后天之精不断地供养先天之精。先天之精只有得到后天之精的补充滋养，才能充分发挥其生理效应；后天之精也只有得到先天之精的活力资助，才能源源不断地化生。即所谓"先天生后天，后天养先天"，二者相辅相成，在肾中密切结合而组成肾中所藏的精气。肾为先天之本，接受其他脏腑的精气而贮藏起来。脏腑的精气充盛，肾精的生成、贮藏和排泄才能正常。故《医碥·遗精》曰："精者，一身之至宝，原于先天而成于后天者也，五脏俱有而属于肾。"

"气"是人体一切生理功能活动的主要物质基础；气的这种运动变化及其伴随发生的能量转化过程称之为"气化"。《素问·阴阳应象大论》曰："味归形，形归气，气归精，精归化，精食气，形食味，化生精，气生形……精化为气。"就是对气化过程的概括。气化为形、形化为气的形气转化过程，包括了气、精、血、津、液等物质的生成、转化、利用和排泄过程。《素问·六节脏象论》曰："天食人以五气，地食人以五味。"是说人体必须不断地从周围环境摄取生命活动所必需的物质。人体的脏腑经络，周身组织，都在不同的角度、范围和深度上参与了这类气化运动，并从中获取了所需要的营养物质和能量，而排出无用或有害的代谢产物。人体的气化运动是永恒的，存在于生命过程的始终，没有气化就没有生命。由此可见，气化运动是生命的基本特征，其本质就是机体内部阴阳消长转化的矛盾运动。

"神"是人体一切精神、思维活动的体现，也是人体形体的功能或功用。由精气构成的形体是人身的根本。《灵枢·本神》曰："生之来谓之精，两精相搏谓之神。"神随着个体的发生、发育、成长、消亡而发生、发展和消亡。神由先天之精气所化生，当胚胎形成之际，生命之神也就产生了。出生之后，在个体发育过程中，神还必须依赖于后天水谷精气的充养。所以《灵枢·平人绝谷》说："神者，水谷之精气也。"总之，神是物质自然界的产物，是天地间的一种自然现象。《灵枢·本脏》又云："人之血气精神者，所以养生而周于性命者也。"意思是说，人体血气精神是相互为用，是奉养形体的，它可以布散于全身而维护生命，是保持生命的根本物质。在《素问·上古天真论》中还说"积精全神"。就是摆脱杂念，聚精会神，指出了只有"积精"才能"全神"。精、气、神三者是一个不可分割的整体。

在传统功法中强调精气神在先天本为一体，都是先天元气所化，所以《性命圭旨》中说："大药虽分精、气、神，三般原是一根生……以其流行，谓之气；以其凝聚，谓之精；以其妙用，谓之神。"既然精气神先天本为一体，所以后天它们之间即可相互转化与促进，正如张景岳在《类经•卷二》中指出的："人生之本，精与气耳。精能生气，气亦生精，气聚精盈则神旺，气散精衰则神去。"林佩琴的《类证治裁》云："神生于气，气化于精，精化气，气化神。故精者身之本，气者神之宝，形者神之宅。"徐春圃在《古今医统大全》中讲："乾元之气，化为精，精反为气，精者运于神，精益则神明，精固则神畅，神畅则生健。"《勿药元诠》则言："积神生气，积气生精，此自无而之有也，练精化气，练气化神，练神还虚，此自有而之无也。"这正是古人对人体生命过程的认识，精、气、神之间的转化，说明生命新陈代谢活动的升降出入，就是气化学说。而精、气、神之间的相互滋生与制约，维持一种动态平衡，其实是关于人体系统稳态机制的简化模型。

（二）精气神与推拿功法

张景岳在《类经•卷二十八》中指出："修真诸书，千言万言，无非发明精、气、神三字。"说明传统功法锻炼实际就是调养精、气、神。通过功法锻炼，使在后天耗散的精、气、神得到恢复补充。在功法锻炼中，精是基本，气是动力，神是主导，三者形成一个密不可分的整体。

精、气、神源于先天而养于后天，《灵枢•本神》说："故生之来谓之精。"《景岳全书》说："先天之气，由神以化气化精。"可见精、气、神最初禀受于父母之精，继而化神化气成形。《医门法律》又说："寿命之本，积精自则，然精生于谷。"这说明精、气、神也要靠后天充养，才能源源不断地资生。

推拿功法练习基于中医学的认识，以精、气、神锻炼为核心，一方面，通过固摄先天，减少其耗损；另一方面，通过培补后天，促进精、气、神的不断化生。练功家认为："练精化气，练气化神"，这是精、气、神的化生规律，对推拿功法练习者具有重要指导意义。如《活人心法》所载的坐式八段锦"摩肾堂法"可以引心火下温丹田，练精化气；"叩齿集神法"鸣天鼓，鼓舞肾气上充于耳。少林内功"马裆势"要求呼吸自然，重心放在腰部，使呼吸之气下沉丹田，滋养先天元气。精、气、神贯穿于推拿功法的始终，从小周天的练精化气，到大周天的练气化神，精、气、神受到历代练功家的重视。因此，精、气、神理论与阴阳五行、藏象经络等学说共同组成了中医学的基础理论，对推拿功法学也具有重要指导意义。

学习小结

1. 学习内容

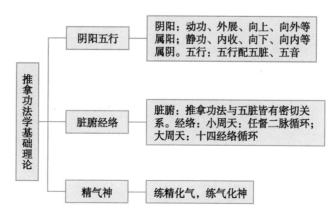

2. 学习方法

本章要结合具体的推拿功法重点理解和掌握阴阳五行、脏腑经络理论与推拿功法的关系,要注意小周天和大周天的区别,熟悉精气神学说在推拿功法中的运用。

（窦思东　樊　云）

复习思考题

1. 试述阴阳平衡理论对推拿功法的指导意义。
2. 论述练功与大小周天的关系。
3. 试述精气神与推拿功法练习的关系。

第三章

推拿功法的特点

学习目的

通过推拿功法特点的学习，使学生熟悉推拿功法与中医气功学、体育锻炼的有机联系与区别，把握推拿功法的特点，为以后具体推拿功法的学习提供指导性原则。

学习要点

推拿功法的特点；推拿功法中"形、神、意、气"的关系。

防病治病、益寿延年是练习各种健身功法的根本目的。推拿功法属于传统功法范畴，具有以下特点：

一、练力重气，形神合一

推拿功法练习根据推拿手法操作的需要，在练力方面设计了许多局部的专项训练方法，如腰、臀、腿、臂、指等部位肌肉力量的练习，其目的就是提高这些部位的基础力量，而注重通过培育内气来提高力量的大小。在力量的运用方面，强调整体的协调性和统一性，注意借助整体的力量通过某一局部释放出来。通过内在气机活动来调节力量的分配和释放，使形体活动和主观意念高度协调统一，做到形神合一。所以，在练习每一个动作时都强调神的配合，这就叫形到力到、力到气到、练力重气、形神合一。

练神的表现形式一般是以形体动作的形式来实现的，形体姿势是有形的、外在的，神、意、气是无形的、内在的，形体动作也是神、意、气的外在表现，气机借助形体动作的升降而带动神、意的升降，形、神、意、气四者实为一体，密不可分。功法练习重视通过形体锻炼、强壮内气来提高意气相依、形神合一，通过内在气机活动来调节心神的活动，使形体运动与练功者的意念高度协调和统一。

二、内外兼修，由外及内

内外兼修是指推拿练功对内在的脏腑、气血、经络和外在的筋骨皮肉兼顾修炼的一种锻炼方法，即所谓"内练一口气，外练筋骨皮"。在少林内功、易筋经为代表的推拿功法练习中，目的就是通过"抻筋拔骨"，牵动经筋、经络，进而调节脏腑功能，畅通气血，达到强身健体的目的。

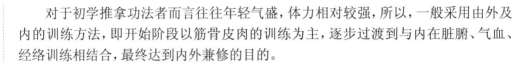

对于初学推拿功法者而言往往年轻气盛，体力相对较强，所以，一般采用由外及内的训练方法，即开始阶段以筋骨皮肉的训练为主，逐步过渡到与内在脏腑、气血、经络训练相结合，最终达到内外兼修的目的。

三、动静结合，以动致静

"动"，有广义和狭义之分，广义的动是对内在的气血运动和外在的肢体肌肉活动的统称，狭义的动单指外在的肢体肌肉活动。"静"，有两方面含义，一是与狭义的动相对而言，指外在肢体保持某一姿势而静止不动；静的另一个含义通"净"，尽量使内在的精神意识活动纯净无瑕，并逐步淡化练功过程中的意念活动，自然过渡到恬淡虚无的较高练功层次和境界。

动静结合是推拿功法的基本练功形式，又分为动中求静和静中求动两种方法。动中求静，是指在进行外在肢体肌肉和内在气血锻炼时，保持心境平静，并逐步达到"净"的要求。静中求动，是指保持外在肢体不动，运用意念活动与呼吸运动相结合，调节气血和脏腑运动。

推拿功法主要采用动中求静、以动致静的练习方法。尤其推拿功法在肢体肌肉的运动方面具有一定特点，即保持肢体外形不变的同时，进行肌肉的静力性运动（现代生理学谓之等长收缩），进而调动内在气血的运行。

四、注重实践，自我练习

推拿功法学是一门理论性与实践性均很强的学科，在学习过程中，一方面要充分理解推拿功法的基础理论，使自己在推拿功法练习过程中能做到不仅知其然，而且知其所以然；另一方面，又必须身体力行，很好地进行自我练功实践。只有推拿医生自我刻苦练功，才能强身壮体，提高手法的功力技巧，方能见效。推拿医生如能在推拿临床实践中，根据需要，将一些推拿功法应用到病症的治疗、康复和预防中，教患者自己练习一些推拿功法，将有助于推拿临床疗效的进一步提高。

学习小结

1. 学习内容

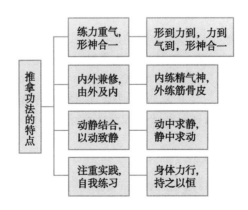

2. 学习方法

本章要结合具体的推拿功法重点理解和掌握推拿功法的特点，要注意与其他体育运动方法的区别,熟悉"形、神、意、气"四者的协调关系,了解各种推拿功法动静结合的应用原则。

(窦思东)

复习思考题

1. 推拿功法发展有何特点?
2. 功法练习中"形、神、意、气"四者如何协调配合?

第四章

推拿功法的作用

📓 学习目的

通过对推拿功法作用的学习,进一步使学生明确学习推拿功法的必要性,为今后推拿功法的学习设定练功目标。

学习要点

推拿功法的作用及其机制。

推拿功法练习包括两个方面,一是指从事推拿工作医生的自身练习,二是指结合患者病情指导患者练习。因两者练习的强度、动作有所不同,功法对两者的作用亦有所不同,对于前者的作用更大更广。功法的练习过程是一个身与心高度结合的过程,在这个过程中,对人体产生了很多积极的作用,概括起来主要包括:扶正祛邪、平衡阴阳、疏通经络、调和气血、调节脏腑、强身健体、养生益智、培蓄"内劲"、心身合一、延年益寿。

一、扶正祛邪

推拿功法练习对人体的影响是整体的,它对疾病的防治作用是通过特定的锻炼方法增强体质,提高自身的抵抗力来实现的。中医学认为致病因素有三类:外因(风、寒、暑、湿、燥、火);内因(喜、怒、忧、思、悲、恐、惊);不内外因(饮食、起居、房事、劳倦等)。

不管"内因"、"外因",还是"不内外因",都被看作是外部条件。人体产生疾病,在体质相同的条件下,取决于致病种类、性质、强度。在致病因素相同的情况下,则取决于机体的内在条件,即自体的抗病能力,所谓"正气存内,邪不可干"。内因是变化的根本,外因是变化的条件。练功就是"扶正"、"培育正气",这是一种有效的祛邪方法。所以,"扶助正气",增强人体抵抗疾病的能力,是练功的本意。我国古代名医华佗有一句名言:"动摇则谷气得消,血脉流通,病不得生,譬如户枢终不朽也。"说的就是这个道理。

二、平衡阴阳

阴阳的动态平衡是维持人体正常生理活动的基础,阴阳平衡关系的破坏,就意味

22

着疾病的发生。中医认为，疾病的发生、发展，辨证论治，预后凶吉，都是以阴阳学说为理论依据的。如《内经》中指出："阴胜则阳病，阳胜则阴病。"所以，功法能养生治病的机制，必然是寓于阴阳变化之中的，如对阴盛阳虚的患者，应选择动功进行锻炼，以求助阳胜阴；面对阴虚阳亢的患者，则应选择静功为主进行锻炼，以养阴制阳。夏季以练静功为主，以防耗阴；而冬季以练动功为主，以防阴盛。再则，阳亢患者，病势向上，则要求练功时意念向下，而气虚病势向下的患者，则在练功时要求意念向上。所有这些，皆为平衡阴阳。

三、疏通经络

经络遍布全身，是人体气、血、津液运行的通道，是联络五脏六腑的结构。经络有广泛而重要的生理作用，概括起来，有运行气血、营内卫外、联络脏腑等作用。经络畅通，气血运行通畅才能维持人体正常的生命活动。若经络不通，气血津液运行不畅，达不到滋养五脏六腑的作用，就会产生不同的病症，所谓不通则痛，通则不痛，要想恢复身体健康，就需要疏通经络。推拿功法的医疗保健就是通过疏通经络这一机制来实现的，如功法练习过程中，通过肢体的活动，并配合意念循经络运行；或直接沿经络的意识导引或按摩拍打等来疏通经络，可达到气血运行通畅及祛除病邪的目的。如周天功及按摩拍打等功法。

四、调和气血

气血是构成人体的重要组成部分，是维持人体生命活动不可缺少的精微营养物质。气具有推动、温煦、防御、固摄和气化等作用；血具有营养和滋润的作用。正常情况下，气血维持着"气为血之帅，血为气之母"的相辅相成的动态平衡状态，称作气血调和。气血调和之人，身体健康，病邪难以侵入；而气血不和，百病乃变化而生。练功过程中，以意领气，血随气动，从而调和人体气血，维持人体健康状态。而对于患者常采用意守病灶的方法，即病灶在哪里，意念就放在哪里，以意领气至病灶，以气推动病灶部位气血运行，改善病灶部位的血供，给以营养和滋润作用，使病灶组织得以修复，恢复气血调和的状态。

五、调节脏腑

中医藏象学说把人体中的心、肝、脾、肺、肾称之为脏，把胆、胃、小肠、大肠、膀胱称之为腑。脏腑失调是人体失去健康的病理基础。人体的生长、发育、衰老与肾脏密切相关。中医学认为肾乃水火之宅、阴阳之根、元气之本，所以，推拿功法练习以腰部为主，把命门作为意守的重点部位，这样命门相火旺盛，肾气充沛，可推动其他各脏腑的生理活动。如命门元阳之火充足，则脾阳得资，脾气健运，故水谷得以消化，从而为人体脏腑、经络乃至四肢百骸的正常活动提供物质基础，这就是功法能全面增强体质的道理。另外，调心就是调心神。心清神凝，则身安气积，并使魂、魄、意、志处于协调安定状态，这样就能使五脏安和，心身健康。

六、强身健体

推拿功法对健康者来说，也不失为一种较好的锻炼项目，凡是坚持正确锻炼者，并达到一定练功程度的人群均可体验到练功可以明显改善人体消化、呼吸、心血管和神经系统的功能，同时能加深睡眠，消除疲劳，增强体力和脑力，提高人们的工作效率和耐力。这对推拿医生尤为重要。推拿功法易筋经中的"韦驮献杵"势就是一种调节身心的很好功法，可增强手腕悬劲和持久力；"三盘落地"势则具有加强腰力和腿力的功能；"卧虎扑食"势，不仅可增加腰力，而且更可增强臂力，特别是指力；少林内功中"前推八匹马"、"倒拉九头牛"、"风摆荷叶"、"霸王举鼎"势等，具有向上的举力，向前的推力，回收的拉力，向两侧的分力和向内的合力以及旋转力，每一招一式，无不体现劲力的运用，都具有增强臂力的作用。所以，只要正确掌握练功的方法，并认真地坚持锻炼，就可以使人筋骨强健、肢体丰满、精神充沛、身手敏捷。

七、养生益智

推拿功法练习能激发人体潜能，使人能获得某些潜在的功能，如意守上丹田，可使人的身心完全放松，充分休息，缓冲外界环境对大脑的不良刺激，恢复人体的正常活动，使人精力旺盛，思维敏捷，具有超常的记忆能力，如《保生秘要》有"入定读书，易于明理"之说。"定"即入静状态，静能生悟。所以，有些理学家认为练功有"息心明理"之效。如刘勰在《文心雕龙•养气篇》中认为文学创作必须"清和其心，调畅其气，"而后能"舒怀以命笔"。由此可见，功法锻炼有开发人体潜能的积极作用。

八、培蓄"内劲"

要做到推拿手法强调的持久、有力、深透等要求，除了手法熟练以外，功法的练习是一个主要的方面。推拿功法的"外练筋骨皮，内练一口气"，以及"呼吸精气，独立守神，肌肉若一"等锻炼过程，可以达到调畅气机、生化精血的作用。气机调畅，才能充盈气血，运行精血，维持人体的正常生命活动，而气血旺盛者，身体强健。在功法练习时，意念的高度集中，可有效地促使精气血的生成及转化，提高其功能和质量，进而"以意领气、以气贯力"，使人体产生一种"内劲"。这种"内劲"不仅有益于自己的身体功能，更能使练习者的推拿手法做到持久、有力、深透，加强推拿手法的治疗作用。

九、心身合一

《医宗金鉴》云："一旦临证，机触于外，巧生于内，手随心转，法从手出。"作为一个推拿医生，应该做到心手合一。练功时强调思想集中，排除杂念，心神合一。通过这种思想高度集中的功法练习，可使功法练习者逐渐做到心神合一、心身合一，在做推拿手法时，能保持内心的平静并能很好地控制自己的身体，做到收放自如，协调统一。

十、延年益寿

自古以来，人们把练功作为一种防止衰老、延年益寿之术。衰老是人类生命过程的必然规律，衰老是指生物生长发育达到成熟后，随着年龄的增长，机体在结构与功能方面出现各种衰退变化，以及这些变化不断发展的过程。通常衰老有生理性衰老和病理性衰老两种，前一种是生长过程中必然发生的普通性退行性变化，后者是指由于各种疾病引起的衰老。因此，衰老是一个多环节的生物学过程，受到多种因素的综合影响，然而延缓衰老的进展，达到延长寿命是完全可能的。影响长寿多因素中有先天性因素，主要为遗传因素，也就是说存在一种遗传性长寿体质或称为老化速度慢的体质，这一体质的形成目前还只能依赖先天遗传，而无法进行人为控制。遗传可影响寿命，但不能认为遗传决定寿命，还必须考虑后天因素，如环境因素、社会因素等，因此，对每个人来说，要保持健康，延年益寿，还必须通过主观努力。

　　抗衰老就是通过各种有效途径，健康地活到最高寿命。据古代文献记载，长期进行练功的人能达到长寿的目的。如老子活了一百多岁，孙思邈活到一百零一岁，华佗的学生樊阿活到一百多岁，吴普活到九十多岁。《黄帝内经•素问》中的"上古天真论"篇、"四气调神论"篇、"生气通天论"篇中对抗衰老都作了精辟的论述，其中《素问•上古天真论》云："上古之人，其知道者，法于阴阳，和于术数，饮食有节，起居有常，不妄作劳，故能形与神俱，而尽终其天年，度百岁乃去。"这在长期练功的老年人中是屡见不鲜的，有些老年人到了八九十岁，血压不但没有异常增高，视力和听力也并不减退，睡眠深熟，精神饱满，声音洪亮，行走健稳，耐寒暑能力强，少生疾病。所以，练功是一种健身延年益寿的方法，又是各种抗衰措施的纽带，故《养生肤语》云："保精、练气、养神，益长寿之法。"

学习小结

1. 学习内容

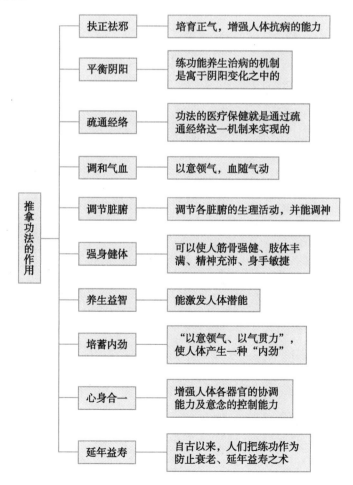

2. 学习方法

本章要结合具体的推拿功法，重点理解和掌握推拿功法作用的具体内容，熟悉和了解推拿功法的作用机制。

（王继红）

复习思考题

1. 推拿功法的作用包括哪些？
2. 简要说明推拿功法如何达到平衡阴阳的作用。

第五章

推拿功法基本知识

📓 学习目的

通过学习推拿功法基本知识，为学生具体功法的练习提供理论指导、奠定动作基础，并可避免在练功过程中出现偏差和其他损伤。

学习要点

推拿功法练习的基本原则；推拿功法练习时身姿、手型、步法、呼吸、意念的基本要求；练功注意事项；练功反应及处理方法。

推拿功法的基本知识是练功者必备的基础，对推拿功法的练习有重要的指导作用。

一、功法练习的基本原则

推拿功法虽是防病健体的一种锻炼方法，但也是一种体力活动，怎样才能适当地进行练功，防止伤损和保证充沛的体力及良好的效果，必须注意以下基本原则。

（一）松紧结合、功法自然

"松"，是指在练功中不仅要求肢体放松，还要求精神放松。"松"，不是在练功中肌肉松弛、松散无力，而是以"松"为主，松中有紧。通常人在清醒状态下，机体一般处于比较紧张的状态，活动时虽然有松有紧，但总体是紧张多放松少，所以，在练功时，就特别注意肢体和精神的放松。也就是在练功中除了紧张所需要练习的肌肉外，其余部位肌肉和精神要求放松，不要僵直，以利于气血的流通，运动时要求全身各大小关节都要放松，不要僵硬，保持一定的松软度。例如，我们在练习少林内功时，肌肉要求静止性用力，但要求呼吸自然和意念放松。"自然"，是指练功时的姿势、呼吸和意念都应该符合生理的自然，而不能勉强，动作姿势在准确基础上，要做到不僵、不滞、动作灵活。

（二）动静结合、内外兼修

"静"，是指练功时要求精神专注、意念集中，做到"心静"。人在清醒的状态下，大脑总是在比较紧张地工作，所以，大脑需要在一定的时间内有一个消除疲劳的安静状态，因此，"静"就是要不断地排除杂念，使得精神宁静。动静结合包括两种含义：一是练功方式上动功和静功相互配合，动生阳，静生阴，动静结合，阴阳和合，可强身祛病。二是指在练功过程中，动功练习时要动中有静，外动内静，意念集中，使肢体运动自如，所谓以静寓动；静功练习时要静中有动，入静放松使体内经气运行，气血流畅，此谓外静内动。如易筋经中部分动作是定势静练，但不是静而不动，而是静中有动，静中求动。所以，动静结合既有利于外在形体运动，又可促进机体经气运行和聚集，达到内外兼修的目的和境界。

（三）意气相随、形神合一

"意"，是指练功时的意念活动，包括思想、感情、意识、思维等。"气"是指内气，"形"是指形体的动作。练功中意气相随是指通过锻炼，在功法练习中达到"意之所在，气即至焉"的境界。以意行气，做到意与气和，进而气与力合。通过功法练习，以意行气，以气催力，掌握用力技巧和方式，为推拿手法学习和推拿临床打下基础，使手法操作达到刚柔相济的目的。练功中要求形体变化、动中变换要"意动形随"，不能毫无章法、心不在焉乱做动作，要在意念指导下进行内动和外动，力求"形神合一"。只有这样，才能"内练精气神、外练筋骨皮"。所以，练功中要注意调神、调息、调形合一，调神起着主导作用，而调息和调形又可反作用于调神。轻松柔软的肢体活动和悠长匀细的呼吸有利于意念的放松，有利于大脑入静。意、气、形三者协调统一，才能疏通经络，调整阴阳，补益气血，增强自身的免疫功能，达到强身壮体、防病治疾的目的。

（四）循序渐进、持之以恒

推拿功法动作简单，掌握基本动作和锻炼方法比较容易，但要获得好的效果，必须经过坚持不懈地锻炼才能达到目的。练功者要从思想上、生活上、时间安排上以及场地选择等各个方面为长期坚持练功作好充分准备，只有持之以恒，才能真正练好功法。当然，练功要强调循序渐进，增强体质绝非一朝一夕之功。练功要想收效，必须要有一个过程，更要遵守循序渐进的原则，按照科学方法进行练功，才能"功到自然成"。练功的循序渐进即是说在动作上要由简单到复杂，锻炼时间上要由少到多，练功要求上要从浅入深，练功的运动量上要逐渐增加。简而言之，循序渐进实质上就是指要掌握好运动量的问题。唐代孙思邈精辟地指出"养生之道，常欲小劳，但莫大疲及强所不能堪耳"的原则。就是运动不要过度，要适当掌握运动量的意思。运动量太大，动作过分剧烈，可使体力消耗过大，人感到非常疲乏，出现头晕、心跳、气急、失眠、胃口不好等现象，有的人从此对运动不感兴趣，甚至产生恐惧心理。有些看来是练呼吸，但刻意追求，使呼吸运动过量，也会出现胸闷气塞、两胁疼痛等偏差。所以，运动量如果过量，不但不能练好身体，反而会损伤身体。运动量过小，这虽然不会出什么问题，但达不到良好的健身效果。因此，合理掌握好运动量是循序渐进的关键。首先要做到"因人制宜"，由于每个人的体质不同、基础不同和个体差异，每个人练功的要求及运动量的大小也应该有所不同。同时，还应尽量根据各人的爱好和具体的情况，采取不同的练功方法。另外，练功还要注意全身练功和局部练习相结合，全身练功增强体质，提高身体整体素质，局部练习有助于提高推拿的操作技巧，如在全身锻炼基础上，注重推拿手法中所需要的指力、臂力和下肢力量的练习。同时，练功必须要保质保量，无论功法和锻炼方法的难易、是否熟练，都必须认真完成，要合理安排好自己的练功量，严格按计划训练，保质保量完成练功计划。

二、功法练习的基本要求

（一）姿势要求

练功者要求形体状态自然放松，不论哪种功法，对形体的姿势均有一定的要求，尽管功种不同，姿势亦异，但对功法练习中姿势的要求都有共同点，就是要自然放松，但不是指松懈、弛而不张，而是指松而不懈、柔和不僵。

头颈部的基本要求是头正颈松，同时还包括收视返听、舌抵上腭等。头部正直，在传统功法称之为"头如悬"或"悬顶"，即是说头顶正中像被一根线向上牵引着，这样头部自然就正直了。目应闭而不紧，紧闭则光黑过暗而昏；不闭则神露过明而弛。故练静功大都要求双眼轻闭，初练功容易困倦或意念散乱时，可露一线微光。目光一般要求平视或略微下视，例如目视鼻准。这里视线的要求与睁眼或闭眼无关，但与意守有密切联系，如意守丹田和内视丹田的操作有类似之处。一般说来，站式多要求平视，有些功法还要求目光略高于平视。坐式的目光可稍下视，当然平视也可。口要轻轻闭合，要求舌抵上腭，是将舌自然地轻轻抵于上腭，应抵在上腭与牙齿的交接处，轻触即止，并无抵抗之意，使任督两脉交通。头部还须注意舒展眉头和放松面部肌肉。要求面带微笑，其微笑即表示轻松愉快的情绪。而愉快的情绪在形体操作中的体现就是眉舒面和。微笑并不要求真笑出来，而是要有一点笑意，嘴角不那么绷紧，面部表情安详舒缓、自然愉悦。

上肢的基本要求是松肩坠肘。松肩是指两肩放松，自然垂下来，不可耸肩。耸肩不但使肌肉紧张，而且直接影响气机下沉，有碍腹式呼吸的形成。耸肩在站式练功双臂抬起时比较容易发生，尤其是抬臂过高的时候。因此，站桩时无论抱球还是托球，手臂的位置一般都要求放在膻中与下丹田之间。坠肘是指两肘下垂，不可用力挺紧，它是松肩的延续。松肩不仅是肩膀的放松，而且要顺势松到肘。整个肩臂放松了，坠肘就可以自然形成。无论是站式还是坐式，肘部都常常是肩臂下垂之力的一个支撑点和转折点。坠肘的操作，就是勿使这个点上移。另外，在站桩时，大都还有虚腋的要求，即双臂不要贴在两胁上，应该分开。这也是为了使肢体更加舒展和舒适，如果双臂紧夹在一起，气血的周流必然会受到影响。

胸背的基本要求是含胸拔背。含胸是使胸三角（天突与两乳头连线组成的三角）放松，使呼吸顺畅，有利于气机下沉，形成腹式呼吸；拔背有利于脊柱伸展，使督脉更为通畅。含胸的操作与下颌内收直接关联，收下颌时胸部自然就会往里收一些。练功所要求的含胸，胸部内收的程度很小，只要不故意挺胸，再加上下颌微收与松肩就足够了。含胸与拔背的操作是同时的，含胸的程度决定了拔背的程度。拔的意思是挺拔而不弯曲，故含胸拔背操作正确时，脊柱基本上竖直。脊柱在腰背部有一个生理弯曲，含胸拔背的结果是部分抵消这个生理弯曲，因此，这时脊柱的竖直程度比日常要更大一些。且由于下颌微收，脊柱在颈部的生理弯曲也被抵消了一部分。故练功中脊柱从上到下都能充分伸展。

腰胯的基本要求是伸腰沉胯。无论是站式还是坐式，伸腰沉胯的操作都十分重要。伸腰是腰部要伸展开、挺直，不能塌腰。其作用主要是将腰部的脊柱伸直。注意伸腰不是挺肚子，腹部还是要略向内收。沉胯是胯部要向下坐，坐式练功要求臀部略向后突出，就是为了更好地沉胯。站式练功要求臀部如坐高凳，用意也在于此。伸腰沉胯除有利于伸展开脊柱外，还使身体的重心能够落在下腹，即使是站式，也可将身体的重心下移，这就非常有利于气沉丹田。

下肢的基本要求是轻松安稳。站式时，在能够保持直立的前提下，两腿要尽量放松，双膝应微屈，屈的角度以不超出足尖为限。双脚的距离一般要求与肩同宽，五趾微微抓地。双脚的脚型有内八字、外八字和平行式三种。内八字即脚尖内扣式站立，这种姿势站立稳固。外八字即脚尖外展式站立，这种姿势的灵活性强。两脚平行式站立比较符合人体生理的自然姿势。站式练功时下肢（连带整个身体）并非完全挺直不动。一般情况下，会有些微微的晃动，这不是站立不稳，而是站立得更稳。坐式时下肢可以比站式时放松。平坐时双脚脚型的安排同站式。盘坐及跪坐时双下肢均有压迫，练功后应轻轻拍打按摩之，使气血周流顺畅。

练功体位姿势有以下四种：

1. 卧势　凡是采取躺卧姿势锻炼的，并有一定姿势要求的姿势统称为卧势。常用的锻炼姿势有：

（1）仰卧式：练功者仰卧在床上，枕头的高低，以自觉舒适为宜。两上肢平伸于身体的两侧，肘臂放松，手指微曲，或虚握两拳，放于大腿的两侧，也可两手交叉相握，轻放于小腹上。此法易于进行"意守"，也有助于形成腹式呼吸。两腿自然平伸，两脚靠拢或稍有分开，也可将一只脚放在另一只脚的脚踝上，练久时两脚可以调换一下。口齿轻闭，舌抵上腭，两眼轻轻闭合，或微留一线之缝，自然地注视着两脚的稍上方（图5-1）。

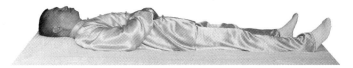

图5-1　仰卧式

（2）侧卧式：向左侧卧或向右侧卧都可。一般以右侧卧为宜，胸腹腔器官有病者宜卧向健侧或采用仰卧式。右侧卧者，右肩在下，面向右侧躺卧，枕头高低以自觉舒适为宜。右腿弯曲，左腿平伸，轻放在右腿上。右手自然地放在眼睛前方枕头上，手距面部两拳左右。左手自然地轻放在左髋上。口齿轻闭，舌抵上腭，两眼轻闭或微留一线之缝。卧式练功，主要是用于某些卧床不起和久病体弱的患者，也可用于睡前的诱导入睡和加快消除疲劳。但卧式容易使人昏沉入睡。在增长体力方面不如站功与坐功（图5-2）。

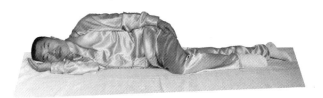

图5-2　侧卧式

2. 坐势　凡是采取坐着姿势练功，并有一定姿势要求的姿势统称坐势。常用的坐功有：

30

（1）平坐式：又称普通坐式，可以坐在椅子、凳子上或床边练功。要求上体端正，含胸拔背，直腰，两脚平行着地，相距与肩同宽；松肩，沉肘，肘臂微曲，手心向下，轻放在两大腿上或两手相合放于靠近小腹的大腿根部。头眼口齿等均同站功（图5-3）。

（2）盘坐式：也叫盘膝式，又分为自然盘膝、单盘膝和双盘膝三种，其中又以前两种为常用。自然盘坐式的动作要领是把两腿依照自己的习惯盘起来，两小腿交叉，将两脚置于两腿的下面，两脚跟抵于两大腿后面的中部，上体端正，松肩屈肘，含胸虚腋，两手相合，置于靠近小腹部的大腿根部，其他均参照平坐式。单盘膝坐式动作要领是把一脚放在另一条大腿的上面，左腿盘在右腿的下面，左脚尖和右膝相对，右小腿置于左小腿的上面，其他均同自然盘坐式（图5-4）。

（3）靠坐式：靠坐在沙发或靠椅上，其他要求与平坐式相仿，但双下肢可以略微伸出，此种练功式多用于身体不太虚弱的患者或身体较弱者，或与平坐式交替使用。也是体弱患者由卧式转为站式的一种过渡锻炼姿势（图5-5）。

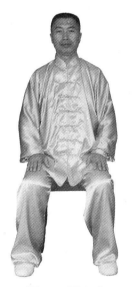
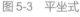
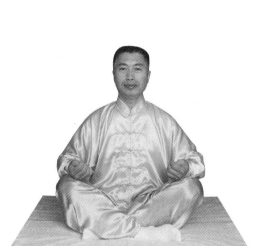
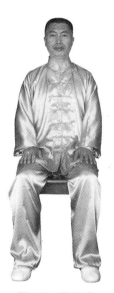

图5-3　平坐式　　　　　　　图5-4　盘坐式　　　　　　　图5-5　靠坐式

3．站势　凡是采取站立姿势练功的，并有一定的姿势要求，两脚站立不动进行锻炼的功法统称站势。常用的有：

（1）自然站式：身体自然站立，含胸拔背，收腹收臀，松髋屈膝，两脚平行分开，脚尖稍内扣与肩同宽；松肩，虚腋，屈肘，两臂自然下垂，掌心向里，手指向下，五指微屈分开；头顶平，两目微睁，默视远方或含光内视，口齿轻闭或微开，舌抵上腭（图5-6）。

（2）下按站式：两足平行分开，与肩同宽，沉肩，两上肢下垂于体侧，手指向前伸直，掌心向下，如按两侧气柱于手心（图5-7）。

（3）三圆站式：在自然站式的基础上，两手做环抱树干状，两手指尖相对，掌心向里，五指分开，手指微曲，形如抱球。两手低不过脐，高不过肩，身体架式的高低，可根据自己身体酌情运用。

站功的特点是易调运气血、锻炼方便、体力增长较快、负重量较大、较易疲劳等，所以，重病体弱者初练推拿功法时不宜练习此式（图5-8）。

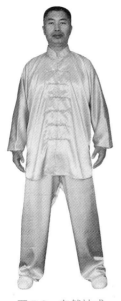

图 5-6　自然站式

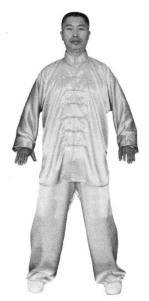

图 5-7　下按站式

4. 行走势　凡是在下肢走动的状态下进行锻炼的功法，都属于行走势。这种功法的肢体运动姿势更加多样化，功法种类也更为繁多。在姿势的结构上，有繁有简；在力量的运用上，有刚有柔；在动作的速度上，有快有慢；在用力的程度上，有大有小；在姿态上，有些动作优美柔和，有些动作挺拔苍劲，有些动作轻盈舒展，有些动作敏捷灵活，有些动作威猛刚强，有些动作气势磅礴。这些练法的多样性，一方面可以适应多种情况的需要，同时也可以从各方面提高练功者的锻炼兴趣。有些比较简单的行走势功法，如行步功，简称行功，如虎步功、鹤步功、鹿步功、熊步功，猿步功、涉水步、甩手步等，易于练习，效果也好（图 5-9）。

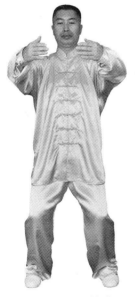

图 5-8　三圆站式

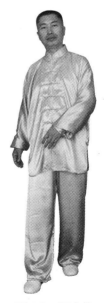

图 5-9　行走势

（二）基本手型和步法要求

1. 基本手型　基本手型是推拿功法上肢锻炼的基本动作。包括拳、掌、勾三种手型。结合功法中上肢冲、推、架，外展、内收、旋转等各种姿势进行锻炼，有增强手臂肌力、拧劲和耐力的功用。

（1）拳法：拳法是推拿功法基本手型之一。

基本动作：四指并拢伸直，拇指伸直与四指自然分开，先将四指的指关节内屈，接着将四指掌指关节内屈并卷拢握紧，然后再把拇指弯曲紧扣在食指和中指的第二指节上。如拳家所说的"握拳如卷饼"。

动作要求：五指紧握，拳面要平，拳背和腕关节要平直。食指、中指、无名指和小指第一节指骨构成的平面叫拳面，手背的一面称拳背，手心一面称拳心，虎口一侧称拳眼。拳心朝下者为平拳；拳心向上者为仰拳；拳眼朝上者为立拳。拳从腰间向前，在前臂配合下向内旋转并快速伸直，力达拳面，直线前进，称为冲拳；自腰间往下向前打出称为撩拳；经侧面向前打出称为贯拳；经上向前打出称为劈拳。

（2）掌法：掌法是推拿功法基本手型之一。

基本动作：五指伸直，自然并拢，腕关节伸直。手心一面称掌心，手背一面称掌背，手腕内侧突出处称掌根，小指一侧称为掌外侧。

动作要求：指直掌平，伸腕。

掌型有立掌、仰掌、俯掌、直掌、反掌、瓦楞掌、虎爪掌和扇形掌之分。

立掌：五指并拢，自然伸直，手腕关节上翘，掌心朝前，掌指朝上者为立掌。

仰掌：五指并拢，自然伸直，腕关节伸直，掌指朝前，掌心向上者，为仰掌。

俯掌：五指并拢，自然伸直，腕关节伸直，掌指朝前，掌心向下，掌背向上者为俯掌。

直掌：四指并拢，自然伸直，拇指伸直向上与四指分成八字形，小指一侧向下，腕关节伸直者为直掌，又称为八字掌。

反掌：五指并拢，自然伸直，腕关节伸直，掌心向外，小指侧向上，拇指虎口一侧向下者为反掌。

瓦楞掌：四指并拢伸直，并依次向内微错，腕关节伸直，拇指伸直略内收，使掌心内凹，形似瓦楞，故称瓦楞掌。

虎爪掌：五指自然分开，腕关节上翘，把第二、三指节内扣弯曲成虎爪形，故称虎爪掌。

扇形掌：五指用力分开，掌指伸直，腕关节伸直成扇形，故称扇形掌。

（3）勾手：是推拿功法基本手型之一。

基本动作：五指自然伸直，五指末节指节并拢在一起，腕关节自然下垂弯曲成钩形，故称勾手。

动作要求：五指并紧，腕关节尽量屈曲。

2. 基本步法

基本步法是推拿功法中下肢锻炼的基本动作，有并步、八字步、马步、弓步、虚步、丁步、仆步、歇步等各种步法，主要有提高和增强下肢肌力、霸力与持久力的功用。

（1）并步：并步是推拿功法各势锻炼前的预备动作。

基本动作：头端平，两目向前平视，下颏微向里收，胸需微挺，直腰拔背，蓄腹收臀，松肩，两臂自然下垂于身体两侧，五指并拢微屈，中指贴近裤缝，两脚贴靠并拢，全脚掌着地，髋膝放松，两腿伸直并立（图5-10）。

动作要求：身体上下正直。口微开，舌抵上腭；定心息气，神情安详。

（2）八字步

基本动作：两腿左右开立，两脚掌着地（相距约本人的两脚掌长），两脚跟外展，两脚尖内扣成八字形，两腿直立，身体重心落于两腿之间，是为内八字步；两脚跟贴靠并拢，两脚尖外展45°以上，成八字形，两腿直立，身体重心落于两腿之间，是为外八字步（图5-11）。

动作要求：上身正直，舒胸直腰，收腹敛臀。

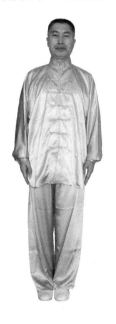

图5-10　并步

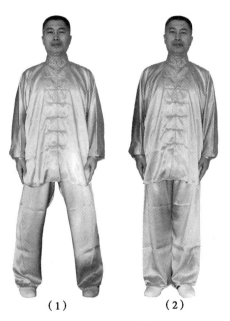

（1）　　　　　　　（2）

图5-11　八字步
（1）内八字步；（2）外八字步

（3）马步

基本动作：两脚左右平行开立（约为本人脚长的三倍），两脚掌着地，足尖正对前方，成平行状或略内扣。屈膝屈髋45°以下成半蹲式，或大腿与地面呈水平状半蹲，膝稍内扣不超过脚尖，身体重心落于两腿之间，两手抱拳于腰间。两脚左右平行开立（约与本人两肩等宽），屈膝屈髋下蹲，称为小马步。两脚左右平行开立（约为本人五六脚掌长），屈膝半蹲，大腿与地面成水平状，称为大马步，又称为悬裆（图5-12）。

动作要求：上身要求正直，挺胸直腰，收腹敛臀，脚跟外蹬。不能脚尖外撇，两脚距离不宜过大或过小，不要形成弯腰跪膝姿势。

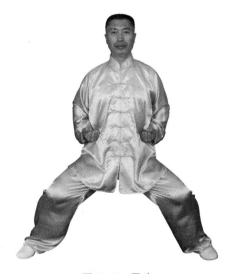

图5-12　马步

（4）弓步

基本动作：两腿前后开立（相距约本人脚长的四五倍），两脚掌着地，前腿屈膝半蹲，大腿接近水平，脚尖向前稍向里扣，膝部和小腿与脚掌成垂直；后腿挺膝蹬直，脚尖外展 45°～60°，斜朝前方，前脚尖和后脚跟在一直线上，上体正对前方，眼向前平视，两手抱拳于腰间。弓右腿为右弓步，弓左腿为左弓步（图 5-13）。

动作要求：上身正直，挺胸，直腰，塌臀，前腿弓，后腿绷。前脚同后脚成一直线。不宜将后脚拔跟、后腿屈膝和上体前俯。

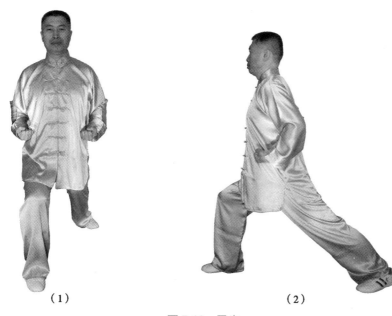

（1）　　　　　　　　　　　　　（2）

图 5-13　弓步
（1）正面；（2）侧面

（5）虚步

基本动作：两脚前后开立，后腿屈膝屈髋下蹲，脚尖略外撇，全脚掌着地；前腿膝关节微屈向前伸出，脚尖虚点地面，身体重心落于后腿，是为虚步。后腿屈膝半蹲，大腿接近水平，前腿脚背绷紧，脚尖虚点地面者为低虚步；后腿屈膝屈髋微蹲，支撑全身重心，前脚脚前掌虚点地面，距支撑脚一脚长，称为高虚步；左脚在前，脚尖虚点地面者称为左虚步；右脚在前，脚尖虚点地面者为右虚步（图 5-14）。

动作要求：上身正直，挺胸直腰，收腹敛臀，虚实分明。

（6）丁步

基本动作：丁步有三种步型。

1）两腿直立，一腿在后，脚尖稍外撇，另一腿稍向斜前方跨出，足跟距站定腿的足弓一拳远，与站定腿的足弓垂直成丁字形。两脚掌均着地，重心落于后腿，是为丁步。

2）两脚中间相距本人二脚至三脚掌长，两腿伸直站立者称为大丁步。

3）两腿屈膝半蹲，一腿全脚掌着地支撑，另一腿脚跟掀起，脚尖里扣并虚点地面，脚面绷直，贴于支撑脚脚弓处，重心落于支撑腿上，两手叉腰，眼向前平视。左脚尖点地为左丁步，右脚尖点地为右丁步（图 5-15）。

动作要求：上身正直，挺胸直腰，收腹敛臀，下肢虚实分明。

笔记

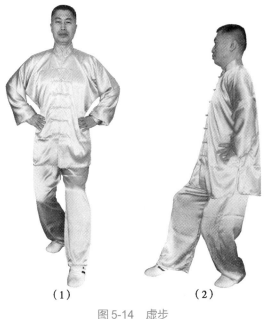

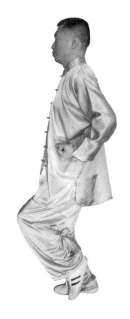

（1）　　　　　　　　　　（2）

图 5-14　虚步　　　　　　　　　图 5-15　丁步
（1）正面；（2）侧面

（7）仆步

基本动作：两脚左右开弓，一腿在体侧挺直平仆，接近地面，全脚掌着地，脚尖里扣；另一腿屈膝全蹲，大腿和小腿靠紧，臀部接近小腿，膝部与脚尖稍外展，全脚掌着地，两手抱拳于腰间，并稍向仆腿一侧转体，目视仆腿一侧前方，是为仆步。仆左腿为左仆步；仆右腿为右仆步（图 5-16）。

动作要求：上身要求正直，挺胸直腰，沉髋。

（8）歇步

基本动作：两腿交叉靠拢全蹲，右脚全脚着地，脚尖外展，左脚前脚掌着地，膝部贴近右腿外侧，臀部坐于左腿接近脚跟处，两手抱拳于腰间，眼向右前方平视。左脚在前为左歇步，右脚在前为右歇步（图 5-17）。

动作要求：挺胸直腰，两腿靠拢并贴紧。

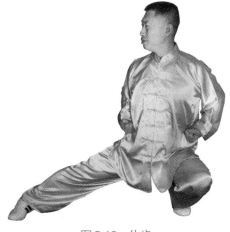
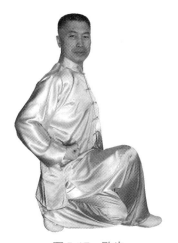

图 5-16　仆步　　　　　　　　　图 5-17　歇步

（三）呼吸要求

气平是推拿功法练习中调息的关键。要求练功者呼吸自然平和，在自然平和的原则指导下，尽力做到深、长、匀、细。深，指呼吸之气深达下焦（丹田）；长，指一呼一吸的时间较长；匀，指呼吸之气出入均匀，无忽快忽慢现象；细，指呼吸之气出入细微。但深、长、匀、细的呼吸并不是每一个练功者一开始就能达到的，而是在练功过程中安宁情绪、集中意念的基础上慢慢出现的。所以练功者不要强求在短时间内即形成完整的深长呼吸，否则易使胸肌和腹肌紧张，阻遏气机下降，而出现气短、胸闷、胃胀、胁痛等症状。因此，要求呼吸自然，就像日常生活中根本不注意呼吸一样。这样才能逐步地通过呼吸练习，使之由浅入深，由快至慢。当练功到一定程度后，方可达到自然而平和的呼吸。

呼吸锻炼要求善于掌握自己的活动和情绪，从而达到深、长、细、匀的呼吸程度。深长细匀的呼吸是功夫的积累。所谓呼吸深长，就是指呼吸深而次数少，平均2～4次/分钟，而不感到气闷不适，但这都是在功夫积累的基础上逐渐形成的，并不是主观地硬屏出来的。所谓呼吸细匀是指呼吸微细而均匀，这同样是功夫积累而成的，而且与深长是相互促进的。"功到自然成"，所以任何深长细匀的呼吸都要经过长期刻苦的锻炼才能获得，这就要求顺其自然和循序渐进。

常用呼吸形式包括胸式呼吸、腹式呼吸、胎息和其他的特殊呼吸方法。

1. 胸式呼吸　胸式呼吸是推拿功法练习调息中一种常见的形式，它的操作特征是呼吸时可见胸部起伏，吸气时胸部隆起，呼气时胸部回缩。人在站立时的自然呼吸形式一般就是胸式呼吸。练功中的自然呼吸，是在意识的调控下进行的自然呼吸。其操作的第一步，即是将自然的胸式呼吸向深、长、柔、细的方向引导，操作的原则是用意不用力。但在呼吸形式操作之初，完全不用力难以做到，可以以用意为主，稍稍用一点力。待胸中的气息出入调匀之后，就可以引导气息向下发展，从胸式呼吸逐步转为腹式呼吸。这个转变不可一蹴而就，而要循序渐进，一般可采用分段下降的方法。如先下降到膻中穴处，待此处气感充实了，气息出入稳定了，再向下延伸到脐部，最后到达下丹田。

在此气息逐步下降的过程中，胸式呼吸可以过渡为胸腹混合式呼吸，呼吸时可见胸部和腹部同步起伏。

2. 腹式呼吸　腹式呼吸的操作特征是呼吸时腹部起伏。依起伏方式的不同，腹式呼吸可分为顺腹式呼吸和逆腹式呼吸两种。顺腹式呼吸是吸气时腹部隆起，呼气时腹部缩回；逆腹式呼吸与之相反，吸气时腹部回缩，呼气时腹部膨出。

从胸式呼吸逐渐过渡到腹式呼吸，一般都是过渡到顺腹式呼吸。通过自然呼吸的锻炼，逐渐加以意识引导，在气息下降的同时，顺势加强腹部的起伏运动。其方法是：吸气时，轻轻用意念使腹肌放松，腹部自然隆起；呼气时，轻轻用意念使腹肌收缩，腹部自然凹下。经过一段时间的锻炼，腹肌起伏逐渐自然地加大，腹部取代胸部，成为自然呼吸的起始点，顺腹式呼吸即告形成。应注意锻炼时切忌勉强用力。逆腹式呼吸的操作常需经过专门训练，同时需要教师指导，难度较顺腹式呼吸大一些。训练逆腹式呼吸法可从一开始就着重注意呼气，而不去理会吸气，意念在呼气时引内气下行，聚于丹田。久而久之，呼气时腹部充实隆起，吸气时则放松缩回，逆腹式呼吸便自然形成了。逆腹式呼吸锻炼逐渐熟练后，还可以配合提肛动作，即吸气时肛门微缩，前阴微收；呼气时肛门及阴部同时放松，这样更有利于内部的气机运行。

无论是训练顺腹式呼吸还是逆腹式呼吸，操作中都切忌故意挺肚子。腹部的隆起或回缩主要依靠气息吐纳自然形成，不必人为刻意造作。操作时应注重在吐纳上下功夫，腹部只是配合。纳气深而多时，腹部自然隆起，而随着腹壁回缩的压力，气息也自然排出。

胸式呼吸的操作是为了过渡到腹式呼吸，而腹式呼吸的操作是为了形成丹田呼吸。练功高层次境界要求的呼吸形式是胎息，丹田呼吸则是进入胎息的开始。

3. 胎息　胎息有两种解释。一是气息自脐中出入，如古人所说："初学调息，须想其气出从脐出，入从脐灭……如在胞胎中，故曰胎息。"古人提出，胎息是在呼吸形式上返老还童，因为胎中的婴儿是以脐呼吸的。《摄生三要》中说："人在胎中，不以口鼻呼吸，惟脐带系于母之任脉，任脉通于肺，肺通于鼻，故母呼亦呼，母吸亦吸，其气皆于脐上往来。"

胎息的第二种解释是体呼吸，即遍身呼吸、毫毛呼吸。如《苏沈良方》中说："一息自往，不出不入，或觉此息，从毛窍中八万四千云蒸雾散，无始已来。"胎息的两种解释可以看作是它的两个阶段或两种形式，前者是初步的，后者是从前者进一步发展而来的。练功高层次境界所要求的胎息是取后者，即体呼吸。

胎息多见于推拿功法练习的静功练习中，在推拿功法练习的动功练习中不常用。

4. 其他调息方式　推拿功法练习中除了胸式呼吸和腹式呼吸外，某些功法对呼吸的调控有着一些特殊的要求。这些特殊的调息形式有数十种之多，现选择有代表性的几种作简要介绍。

（1）停闭呼吸：停闭呼吸是指吸气与呼气之间，或一次呼吸之后停顿片刻再继续呼吸的方式。例如吸—停—呼、呼—停—吸、吸—停—吸—呼等方式。这种呼吸方法中的"停"，可以引导体内气机的运化。

（2）提肛呼吸：提肛呼吸指吸气时有意识地使会阴部肌肉收缩，呼气时放松会阴部肌肉的呼吸方式。一般练周天功时需配合提肛呼吸，练其他静功也可择时选用。

（3）发音呼吸：呼气或吸气时配合吐字发音的呼吸方式即发音呼吸。一般配合呼气时发音可泻实，如呼气六字诀；配合吸气时发音可补虚，如吐纳导引功中的"山根纳气"法。

（四）意念要求

把意念（注意力）集中到身体某一特定的部位，或者把意念集中到某一事物上，再通过特定的呼吸，逐步使外驰的心神集中起来，练功杂念不断地得到排除，渐至杂念平息，进入入静状态，使心神处于一种高度安静、轻松舒适的特殊的运动状态，这样，就易使全身肢体与各脏器官都得到自然放松，促使气血运行通畅。练功姿势的松弛与否，可直接影响到呼吸的匀、细、深、长。若呼吸能做到自然平和，深长匀细，以至于若存若亡，绵绵不断，那么，练功杂念定会逐渐减少，外驰的心神就容易得到收敛。心神收敛，就易入静，入静可促使心定而不动（或者少动），心若定而不动，五脏六腑及四肢百骸就易处于放松状态，于是练功有素者就易进入练功状态，以至气血调和。

推拿功法练习中对意守的形式和方法，可归纳为三种：

1. 虚静无为法　这一方法是使意识活动虚静，达到无思、无念的特殊精神状态。在这种状态下人体生命活动会自然发生有序化变化。正如《听心斋客问》中描述："心归虚静，身入无为，动静两忘，到这地位，三宫自然升降，百脉自然流通，精自化气，气自化神，神自还虚。"虚静无为法最根本的要求是精神上的虚静，以此来优化人体生命活动。即所谓"恬淡虚无"。

2. 意识导引法 是积极主动地将意识与人体生命活动紧密结合，运用意识引导气的通行流畅以及气的开合出入。如意识与形体动作相结合；意识与气的运行规律相结合以引导、强化气的流行；意识与呼吸运动相结合。

3. 意守存想法 意守和存想都是将意识主动地贯注在相应的事物上，从而引发人体生命活动的变化。存想与意守既有区别又有联系。其区别在于存想的对象与意守的对象有质的不同，存想的对象是想象的，而意守的对象是实有的。

意守的对象可分为体外对象与体内对象。体外对象诸如：日月星辰、山河湖海、花草树木等，亦可以为非实体的声音，或某一形象等；体内对象诸如：关窍穴位（如丹田、百会、命门、气海等）、气脉循行线路等。在推拿练功中，意守不要求对所意守事物产生认识，而只要求将意识"轻轻地放在那里"，即所谓"似守非守"。因为意守的目的不在于认识意守对象的本质，而在于借助意守对象的单一性和感性特征以排除杂念和诱导感受。例如，意守丹田并不是要认识丹田有何具体的形象，而是要借以驱逐其他念头，使神意和丹田之气相结合以此强化丹田气机。推拿功法练习中除丹田外，还经常意守练功动作中所用的肢体和动作线路，在推拿功法练习中强调动作的规范和准确也是一种意守形式。

存想的对象大都是练功者所熟悉的情景、事物，或者是所崇敬的偶像等。由于摆脱了实际事物的束缚，存想的对象也可以是日常生活中根本不存在的事物，例如神话传说中的人物、景物。因此，存想对象的范围要远远大于意守，凡可以想象的事物都可以作为存想的对象。在推拿功法练习中经常采用存想的方法，某些功法意想增加力量的意念，如推山、托天门、拉九头牛等。

三、运动量要求

推拿功法练习要想取得好的效果，除了科学而系统地安排练功的内容外，还要因人而异，合理安排各自适当的运动量。练功运动量是指人体在练功过程中所能完成的生理负荷量。运动量组成的因素包括强度、密度、时间、数量、练功项目特性等，若改变这些因素中的任何一个因素，都会影响练功效果。

1. 强度是指练功过程中运动的程度，是以练功者各自体质及生理适应程度而定，不可一概而论。

2. 密度是指单位时间内重复练习的次数，密度在运动量中反映时间与次数的关系。

3. 时间是指在一次练功课中练功的总时间、单一功法完成的时间、上一次练习与下一次练习之间的间歇时间、练习中完全休息的时间等。现代体育运动训练所采用的间歇训练法，就是建立在运动时间的组合基础上的。

4. 数量是指在一次练功中重复练习的量或练习的总量，练功中没有一定的数量就没有一定的质量，也不会取得良好的练功效果。

5. 练功项目特性是指推拿功法练习中的各种练习方法，如徒手或器械等。不同的练习方法对人体的作用也不同，所以在安排练功运动量时要考虑到这个因素。运动量诸因素是相互依存和相互支持的，在全面考虑这些因素的基础上，才能因人而异地制订出适合各自情况的运动量，保证良好的练功效果。

我国古代医学家和练功家对掌握运动量的问题有过很多的论述，《后汉书•方术传》中说："华佗，字元化，晓养性之术。"华佗曾对他的学生吴普说过："人体欲得劳动，但不当使极耳，动摇则谷气得消，血脉流通，病不得生，譬如户枢，终不朽也。是以古之仙者，为导引之事，熊经鸱顾，引挽腰体，动诸关节，以求难老。我有一术，名五禽之戏，一曰虎，二曰鹿，三曰熊，四曰猿，五曰鸟，亦以除疾，兼利蹄足，以当导引，体有不快，起作一禽之戏，怡而汗出，因以著粉，身体轻便而欲食。"吴普按照华佗说过的方法练功，享年九十余，耳目聪明，齿牙完坚。唐代名医孙思邈曾精辟地指出："养生之道，常欲小劳，但莫大疲及强所不能堪耳。"宋代蒲虔贯著的《保生要录》中说："养生者形要小劳，无至大疲，故水流则清，沸则污。养生之人，欲血脉常行，如水之流。坐不欲至倦，行不欲至劳，频行不已，然亦稍缓，即是小劳术也。"这里的"不当使极耳"，"体欲小劳，莫要大疲"，就指出了要适当掌握运动量，不要运动过度。

运动量过大，体力消耗过大，常使人感到头晕、心跳加速、气急、失眠、胃口不好、非常疲乏等。有些功法是练呼吸，但刻意追求，使呼吸运动过量，也会出现胸闷气塞、两胁疼痛等偏差。运动量过大不但不能练好身体，相反会练坏、练伤身体。而运动量过小则达不到良好的健身治病效果。因为经过运动达到疲劳的机体，在运动结束之后，会有一个超量恢复阶段，在此阶段中，机体的能力不仅可以恢复到原来的水平，而且还会达到或超过原来的水平，使体质增强。

合理掌握好运动量是循序渐进的关键。要做到"因人制宜"，每个人练功的运动量大小要有所不同。青年人运动量可大些；中老年人运动量要适当减少；体质好的人运动量应大些；而体弱多病者运动量应酌情减少。这样，才不会练伤身体。

四、营养卫生要求

人类生命之所以存在，是人体在进行各种生理活动中，不断地从外界获得新的物质，通过在体内进行吸收与消化的物质代谢过程，从而促进机体的生长发育。而能参与体内物质代谢的物质，主要是从食物中摄取，因此，获得与利用食物的过程，即称为营养。营养是保证人体生长发育的重要因素，并与健康有密切关系。合理的营养能促进健康且是防病强身的手段。众所周知，保障人类健康与长寿的因素与措施有很多方面，如七情六欲、环境与营养因素、社会活动、各种锻炼等，然而，在众多的影响因素中，营养和各种体育活动（包括推拿功法练习）都是维持和促进人体健康的重要因素之一。在这两者中间，营养是构成机体组织的物质基础；推拿功法练习则可以增强机体的功能，两者科学地配合，可更有效地促进身体发育和提高健康水平。如只注重营养而缺乏功法练习等运动和锻炼，会使人的肌肉松弛、肥胖无力、功能减弱；然而，在进行推拿功法练习等运动锻炼时，缺乏必要的营养保证，则体内的物质能量消耗就没有得到及时补偿，从而会对身体健康或体质造成不良影响和后果。科学证明，膳食的质量、摄取量与推拿功法练习运动量有着密切的关系，即想要获得良好的推拿功法练习效果，使身体健康、强壮，必须有与之相适应的营养保证。推拿功法练习后如未及时补充营养，会使身体功能和运动能力下降，并易出现乏力、疲劳不适等症状。所以这就要求在推拿功法练习后注意饮食营养（质量和摄入量），以保证身体的需要和推拿功法练习的预期效果。

所谓的合理营养，就是要求膳食中包含有机体需要的一切营养素，各种营养素含量适当，能全面满足身体需要。一般而言，推拿功法练习过程中，要适当提高含有高蛋白质的食物摄入，诸如鸡蛋、鱼、肉等。同时，必须注意在每次推拿功法练习后首次进食的时间，一般建议在推拿功法练习结束后休息 30 分钟左右后再进食较为妥当。这是由于推拿功法练习时体内血液比较集中于运动器官，胃肠等消化系统相对处于缺血和抑制状态，消化功能相对减弱，如果推拿功法练习结束后即进食，就不能很好地消化与吸收，尤其是富含蛋白质的食物。因此，合理摄取营养膳食与掌握适当的进食时间，才会对身体有益，从而确实保证推拿功法练习的效果。

五、注意事项

（一）功法练习前的注意事项

1. 要选择安静的练功环境，温度要适宜，练功要求最好在室内温暖避风的环境下进行。为了培育真气，必须要依靠阳气的温煦。人在练功时会全神贯注，此时若受风邪侵袭，将影响练功者的入静。

2. 练功的环境，空气要新鲜，练功需要吐故纳新，如果空气混浊，将有害人体。

3. 练功的衣服宜宽松，不宜穿过多或过紧，不宜穿皮鞋，鞋跟不宜过高，以穿软底布鞋、运动鞋为宜。

4. 练功前应先解大小便，不宜强忍溲便练功，以免影响形体和精神上的放松和防止伤肾。

5. 练功前不宜吃得过饱。饱餐之后，人体的气血集中于消化系统，此时练功，易影响消化功能。

6. 练功时间最好在早晚，练功要定时，要按时作息。练功要持之以恒，不要时练时停。每日练功时间以 30～60 分钟为宜。

7. 练功前身心要放松，不要做剧烈运动。过度疲劳、过饱或空腹时不宜练功。

8. 练功要循序渐进，要遵循从简到繁、从少到多的原则。并根据各自的体质状况，合理安排练功时间与运动量。

9. 要明确练功的目的，选择适当的功法来练习，选练功法要专一，不要对功法见异思迁，朝此夕彼。

10. 应以易筋经与少林内功作为推拿的基本功法进行练习，当这两个功法基本掌握之后，再选练其他功法。

11. 女子经期或孕期不宜练功。

（二）功法练习中的注意事项

1. 练功时精神要集中，要排除杂念。不能心猿意马，左顾右盼。全身要放松。如果练功时情绪烦乱，喜怒不宁，就不要勉强练功。练功中严禁直呼其名，以免受惊吓。

2. 呼吸要自然，不可屏气、憋气、闭气、提气，以免引起自伤。

3. 不要贪享练功时的热、凉、动、摇等舒适感。在练功中出现异常感觉时，应立即停止练功。若出现头晕、胸闷、胸痛、烦躁等不适感觉时，要及时请教老师，以免发生练功偏差与损伤。

4. 若练功时出汗，练功间歇时，要用干毛巾将汗擦干，可做散步、摇肩等整理放松活动，以使气血通畅。不宜大声吵闹、互开玩笑，以免神散气乱，影响继续练功。

（三）功法练习后的注意事项

1. 练功完毕时，若有汗，要先将汗擦干，穿好衣服，不可马上吹风或用冷水冲洗，也不可当风而立，因为此时人体腠理疏松，毛孔开放，外邪最易入侵而致病。故古人说"避风如避箭"。

2. 练功完毕后要适当活动肢体，以调和气血，并可适量饮用温热茶水。但切忌纵口暴饮。人以胃气为本，脾胃为后天之本，历代医学家、练功家都十分注重胃气的保养。

3. 练功后要注意休息，虽说生命在于运动，练功可以使气血通畅，但要注意不要过劳。《素问·宣明五气篇》中记载："五劳所伤，久视伤血，久卧伤气，久坐伤肉，久立伤骨，久行伤筋。"说明过度劳累会给人体带来损伤。练功本身是养生治病，但也是一种运动和消耗，要根据每个人的体质强弱来练功，不宜过度劳累，以免耗伤正气。《内经》中的"不妄作劳"也是这个意思。

4. 练功后忌纵欲耗精。"夫精者，身之本也"。精能化气，肾精充足则精神充沛，气机旺盛。因此，节欲保精，节制性生活，对练功者来说，尤为重要。养精、养气、养神是练功者的宗旨。

5. 练功后若感觉胸闷、胸痛、疲惫、精神不振、气短、甚至咳血，且长时间不能恢复者，多由于练功量过大或过度憋气所致，应适当休息、暂停练功或进行治疗后再循序练功。

六、推拿功法练习的反应及处理方法

推拿功法练习者在进行推拿功法练习时，会产生各种不同的功法练习反应，主要的功法练习反应有效应反应和异常反应。效应反应是功法练习时的正常反应，异常反应是在功法练习时必须避免的。

（一）效应反应

效应反应是指推拿功法练习者通过调身、调息、调心的作用，使机体在大脑皮质的作用下达到了正常的自我调整状态所产生的各种现象，如全身或局部微汗、胃肠蠕动增强、睡眠增加、食欲增强、记忆力改善、性功能改善、经络反应等。效应反应对机体起到有益的作用，是功法练习者经络通调、气血顺畅的表现。

1. 温热和出汗　温热和出汗是自主神经功能兴奋的一种表现，也是营卫顺调、正气旺盛的一种反应。这种现象在推拿功法练习者中出现比较普遍，这是由于推拿功法练习者在保持特定的放松姿势和深长的呼吸、意念的集中过程中导致机体血液循环的增强，末梢血管扩张，肢体血容量增加，因而产生四肢和全身皮肤温度上升。经测定，推拿功法练习到一定程度时，有的功法练习者意守部位的血流量可增加25%～30%，皮肤温度也可提高2～3℃；有的功法练习者手足干裂，在练功后其症状明显减轻或消失；也有的功法练习者局部呈现出热气游走的感觉。有报道称温热和出汗占正常反应的60%～70%。

2. 新陈代谢旺盛　随着推拿功法练习时间的推移，功法练习者每次功法练习时或功法练习后都会感觉到精力充沛、头清目明、心静体宽、面红肤泽、舒适轻松等现象。这是由于功法练习者在进行功法练习中姿势放松，呼吸深长，以意引气，自主神经功能得到了锻炼，内脏功能和大脑功能得到有效调整，促使机体新陈代谢。

3. 唾液分泌增多、胃肠蠕动活跃、食欲改善　推拿功法练习者在功法练习中由于放松入静，舌抵上腭，对唾液腺产生了刺激，因此，直接引起了唾液分泌的增加。又由于功法练习中的调息，从而加大了对膈肌运动的控制。膈肌的运动可直接对腹

笔记

腔脏器(如胃、肠、肝、脾)起到柔和的按摩作用,进而调整胃肠功能,使胃肠的紧张力和蠕动力明显提高,排空时间明显缩短,有助于食物的消化、吸收。在增强食欲的同时,也反射性地间接引起唾液分泌增多,待唾液分泌量增多至满口时,可分次咽下,以意送入丹田,通过咽津咽气,可以增进食欲,帮助消化,这对治疗各种慢性消化性疾病,尤其是对治疗慢性胃肠功能减弱的消化不良和习惯性便秘均有较好的效果。而对于原来体形较胖或有高血压、冠心病的患者,深长的腹式呼吸则可使其饥饿感消失,有助于控制饮食。

必须注意的是:在进行推拿功法练习时,功法练习者往往自己可以听到腹内咕噜作响的肠鸣音,或有矢气增多、嗳气增多等现象,这是消化系统的正常反应。

4.动触现象 动触现象是指推拿功法练习者在功法练习中出现的一些平时感觉不到的特殊症状,如痒、痛、冷、暖、重、轻、涩、滑、酸、胀、麻等,这些属于功法练习中的自发动和气感现象。有报道称在这些现象中以热感者为最多,肌肉跳动感者次之,再次为其他感觉。这些感觉的出现,大多在身体局部,且多为短时间出现后又自行消失。这可能与功法练习后经络通调、气血运行流畅以及大脑入静后的感受性增强有关,属正常感觉,对功法练习和机体都没有不良影响。不过,在功法练习中对这些现象应采取不追求、不助长、顺其自然的态度,摒弃过分追求获取这些感觉的行为。如若不然,则会使人体在获得这些过分强烈的感觉后影响本身的正常生活,从而造成功法练习的偏差。

由于推拿功法练习是一个循序渐进的过程,其效应反应又往往是在多次反复的功法练习后而产生,所以,效应反应除了上述已列举的以外,还包括了对疾病的调治等,诸如功法练习者在进行功法练习后某些疾病得到好转或治愈,使生存质量得到了提高。譬如有的患者在功法练习一段时间后,病情逐步好转,精神和体力日渐恢复,性欲也随之增强。这种情况是正常的,但应加以控制,避免过度消耗精气,影响身体健康。又如有些功法练习者在练习时会出现循经感传现象。当发生这种情况时,应消除疑虑和紧张心理,可在严密观察下,适当减少练功时间,让机体主动的自我调节,使病灶向好的方向转化,直至症状消失。

(二)异常反应

异常反应也称不良反应,是指推拿功法练习者在功法练习中出现的偏差,引起某些异常的心理、生理变化,产生多种不舒适甚至痛苦的感觉,不利于人体的身心健康,干扰入静后的正常生理效应与心理效应。古代文献中多将它称为"走火"、"入魔"等,这是功法练习者在功法练习中必须注意防止的。

出现功法练习后的偏差,大多数是由于功法练习者在功法练习中,缺乏正确的指导、动作要领掌握不当、急于求成所形成的一种机体和行为反常的现象。也可能由于功法练习时意守过于集中或急于寻求练功中出现异常景象的刺激,或受到突然的外界刺激,或受到别人练功出偏的暗示等,均会引起练功中出现惕怵不安的状态。还有些练功者本身就有某些潜在的心理障碍等(包括病理性幻觉、思维与意识障碍)。这些障碍在平时表现轻微或隐而不现,但会通过入静后诱发出现或加剧,甚至会出现哭笑无常或精神抑郁等精神异常表现。严重者可发展到自身不能控制的地步,使机体出现经络不通、气机紊乱等现象,在精神和肉体上产生痛苦不堪等病态的表现。

异常反应的主要临床表现是在精神和(或)躯体两个方面出现异常症状。精神方

43

面的症状多表现为：焦虑不安、心神不宁、紧张、易怒、悲伤、失眠、兴奋过度或情绪抑郁、迟钝、多疑、健忘等，甚则出现极度恐惧、幻觉、幻想、哭笑无常、强迫观念、外动行为失控等心理行为异常的症状，可归纳为精神分裂症样型、癔症样型和神经官能症样型三种类型。躯体方面的症状多表现为：头痛、头昏、头胀、胸闷、心悸、呼吸不畅、两胁胀痛、腹部胀痛，甚则出现各种异样感觉，如寒战、热极、麻痛、身体蚁行感等，四肢出现微动、小动、大动不止等；或自感"内气"外泄等。在临床上，功法偏差者，并非上述每种症状都会出现，而是因人而异，就是同一种症状在不同的功法练习者身上，也有程度轻重不同的表现。

异常反应正因为是缺乏正确的指导、功法练习方法不当、急于求成等因素所造成的。所以，初学者在功法练习时，一定要掌握正确的姿势；自然调息，不刻意追求功法练习中某种效应和幻觉。如在功法练习中遇到外界因素的干扰、刺激时，可暂时停止练功；如不适症状较轻的可改练放松功，一切顺其自然；严重的可暂停练功，待不适症状消失后再练；因体质、病情不适宜功法练习时，不要勉强练习。功法练习者一旦出现某种异常反应时，应及时找出产生偏差的原因，并对症处理，必要时可寻找医生给予帮助。

（三）防偏纠偏措施

1. 防偏措施　对于推拿功法练习偏差要以预防为主，预防的具体措施有：

（1）功法练习者要在有经验的功法练习老师或医生指导下，选择一种适合自己身体的功法，有步骤、有计划、循序渐进地进行练习，避免急于求成。

（2）功法练习者应熟悉并掌握练功要领，根据动静相兼的原则，练完静功后，可适当练练动功，既能防止偏差，又能早期纠治轻度偏差。

（3）功法练习者要选择安静良好的功法练习环境。注重功法练习的"三调"（调身、调息、调心）。

（4）功法练习者要保持良好的心理状态和道德修养，在情绪波动时可暂停功法练习。

（5）功法练习者在随着功法练习的深入，内气增强，气血活跃，自身可能有一时性的幻觉、幻景出现，这是正常现象，功法练习者不要品味和追求功法练习中的景象。对神经异常敏感者，由于容易受不良心理暗示诱导而出现偏差，尤其要做到既不追求，也不恐惧，来之不惧，去之不留，顺其自然。切忌自以为是，盲目蛮练。

2. 纠偏措施　对于功法练习者已经出现了偏差现象的，应先找出原因，进行针对性地纠正。对思想情绪紧张、烦躁者，应进行规劝解说、疏导转移，使之心理失控得以调整，精神宁静；对腹胀、腹肌疲劳者，要保持自然呼吸，减少腹肌的紧张用力，即可消除；对腹胀明显者，可暂停练功，做腹部自我按摩；对腰酸背痛者，应暂停腹式呼吸，身体微向前俯，使胸腰部肌肉放松休息后再继续练功；对因练功坚持时间太久引起的腰酸背痛，应缩短时间，待体力恢复后，再逐渐加长练功时间；对功法练习的姿势不正确，意守太紧或呼吸不正确者，应及时予以纠正。另外，还要配合一些纠偏措施，如适当加服镇静剂或β受体阻滞剂以助纠正功法练习中出现的偏差。

（1）意守穴位退火法：主要有意守涌泉、内关、足三里等。

1）意守涌泉：适用于因肝阳上逆之实热证和全身气机紊乱者，功法练习者如出现头痛、头胀、胸闷、腹胀等，应把意念放在足底心的涌泉穴上。

2）意守内关：适用于功法练习中出现胸闷、心悸等症状的功法练习者。将意守放在"内关"穴上,可退心和小肠之实热。

3)意守足三里:适用于因气机不调而引起的胸腹胀满、胃肠之实热的功法练习者。将意念放在"足三里"穴上,可顺畅经络、祛胃肠实热。

(2)局部纠偏退火法:纠正身体某一部位,如头部、胸部、腹部等部位出现的痛或气机乱窜等异常偏差反应。

"六字诀"退火纠偏法。即用嘘、呵、呼、呬、吹、嘻六个字配合脏腑,以泻五脏六腑之实热邪火。如退郁积于肝、胆之实热邪火,可以两眼睁大念"嘘"字;退郁积于心、小肠之火,可上下起立念"呵"字;退郁积于脾胃之实热邪火,可以托手踮脚时念"呼"字;退郁积于肾、膀胱实热之火,可以双手抱膝念"吹"字;清肺、大肠之实热之火,可以左右开合念"呬"字;清郁积于三焦之实热邪火,可以仰卧平伸念"嘻"字。

(3)整体纠偏退火法:指全身上下各部位出现了气机乱窜等异常偏差反应,此时功法练习者应停止功法练习,并需用整体纠偏退火法以纠正之。

方法:正坐,即身体端坐,两膝关节伸直,两脚尖上翘,两手置于两大腿上,目视两足大蹈趾。待自感"病邪之气"下降到足部后为止。

不论是局部纠偏退火,还是整体纠偏退火,都宜配合做自上而下的拍打放松退火功法,拍打放松退火功法与拍打放松功动作基本一致。

(4)其他纠偏退火法:心理疏导、催眠暗示纠偏法:适用于受不良暗示诱导而致的偏差。

方法:坐、卧、立式均可,肢体放松,呼吸细慢匀长,意念上存想或默念有关字句,也可存想外景,从而使自我意识得到调整,达到纠正偏差的目的。

学习小结

1. 学习内容

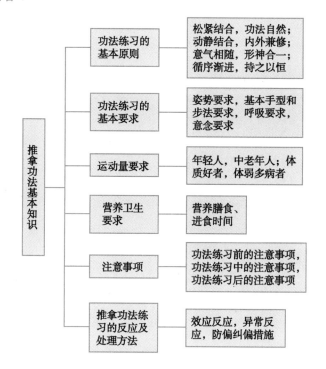

2. 学习方法

本章要结合具体的推拿功法重点理解和掌握推拿功法练习的基本原则和基本要求，要注意避免出现练功偏差和其他的损伤，熟悉推拿功法练习的注意事项、反应及处理方法，了解推拿功法练习的运动量要求和营养卫生要求。

（顾一煌　张宏如　吕　明　纪　清）

复习思考题

1. 如何理解推拿功法练习的基本原则？
2. 推拿功法练习中呼吸的基本要求是什么？
3. 推拿练功中意念的形式有哪些？
4. 意守和存想的区别是什么？
5. 为什么说推拿功法练习不能运动量过大，也不能运动量过小？
6. 营养和推拿功法练习的关系是什么？
7. 推拿功法练习的反应主要有哪些？
8. 简述推拿功法练习者如何纠偏。

第六章

推拿功法常用的经络与腧穴

学习目的

通过学习经络循行、常用腧穴的定位和功效,突出经络腧穴理论在推拿功法中的重要性,为推拿功法学习中经络、腧穴的运用打下基础。

学习要点

经络系统的组成及作用;常用腧穴的定位及功效。

经络腧穴,是中医理论的主要结构基础,是推拿学的重要组成部分之一。推拿疗法及功法讲究点、线、面结合运用,"点"指相应的腧穴,"线"指相应的经络,而"面"是指相应的经筋及皮部。

经络既是人体结构的重要组成部分,又是人体功能的调控系统,具有沟通上下内外,运行气血,协调阴阳,调节功能活动的作用。经络系统由经脉和络脉组成。经,有路径的意思,经脉是经络系统的纵行干线,经脉包括十二经脉和奇经八脉,以及附属于十二经脉的十二经别、十二经筋、十二皮部等;络,有网络的意思,络脉是经脉的分支,纵横交织,网络全身,无处不至,络脉包括十五络、浮络、孙络等。人体通过经络系统有规律地循行和错综复杂的联络交会,把五脏六腑、四肢百骸、五官九窍、皮肉筋脉等组织器官联结成一个有机统一的整体。

腧穴是脏腑经络气血输注于体表的特殊部位,也是疾病的反应点和推拿等中医外治疗法的刺激点。腧与"输"相通,有转注、转输的意思;穴,引申指孔隙、空窍、凹陷处。腧穴通过经络与脏腑相互联系,具有感受刺激、反映病证的作用,当脏腑发生病理改变时,可通过经络反映到相应的腧穴;同样,通过推拿手法和练功刺激人体的腧穴,"引气远入",使其信息通过经络传导到相应的脏腑,就可以改变脏腑的病理状态,达到治疗作用。

在推拿临床治疗和练功中,经络辨证、循经取穴、手法补泻、功法练习等,与经络理论关系密切。通过推拿功法练习,可以充实元气、活跃经气。推拿功法练习意守穴位或体表刺激某些穴位,可以取得较好的练功效果。

第一节　推拿功法相关的经络

一、十二经脉

十二经脉是经络系统的主体，又被称为"正经"。分别为手太阴肺经、手阳明大肠经、足阳明胃经、足太阴脾经、手少阴心经、手太阳小肠经、足太阳膀胱经、足少阴肾经、手厥阴心包经、手少阳三焦经、足少阳胆经和足厥阴肝经。

（一）十二经脉的分布循行

十二经脉左右对称地分布于人体的头面、四肢和躯干，纵贯全身。

1.四肢部　阴经隶属于五脏，行于四肢的内侧，手三阴经是太阴在前，少阴在后，厥阴在中；但足三阴经在下肢部内踝高点八寸以下是厥阴在前，太阴在中，少阴在后，内踝高点八寸以上是太阴在前，厥阴在中，少阴在后。阳经隶属于六腑，行于四肢的外侧，阳明在前，太阳在后，少阳在中。

2.躯干部　足少阳经、足太阳经分布于躯干的外侧及背部，足阳明经、足三阴经分布于胸腹部。手六经中，手三阳经过肩部上颈部，除手厥阴在侧胸部有较短的分布外，手太阴、手少阴由胸内直接出于腋下。

3.头面部　阳经都上行头面部而联系五官，但分布复杂，规律不明显；阴经多行于头颈的深部而联系喉咙、舌、目等器官。

（二）十二经脉的表里属络

十二经脉内属于脏腑，脏与腑有表里相合的关系，阴经和阳经有表里络属的关系。即手太阴肺经与手阳明大肠经相表里；足阳明胃经与足太阴脾经相表里；手少阴心经与手太阳小肠经相表里；足太阳膀胱经与足少阴肾经相表里；手厥阴心包经与手少阳三焦经相表里；足少阳胆经与足厥阴肝经相表里。互为表里的阴经和阳经在体内有络属关系，阴经属脏络腑，阳经属腑络脏，即手太阴肺经属肺络大肠、足太阴脾经属脾络胃、手阳明大肠经属大肠络肺、足阳明胃经属胃络脾、手厥阴心包经属心包络三焦、足厥阴肝经属肝络胆等六组络属关系。互为表里的经脉在生理上相互联系，病理上相互影响，治疗上相互为用。

（三）十二经脉的交接流注

十二经脉构成"阴阳相贯，如环无端"的气血循环系统，手三阴经从胸走手，交手三阳；手三阳经从手走头，交足三阳；足三阳经从头走足，交足三阴；足三阴经从足走腹，交手三阴。

十二经脉的流注次序为手太阴肺经→手阳明大肠经→足阳明胃经→足太阴脾经→手少阴心经→手太阳小肠经→足太阳膀胱经→足少阴肾经→手厥阴心包经→手少阳三焦经→足少阳胆经→足厥阴肝经→手太阴肺经。其衔接规律一般为阴经与阳经（表里经）在手足部衔接；阳经与阳经（同名经）在头面部衔接；阴经与阴经（手足三阴经）在胸部衔接。

二、奇经八脉

奇经八脉，是指十二经脉之外"别道奇行"的八条经脉，包括督脉、任脉、冲脉、带脉、阴跷脉、阳跷脉、阴维脉、阳维脉。《难经·二十七难》说:"凡此八脉者,皆不拘于经,故曰奇经八脉也。"奇经八脉中,督脉、任脉各有其腧穴,故常与十二经脉相提并论,合称为十四经。其余各脉的腧穴都寄附于十四经之中。

（一）奇经八脉的分布循行

与十二经脉相比,奇经八脉的分布循行具有以下特点,一是走向和分布无规律;二是与五脏六腑无属络关系;三是与奇恒之府关系密切;四是奇经八脉之间无表里配合关系。督脉、冲脉、任脉同起于胞中,督脉行于腰背正中,上至头面;任脉行胸腹正中,上抵颏部;冲脉与足少阴经并行,环绕口唇。带脉起于胁下,环行腰间一周。阴维脉起于小腿内侧,沿下肢内侧上行,至咽喉与任脉会合。阳维脉起于足跗外侧,沿下肢外侧上行,至项后与督脉会合。阴跷脉起于足跟内侧,随足少阴等经上行,至目内眦与阳跷脉等会合。阳跷脉起于足跟外侧,伴足太阳等经上行,至目内眦与阴跷脉等会合,沿足太阳经上额,于项后会合于足少阳经。

（二）奇经八脉的功能作用

1. 密切十二经脉的联系 奇经八脉在循行过程中能将功能相似的经脉联系起来,达到统领联络的作用。十二经脉中,六阳经均与督脉有联系,故督脉为"阳脉之海";六阴经均与任脉有联系,故任脉为"阴脉之海";冲脉与任、督、足阳明、足少阳等经有联系,故有"十二经之海""血海"之称。带脉约束联系了纵行躯干部的诸条足经,使经气通畅。阴跷脉、阳跷脉分主一身左右之阴阳,濡养眼目,司眼睑开合和下肢运动。阴维脉、阳维脉分别维系手足三阴经、手足三阳经。

2. 调节十二经脉的气血 十二经脉与奇经八脉的关系有如"江河"与"湖海",奇经八脉对于十二经脉的气血有蓄溢调节作用,能调节十二经气血的盛衰。十二经气血隆盛时流入奇经八脉;气血虚衰时则可从奇经八脉流入十二经。督脉具有调节全身阳经经气的作用,任脉具有调节全身阴经经气的作用,冲脉为总领诸经气血的要冲,具有涵蓄十二经气血的作用。

三、十二经别

十二经别,是从十二经脉另行分出,深入体腔,以加强表里相合关系的支脉,又称"别行之正经"。十二经别一般多从四肢肘膝关节上下的正经分出,分布于胸腹部和头部,有"离、入、出、合"的分布特点。从十二经脉分出称"离",进入胸腹腔称"入",在头项部出来称"出",出于头项部后,阳经经别合于原经脉,阴经经别合于相表里的阳经经脉,称"合"。十二经别是十二经脉在胸腹及头部的重要支脉,循环路线走向特点均由四肢发出走入深部（胸、腹）复出浅部（头、颈）。十二经别沟通了表里两经,加强了经脉和脏腑的联系,也加强了阴经经脉与头面部的联系,扩大了经脉的循行联系和经穴的主治范围。

四、十二经筋、十二皮部

十二经筋,是指与十二经脉相应的筋肉部分,其分布范围与十二经脉大体一致。十二皮部是指与十二经脉相应的皮肤部分,是十二经脉功能活动于体表的反应部位,属十二经脉及其络脉的散布部位。十二经筋、十二皮部是十二经脉与外部联系的部分。十二经筋作用是约束骨骼、活动关节,保持人体正常的运动功能,维持人体正常

49

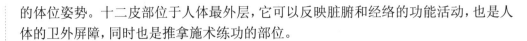

的体位姿势。十二皮部位于人体最外层,它可以反映脏腑和经络的功能活动,也是人体的卫外屏障,同时也是推拿施术练功的部位。

五、络脉

络脉属于经脉外部的分支,其中从十二经脉和任脉、督脉各自别出一络,加上躯干侧的脾之大络,共计 15 条,称为十五络脉,从络脉分出的浮行于浅表的称为浮络,细小的络脉称为孙络。络脉的作用是沟通表里,补充经脉循行的不足;调节气血运行,营养全身。

上述经络之间,以十二经脉为主,奇经八脉为十二经脉的统帅,并起着一定的调节作用,而十五别络作为正经传注的纽带,它们相互结合连贯构成整体循环。

六、经络的功能

1. 联络脏腑内外　《灵枢·海论》:"夫十二经脉者,内属于府藏,外络于支节。"经络系统的循行和分布纵横交错、出入表里、通达上下,将人体各部位紧密地联系起来,使各组织器官之间保持着完整和统一。

2. 调节气血运行　《灵枢·本脏》:"经脉者,所以行血气而营阴阳,濡筋骨,利关节者也。"经络能将气血营运至全身,濡养脏腑器官,为各组织器官的功能活动提供必要的物质基础,从而保证了全身各器官正常的功能活动。

3. 抗御外邪侵袭　《素问·气穴论》说"孙络"能"以溢奇邪,以通营卫"。孙络散布全身皮部,当病邪侵犯时,协同卫气发挥了重要的抗御作用。经络能使保卫之气密布于皮肤之中,加强皮肤的保卫作用,使外邪不能入侵。

4. 反映机体状态　有诸内者,必形诸于外。经络沟通脏腑表里,脏腑有病变时便可在相应的经脉循行部位或穴位处出现各种不同的证候。如五脏病症有时可在背俞穴处出现压痛,相应的经脉循行部位出现循经皮肤病或循经感觉异常等现象。经络系统循行错综复杂,互相之间联络交会,有时内脏疾患还可在头面五官等部位出现反应,如心火上炎可致口舌生疮;肝火升腾可致耳目肿赤;肾气亏虚可使听力下降等。

5. 传导感应刺激　经穴除了可以反映病症,还可以感受刺激。针灸、推拿、气功等中医外治疗法之所以能防治疾病,主要基于经络具有感受外界刺激、传导感应信号的作用。当发生气血不和及阴阳失衡等病症时,可通过激发经络本身的功能,疏通经气传导,使机体阴阳处于平衡状态。

第二节　推拿功法常用腧穴的定位及功效

推拿功法学理论以经络学说为基础,所以练习时常涉及一些腧穴的使用。功法练习时腧穴的作用主要包括两个方面,即作为意守和进行自我按摩刺激的部位。现将推拿功法练习中常用的腧穴的定位和功效列表如下,以供参考(表6-1)。

表 6-1　推拿功法常用腧穴的定位与功效

经络	穴名	定位	功效
手太阴肺经	中府	胸前壁外上方,前正中线旁开 6 寸,平第一肋间隙处	宽胸理气,调理肺气
	尺泽	肘横纹中,肱二头肌腱桡侧的凹陷中	调理肺气,滋阴润肺,降逆止呕
	太渊	掌后腕横纹桡侧端,桡动脉的桡侧凹陷中	调理肺气,活血通脉
	鱼际	第 1 掌骨中点之桡侧,赤白肉际处	清热凉血,利咽止痛
	少商	拇指桡侧指甲角旁约 0.1 寸	清泄肺热,利咽止痛
手阳明大肠经	商阳	食指桡侧指甲角旁约 0.1 寸	清热消肿,开窍醒神
	合谷	手背部第 1、2 掌骨间,约平第 2 掌骨中点处	通经活络,清热解表,理气止痛,聪耳明目,镇静安神,开窍苏厥
	阳溪	腕背横纹桡侧,当拇短伸肌腱与拇长伸肌腱之间的凹陷中	清热解表,通经活络
	手三里	在阳溪穴与曲池穴连线上,曲池穴下 2 寸处	通经活络,理气止痛
	曲池	屈曲肘关节,当肘横纹外侧端与肱骨外上髁连线的中点	疏风通络,散风止痒,清热消肿
	肩髃	肩峰端下缘,当肩峰与肱骨大结节之间,三角肌上部中央。肩外展或平举时,肩部出现两个凹陷,前方的凹陷中	疏风通络,活血止痛
	迎香	鼻翼外缘中点,旁开 0.5 寸,当鼻唇沟中	散风清热,疏通鼻塞
足阳明胃经	承泣	目直视,瞳孔直下,当眶下缘与眼球之间	清热消肿,散风明目
	四白	目正视,瞳孔直下,当眶下孔凹陷中	清热明目,舒筋活络
	地仓	口角旁 0.4 寸,上直对瞳孔	舒筋活络,散风止痛
	头维	额角发际直上 0.5 寸	通络止痛,清热明目
	人迎	喉结旁开 1.5 寸,颈总动脉后方	止咳平喘,清热散结
	乳根	乳头直下,当第 5 肋间隙,前正中线旁开 4 寸	消胀通乳
	梁门	脐中上 4 寸,前正中线旁开 2 寸	健脾和胃,消食开胃
	天枢	脐中旁开 2 寸	疏通气血,调经止痛
	归来	脐中下 4 寸,前正中线旁开 2 寸	疏肝理气,调经止带
	气冲	在腹股沟稍上方,脐中下 5 寸,前正中线旁开 2 寸	理气活血通络
	梁丘	屈膝,在髂前上棘与髌骨外上缘的连线上,髌骨外上缘上 2 寸处	理气和胃,通经活络
	犊鼻	髌骨下缘,髌韧带外侧凹陷中	清热消肿,通络止痛
	足三里	犊鼻穴下 3 寸,胫骨前嵴外 1 横指处	和胃降逆,健脾化痰,补益正气,通经活络
	上巨虚	足三里穴下 3 寸	理气和胃,通降肠腑
	条口	在上巨虚穴下 2 寸	调肠胃,通经络,安神志
	下巨虚	在上巨虚穴下 3 寸	调肠胃,通经络,安神志
	丰隆	外踝尖上 8 寸,条口穴外 1 寸,胫骨前嵴外 2 横指	健脾化痰,和胃降逆,开窍
	解溪	足背踝关节横纹的中央凹陷处,当拇长伸肌腱与趾长伸肌腱之间	调肠和胃,清脑安神
	内庭	在足背,当第 2、3 趾间缝纹端	调和肠胃,健脾清热
	厉兑	第 2 趾外侧趾甲根角旁约 0.1 寸	清泻胃火,镇静安神

51

续表

经络	穴名	定位	功效
足太阴脾经	隐白	在足大趾内侧趾甲根角旁 0.1 寸	健脾宁神，调经统血
	太白	第 1 跖骨小头后缘，赤白肉际凹陷处	补脾和胃，调经
	公孙	第 1 跖骨基底部的前下方，赤白肉际处	健脾利湿，和胃调心
	商丘	内踝前下方凹陷处	活血化瘀，消肿止痛
	三阴交	内踝尖上 3 寸，胫骨内侧面后缘	健脾利湿，滋补肝肾，调经止带
	地机	在小腿内侧，当内踝尖与阴陵泉穴的连线上，阴陵泉穴下 3 寸	健脾利湿，调经止痛
	阴陵泉	胫骨内侧髁下方的凹陷处	健脾利湿，通经止痛
	血海	髌骨内上缘上 2 寸	调经统血，祛风止痒，促进气血生成
	大横	脐中旁开 4 寸	通畅肠道，止痛
手少阴心经	极泉	腋窝正中处，腋动脉搏动处	宽胸理气，通经活络
	少海	屈肘，当肘横纹内侧端与肱骨内上髁连线的中点处	理气止痛，宁心安神
	通里	腕横纹上 1 寸，尺侧腕屈肌腱的桡侧缘	开音通窍，宁心安神
	神门	腕横纹尺侧端，尺侧腕屈肌腱的桡侧凹陷中	宁心安神定志
	少府	握拳，在手掌面，第 4、5 掌骨之间，小指与无名指指端之间	清心宁神，通利小肠
	少冲	小指桡侧指甲根角旁约 0.1 寸	清热安神
手太阳小肠经	少泽	小指尺侧指甲根角旁约 0.1 寸	清热泻火，开窍苏厥，增液通乳
	后溪	握拳，第 5 掌指关节后尺侧横纹头赤白肉际处	通络止痛，清热、镇静安神
	腕骨	第 5 掌骨基底与三角骨之间的凹陷处，赤白肉际处	通经活络
	阳谷	腕背横纹尺侧端，当尺骨茎突与三角骨之间凹陷处	通经活络，止痛
	小海	屈肘，当尺骨鹰嘴与肱骨内上髁之间凹陷中	通经活络，理气止痛
	肩贞	腋后皱襞上 1 寸	清热聪耳，化痰消肿，通络止痛
	臑俞	腋后皱襞直上，肩胛冈下缘凹陷中	舒筋活络，化痰消肿
	天宗	肩胛骨冈下窝的中央	通降肺气，舒筋活络
	颧髎	目外眦直下，颧骨下缘凹陷中	清热消肿，舒筋解痉
	听宫	耳屏前，下颌骨髁状突的后缘，张口呈凹陷处	通络止痛，开窍聪耳
足太阳膀胱经	睛明	目内眦角稍内上方凹陷处	清热消肿，明目
	攒竹	眉头凹陷中	清热明目，止痛
	玉枕	后发际正中直上 2.5 寸，旁开 1.3 寸	清头明目，安神开窍
	天柱	后发际正中直上 0.5 寸，旁开 1.3 寸，当斜方肌外缘凹陷中	清头明目，醒神开窍
	肺俞	第 3 胸椎棘突下，旁开 1.5 寸	解表宣肺，止咳平喘
	心俞	第 5 胸椎棘突下，旁开 1.5 寸	宽胸理气，宁心安神
	膈俞	第 7 胸椎棘突下，旁开 1.5 寸	宽胸止呕，平喘止血

经络	穴名	定位	功效
足太阳膀胱经	肝俞	第9胸椎棘突下,旁开1.5寸	疏肝利胆,安神明目
	胆俞	第10胸椎棘突下,旁开1.5寸	疏肝利胆,清热化湿
	脾俞	第11胸椎棘突下,旁开1.5寸	健脾化湿,养胃补气
	胃俞	第12胸椎棘突下,旁开1.5寸	健脾和胃,止呕
	肾俞	第2腰椎棘突下,旁开1.5寸	益肾助阳,纳气利水
	承扶	在大腿后面,臀下横纹的中点	舒筋活络,畅通大便,预防痔疮
	殷门	承扶穴与委中穴连线上,承扶穴下6寸	疏通经络,理气止痛
	委中	腘横纹中央	疏通经络,清热解毒,消肿止痛,调理肠胃
	志室	在第2腰椎棘突下,旁开3寸	补肾气、固肾精,清热利湿
	承山	在腓肠肌两肌腹之间凹陷的顶端处,约在委中穴与昆仑穴之间的中点处	理气止痛,消痔舒筋
	跗阳	昆仑穴直上3寸	疏通经络,止痛
	昆仑	在外踝后方,当外踝尖与跟腱之间的凹陷处	疏通经络,清热截疟,息风止痫
	申脉	外踝直下方凹陷中	疏通经络,安神定志
	至阴	足小趾外侧趾甲根角旁约0.1寸	醒神开窍,调经转胎
足少阴肾经	涌泉	足趾跖屈时,足底(去趾)前1/3凹陷处	平肝息风,开窍苏厥,清心泻火
	太溪	内踝高点与跟腱后缘连线的中点凹陷处	补益肝肾,培土生金
	大钟	太溪穴下0.5寸稍后,当跟腱内缘处	平喘利尿,通络止痛
	水泉	太溪穴直下1寸,足跟内缘凹陷处	益肾清热,活血通经
	照海	内踝尖正下方的凹陷中	宁心安神,清利咽喉,通调二便
	交信	胫骨内侧缘,当太溪穴上2寸,复溜穴前0.5寸	滋补肝肾,调经止带,通便
	阴谷	屈膝,腘窝内侧,约当半腱肌腱与半膜肌腱之间	补肾宁心,通络止痛
	横骨	在下腹部,当脐中下5寸,前正中线旁开0.5寸	益肾助阳,调理下焦
	肓俞	在腹中部,当脐中旁开0.5寸	理气止痛,润肠通便
	幽门	上腹部,当脐中上6寸,前正中线旁开0.5寸	健脾和胃,顺气止呕
	俞府	锁骨下缘,前正中线旁开2寸	止咳平喘,通畅肺气
手厥阴心包经	天池	第4肋间隙,乳头外1寸	宽胸理气,消肿止痛
	曲泽	微屈肘关节,在肘横纹上,肱二头肌腱的尺侧	清心止痛,和胃降逆
	郄门	腕横纹上5寸,掌长肌腱与桡侧腕屈肌腱之间	凉血止血,清心镇静
	间使	当曲泽穴与大陵穴的连线上,腕横纹上3寸,掌长肌腱与桡侧腕屈肌腱之间	疏散风热,补养气血
	内关	腕横纹上2寸,掌长肌腱与桡侧腕屈肌腱之间	宽胸理气,宁心安神,降逆和胃
	大陵	在腕横纹的中点处,当掌长肌腱与桡侧腕屈肌腱之间	宽胸理气,清心安神
	劳宫	在手掌心横纹中,当第2、3掌骨之间	清心安神,消肿止痒
	中冲	在中指尖端中央	清心泄热,开窍醒神

经络	穴名	定位	功效
手少阳三焦经	关冲	在手无名指尺侧,距指甲根角 0.1 寸处	泄热开窍,清利喉舌,活血通络
	外关	腕背横纹上 2 寸,桡骨与尺骨之间	疏通经络,解表散邪,聪耳明目
	支沟	腕背横纹上 3 寸,桡骨与尺骨之间	清热聪耳,通经通络,润肠通便
	三阳络	腕背横纹上 4 寸,桡骨与尺骨之间	清利咽喉,开窍聪耳
	肩髎	肩峰后下方,上臂外展时,肩髃穴后寸许凹陷中	通经活络止痛
	角孙	耳尖直上,与发际交点	开窍益聪,通络止痛
	耳门	耳屏上切迹前,下颌骨髁状突后缘,张口呈凹陷处	开窍聪耳,消肿止痛
	丝竹空	眉梢的凹陷中	清热明目,通络止痛
足少阳胆经	瞳子髎	目外眦外 0.5 寸处	清热明目,舒筋活络
	听会	当耳屏间切迹的前方,下颌骨髁状突的后缘,张口呈凹陷处	开窍聪耳,舒筋活络
	上关	下关穴直上,在颧弓上缘凹陷处	开窍聪耳,通络止痛
	率谷	耳尖直上,入发际 1.5 寸	平肝息风,宁神止吐
	阳白	目正视,当瞳孔直上,眉上 1 寸	清热明目,消肿止痛
	头临泣	目正视,当瞳孔直上入前发际 0.5 寸,神庭与头维连线的中点处	聪耳明目,安神定志
	风池	胸锁乳突肌与斜方肌上端之间的凹陷中,平风府穴处	祛散风邪,清头明目
	肩井	在肩上,当大椎穴与肩峰端连线的中点上	祛风清热,通经活络,消肿止痛
	日月	乳头下,第 7 肋间隙	疏肝利胆,顺气止呕
	京门	在侧腰部,第 12 肋游离端下际处	通络止痛,补肾健脾
	带脉	在侧腹,第 11 肋骨游离端直下平脐处	调月经,止白带,健脾,止痛
	居髎	在髋部,当髂前上棘与股骨大转子最高点连线的中点处	利湿化气,活络止痛
	环跳	在股外侧部,侧卧屈股,当股骨大转子最高点与骶骨裂孔连线的外 1/3 与中 1/3 交点处	祛风化湿,强健腰膝,通经活络
	风市	在大腿外侧部的中线上,当腘横纹上 7 寸处。或直立垂手时,中指尖处	祛风化湿,通经活络
	膝阳关	在膝外侧,当阳陵泉上 3 寸,股骨外上髁外上方的凹陷处	疏利关节,祛风化湿
	阳陵泉	当腓骨小头前下方凹陷处	疏肝利胆,强健腰膝
	光明	外踝尖上 5 寸,腓骨前缘	通络明目
	悬钟	在外踝尖上 3 寸,腓骨前缘	补益肝肾,息风镇静,通络止痛
	丘墟	外踝前下方,趾长伸肌腱外侧凹陷中	疏肝理气,通络止痛
	侠溪	在足背,当第 4、5 趾间,趾蹼缘后方赤白肉际处	平肝息风,消肿止痛
	足窍阴	在第 4 趾外侧,趾甲根角旁 0.1 寸	疏肝解郁,通经活络

续表

经络	穴名	定位	功效
足厥阴肝经	大敦	在足大趾外侧,趾甲根角旁 0.1 寸	疏络平肝,调经通淋
	行间	足背,第 1、2 趾间,趾蹼缘的后方赤白肉际处	清热泻火,平肝息风,宁心安神
	太冲	足背,第 1、2 跖骨结合部之前凹陷中	清头明目,平肝息风
	蠡沟	内踝尖上 5 寸,胫骨内侧面的中央	理气调经,清热利湿,消肿止痒
	中都	内踝尖上 7 寸,胫骨内侧面的中央	疏肝理气,调经止痛
	章门	第 11 肋游离端下际	健脾和胃止呕,疏肝理气
	期门	乳头直下,第 6 肋间隙	疏肝理气,通络止痛
督脉	长强	尾骨尖与肛门连线的中点	通便消痔
	腰阳关	第 4 腰椎棘突下缘凹陷处	散寒除湿,舒筋活络
	命门	第 2 腰椎棘突下缘凹陷处	补肾壮阳,强健腰膝
	至阳	第 7 胸椎棘突下缘凹陷处	清热利膈
	大椎	第 7 颈椎棘突下缘凹陷处	清热解表,截疟定痛
	哑门	在项部,当后发际正中直上 0.5 寸,第 1 颈椎下	散风息风,开窍醒神
	风府	后发际正中直上 1 寸	通关开窍,散风解表
	百会	后发际正中直上 7 寸	升阳提气,安神定志,醒脑开窍
	上星	前发际正中直上 1 寸	宁神息风,清热通鼻
	神庭	前发际正中直上 0.5 寸	安神醒脑,止咳平喘
	人中(水沟)	在人中沟的上 1/3 与下 2/3 交界处	开窍醒神,祛风通络
任脉	会阴	男性在阴囊根部与肛门连线的中点处;女性在大阴唇后联合与肛门连线的中点处	交通阴阳,开窍醒神
	中极	前正中线上,脐下 4 寸	通利小便,温肾助阳,调经止带
	关元	前正中线上,脐下 3 寸	补益元气,调理经带,清热利尿
	气海	前正中线上,脐下 1.5 寸	温阳益气,调理月经,增补肾精
	神阙	肚脐中央	回阳救逆,涩肠止泻
	下脘	前正中线上,脐上 2 寸	健脾和胃,降逆止呕
	中脘	前正中线上,脐上 4 寸	健脾和胃,化痰安神
	上脘	前正中线上,脐上 5 寸	和胃降逆,化痰宁神
	巨阙	前正中线上,脐上 6 寸	宁心安神,宽胸止痛
	鸠尾	前正中线上,脐上 7 寸	宁心安神,宽胸定喘
	膻中	前正中线,平第 4 肋间隙处	宽胸理气,止咳平喘
	天突	胸骨上窝正中	宣通肺气,止咳平喘
	承浆	颏唇沟的正中凹陷处	定涎消渴,舒筋活络
经外奇穴	太阳	颞部,当眉梢与目外眦之间向后约 1 横指的凹陷处	清头明目
	印堂	两眉头的中间	清头明目,通利鼻窍,镇静安神
	鱼腰	额部,瞳孔直上,眉毛正中	明目止痛
	鹤顶	在膝上部,髌底的中点上方凹陷处	通经活络止痛

学习小结

1. 学习内容

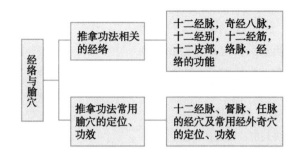

2. 学习方法

本章要重点理解和掌握推拿练功常用腧穴的定位及功效；熟悉经络、腧穴的概念，经络的作用；了解十二经脉的分布、表里属络、循行走向交接、流注次序，奇经八脉、十二经别、十二经筋、十二皮部的概念及作用。

（李忠正　彭　亮）

复习思考题

1. 十二经脉的循行走向，流注次序如何？
2. 十五络脉、十二经别、十二经筋、十二皮部的概念及作用是什么？
3. 足三里、气海、关元、百会穴的定位及功效是什么？

第七章

推拿功法作用的现代研究

学习目的

通过学习推拿功法作用现代研究的概况与进展,使学生熟悉推拿功法的作用原理及功效,为学生从现代研究角度阐释推拿功法要领及其作用,提升推拿功法的科学性,提供基本思路及科学依据。

学习要点

推拿功法对运动系统、循环系统、神经系统、呼吸系统、消化系统、内分泌系统、免疫系统、皮肤的影响。

多年来,推拿功法实验研究者、推拿临床工作者以及相关学科的研究人员,应用现代科学研究技术及方法,对推拿功法的作用机制及效果进行了系统的人体试验研究。结果表明推拿功法对推拿临床工作者的体能、肌肉骨骼可产生非常有益的影响,其原理是通过对人体心血管、神经、呼吸、内分泌、免疫等各系统的共同作用而实现的。同时也发现,推拿功法对普通的练习者,也会产生对各系统的调节作用。

一、推拿功法练习对肌肉、骨骼系统的作用机制

(一) 对肌肉的作用机制

与其他运动形式不同,推拿功法要求步法在松腰、落胯、屈膝的姿势下完成,其步态具有更长的屈膝和单腿支撑时间,对下肢肌肉产生缓慢持久的刺激。推拿功法的运动特点提示其可能具有增强人体下肢肌肉的力量和耐力的作用,这一假设也得到了许多研究的证实。试验研究发现,长期的太极拳锻炼可显著增强中老年人膝屈、伸肌的肌力、耐力。进一步的研究发现,之所以出现这样的适应性变化,得益于其动作特点遵循了骨骼肌的运动训练原则。依据肌肉收缩的方式和特点,在肌肉力量训练的过程中,要求运动者遵循动力练习与静力练习、向心工作练习与离心工作练习相结合以及大肌肉群练习与小肌肉群练习相结合等训练原则。而推拿功法复杂的下肢支撑模式、变化的步法方向以及动静结合的动作特点充分体现了以上原则。试验研究也发现,在太极拳练习过程中,上步、退步、侧步、蹬腿和中定5种典型的太极步中股直肌、半腱半膜肌、腓肠肌和胫骨前肌的肌电信号呈现完全不同的变化特点,不同动作之间的肌肉收缩振幅、收缩强度和持续时间有明显差异,体现了多样化肌肉工作

方式的综合运用。

值得注意的是，推拿功法同样能够增强上肢的肌肉力量。有研究发现，以"易筋经""少林内功"为主的12周推拿功法练习可显著提高受试者的上肢肌耐力。

关于推拿功法作用肌肉力量的机制，柯杰兵等从基因水平进行了研究。结果表明，太极拳运动可作用人体骨骼肌725条基因的表达，其中20条差异显著。根据该20条基因功能的分类对比发现，表达下调的基因多为涉及编码肌肉蛋白质的基因，而这些基因表达的下调，意味着太极拳运动不利于骨骼肌蛋白质的合成。然而，其中两条基因的变化反映了太极拳对神经细胞的保护作用，提示其也可能通过改善神经系统的功能状态，作用肌肉收缩过程中的运动单位数量来提高肌肉力量。总之，推拿功法改善肌肉力量的分子机制仍需要更多的研究来探讨。

此外，推拿功法对骨骼肌减少症患者的干预作用也从另一方面对其得到了佐证。骨骼肌减少症是一种随着年龄增长，肌肉量逐渐减少而导致一组退化症状的疾病。研究发现，经过8周的推拿功法如易筋经的锻炼，骨骼肌减少症患者日常活动能力显著改善及其他各项体质指标均优于对照组。该研究也为老年人推拿功法练习的强身健体作用提供了依据。

（二）对骨骼的作用机制

运动是预防骨质疏松症的重要手段之一。骨质疏松症常见于老年人，是人体衰老过程中伴随的退行性病变。作为老年人热衷的运动方式，推拿功法对骨代谢的作用引起了研究者们的关注。

早期的试验以老年人的骨皮质指数为测量指标，结果发现，经过4周以上的"易筋经"锻炼，10名老年受试者骨皮质指数均高于运动前，提示其对骨质疏松症可能具有改善作用。随着骨测量仪器的发展以及骨代谢评价体系的完善，相关研究不仅着眼于骨强度、骨密度等骨健康状态指标的探讨，还在试验中增加了骨代谢生化指标的检测分析，以更科学地反映老年人骨骼系统对推拿功法的适应性变化。在骨健康水平方面，太极拳训练对不同性别的老年人均有良好的干预作用，表现为骨密度、骨强度值，超声传导速度与振幅衰减指标均显著增高。对骨代谢指标的研究发现，与对照组相比，太极拳训练者骨钙素、尿羟脯氨酸/肌酐比值以及各种睾酮、雌二醇、黄体生成素等作用骨代谢水平的相关激素具有显著变化。这些研究不仅证实了推拿功法防治老年人骨质疏松症的重要性，也从不同角度阐明了其发生机制。它包括：①通过提高肌肉对骨骼的压、拉和剪切力，使骨骼发生骨量增长、骨结构改善等良好的适应性变化。②通过消化、循环、神经系统等的作用，提高血钙水平，促进钙的吸收。③通过对内分泌系统的调节，促进生长激素、性激素等的分泌，从而增加骨盐的沉积与钙化。

二、推拿功法练习对血液和循环系统的作用机制

（一）对血液的作用机制

推拿功法对血液的作用研究主要集中在血脂和血液流变学指标对推拿功法的适应性变化方面。研究发现，经过2～3年的太极拳练习，老年人群总胆固醇、甘油三酯、高密度脂蛋白（HDL）、低密度脂蛋白（LDL）与HDL/LDL等血脂指标明显改善，全血黏度、血浆黏度、红细胞数量、红细胞压积、血红蛋白等血液流变学指标也呈现

良好的变化。说明推拿功法具有调节脂类代谢,降低血脂,改善血液的浓、凝、聚、黏状态,从而增强心血管系统功能的功效。

血液流变学认为,血液的流变性、黏性切变应力和切变速率等变化可引起高血压等疾病。那么推拿功法则可能具有干预高血压等疾病康复的作用,该假设需要两方面的实验结果来支撑。一方面,推拿功法应为高血压等疾病患者适宜的运动方式。研究发现,一次 42 式太极拳练习后,无严重心血管疾病的中老年人大多心血管参数保持在正常范围内,表明在太极拳练习过程中心血管功能和血液状态保持相对"稳态",太极拳练习不会加重其高血压等症状,且能使心血管系统产生良好的适应性反应,是无严重心血管疾病患者适宜的运动方式。另一方面,推拿功法应具有干预高血压等疾病患者血液流变学指标的作用。研究发现,经过 6 个月的太极拳锻炼,高血压患者的全血黏度、全血还原黏度等指标显著下降,且与对照组相比有显著差异。由于收缩压、舒张压与低切变率时的血液黏度高度相关,该结果也为推拿功法改善高血压患者病情提供了实验依据。

(二)对循环系统的作用机制

循环系统方面,研究者们从三个不同的研究视角进行了探讨。①研究循环系统对于长期推拿功法练习的适应性变化。②研究长期进行推拿功法锻炼的受试者定量负荷前后循环系统功能的变化。③研究推拿功法对慢性疾病患者循环系统功能的作用。具体研究要点如下:

1. 长期推拿功法锻炼后循环系统功能的适应性变化　心脏功能方面,研究者们借助心血管测试仪、超声心动图仪等临床常用仪器来测量长期推拿功法锻炼前后的心脏功能。研究发现,经过 5 个月至 3 年的太极拳或易筋经练习,受试中老年人各项心功能指标均明显改善。从各指标的变化趋势来看,推拿功法对心脏的作用主要体现为泵血功能的增强。有研究者将推拿功法的该作用描述为使心肌纤维变粗,防止纤维化和变性,心肌壁变厚而有力,心瓣膜弹性增加,心率变慢,心肌收缩力加强,心输出量增加,心脏的顺应性和心脏泵血功能得到改善,动脉血压和心肌耗氧量降低。但以上变化过程仍需要更多研究来证实。

血管功能方面,研究发现,通过 1 年的太极拳练习可使中老年人的收缩压、平均收缩压、总周压与标准周压指标显著降低($P<0.01$),体现了其降低血管外周阻力与收缩压的良好功效。研究者将这一良好适应性变化的原因归为三个方面:①消除焦虑紧张心理,降低交感缩血管神经的紧张度,减少其末梢去甲肾上腺素的释放。②促进心肌心钠素的分泌,诱发血管内皮细胞释放内源性气态血管舒张因子,从而使外周阻力降低,血管舒张。③使肌肉交感舒血管神经的兴奋性提高,舒血管物质增多,肌肉血管舒张。以上假设值得相关学者进行进一步深入研究。

邵盛等研究发现,功法训练可促进交感神经兴奋,从而促进新陈代谢和血液循环,使营养物质输送全身,代谢废物及时排出体外。长期坚持训练可增加心肌收缩力,减少心脏后负荷,提高每搏输出量,进一步增强了心肌顺应性和舒张功能,并改善静息心率和心储备能力。沈爱明等也通过观察比较五禽戏练习 6 个月前后 PFI 指数及心率的变化,发现练功后静息心率降低,台阶试验指数提高。其认为功法训练可使周身血管舒张,通过调整自主神经使血流加快,同时运动过程中肌肉收缩,使血管压力增高,造成静脉血回流量增加,从而改善心血管功能。魏胜敏通过观察易筋经、五

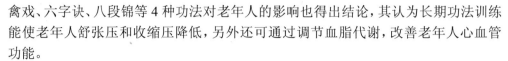

禽戏、六字诀、八段锦等4种功法对老年人的影响也得出结论，其认为长期功法训练能使老年人舒张压和收缩压降低，另外还可通过调节血脂代谢，改善老年人心血管功能。

2. 推拿功法习练者定量负荷运动前后循环系统功能的变化　研究发现，在完成相同运动量的情况下，与对照组相比，长年参加太极拳练习者运动后呈现心率与血压上升幅度小，恢复速度快；每搏输出量、心输出量、心指数与射血分数较大等特点。该变化特点提示太极拳锻炼可提升循环系统功能，增强运动能力。现代运动医学、生理学认为，在一定范围内，心输出量与运动强度呈线性关系，锻炼方式所有动作中，定势站桩持续时间不同，产生了运动时间及运动强度的差异，其中易筋经定势站桩30秒方式运动时间最长、运动强度最大，在12周锻炼后，EF、FS产生明显地增加，且前后差异显著，在三组中对心功能影响最大，表明定势站桩30秒方式锻炼，在改善左心室收缩功能，提高心血管功能方面最优。易筋经锻炼能促进人体的血液循环，增加心肌收缩力，使心脏每搏射血量增高；增强心肌顺应性、舒张功能，从而起到改善心脏功能的作用。练功时骨骼肌肉收缩、舒张，使静脉血流加快，并通过膈肌的活动改变腹压，使流经下腔的血液加快流进心脏，减少肝、胃、肠的瘀血和水肿。

3. 推拿功法练习对慢性疾病患者循环系统功能的作用　既然推拿功法练习能有效提升心血管系统功能，那么它是否可以作为一种运动康复手段，应用于慢性疾病患者心血管疾病的临床康复呢？对此，李新等研究发现，经过3个月简化24式和42式太极拳的训练，中老年慢性疾病患者心血管功能明显增强，且原发性病症也明显改善。该研究也证实了推拿功法练习的这一临床功效。

三、推拿功法练习对神经系统的作用机制

推拿功法中的"调心"是指注意"意念"的训练，讲求意念的入静与技巧动作的结合，多认为其是指调整神经系统的各项生理功能，以达到顺应人体各组织脏器的最佳生理状态。由于研究方法学的不足，目前尚不能达到比较系统全面阐述推拿功法练习对神经系统的作用机制，许多科研成果停留于理论层面上的分析和作用的描述。推拿功法对神经系统作用的研究主要集中于对精神、情绪的作用，对自主神经系统的作用，对神经递质的作用与对神经功能恢复的作用四个方面。

（一）对精神、情绪的作用机制

推拿功法采用意念的入静和肢体躯干的动静态动作结合，能够明显加强对精神、情绪的调控能力。有学者探讨了易筋经锻炼对老年人情绪的影响，并与其他功法进行了比较，通过对SAS量表的数据观察，发现易筋经锻炼对老年人的焦虑情绪消除有明显的作用。有学者通过比较易筋经训练后匹兹堡睡眠质量指数、焦虑指数、抑郁指数的变化，发现长期功法训练，能够缓解焦虑、抑郁情绪，提高睡眠质量，改善不良情绪及失眠症状。有学者通过研究发现推拿功法的训练可以延缓老年人的智力衰退。

（二）对自主神经系统的作用机制

自主神经有控制与协调内脏、血管、腺体等功能的作用。自主神经可分为交感神经和副交感神经，两者功能相反，共同维持自主神经的平衡状态。正常情况下，自主

神经良好的平衡状态能有效协调和控制身体的生理活动。反之，则会导致各种身体功能障碍。有研究表明，衰老过程中也伴随有交感神经功能增强和副交感神经功能相对减弱的变化趋势。交感神经过度兴奋是导致心肌缺血、高血压、动脉粥样硬化等疾病发生的重要机制。

有学者研究了太极拳和易筋经练习对不同年龄人群自主神经平衡指数与主诉症状的作用。结果发现，训练后受试人群中自主神经处于正常平衡状态者增加 24.4%，受试者自主神经平衡指数显著地减小，说明训练可通过减弱交感神经活动而增强副交感神经活动的方式调节自主神经系统的功能活动。

在科学研究中，心率变异性（HRV）常用于评价自主神经系统的平衡状态。HRV是指心率在一定时间内周期性改变的现象，其各时域指标与频域指标可反映交感神经与迷走神经紧张性的变化，体现自主神经平衡状态。通过对人体 HRV 的研究发现，无论是太极拳还是易筋经练习，均可增强自主神经系统功能的调节作用，尤其表现为迷走神经功能的提高。

由上可见，推拿功法对自主神经系统的平衡状态具有重要的调节作用。从生理功能的整体水平上来看，该作用趋势一方面对其增强心血管活动的功效进行了佐证；另一方面，也提示其可能具有延缓衰老的功效。

（三）对神经递质的作用机制

神经递质是在化学突触传递中担当信使的特定化学物质，其分泌水平的异常变化与许多疾病的发生有关。研究神经递质的变化，可分析出相关的神经作用机制。有学者通过中国传统静力推拿功法训练对 β- 内啡肽影响的研究，对推拿练功者的下丘脑、垂体和血浆中 β- 内啡肽（β-EP）含量进行了定量观察，探索在运动生理负荷相对一致条件下，静力训练和动力训练 β- 内啡肽的反应状态，研究表明，练功后安静状态下的人体血浆中 β- 内啡肽（β-EP）的含量增加，动物实验也证实了此现象，证明推拿功法改善神经系统功能的生理学基础。

（四）对神经功能恢复的作用机制

有学者测定少林内功练功者的脑血氧含量，得出推拿功法的长期练习可使脑组织处于最佳的血氧代谢状态，在中高强度的运动情况下也能保持良好的脑代谢，可使脑组织的损伤得到有效修复，还有学者在临床观察到通过易筋经锻炼可有效促进脑卒中偏瘫患者在医学常规康复过程中上下肢运动功能的康复，体现了推拿功法对病理状态下高级中枢神经系统控制能力的良好恢复效果。

四、推拿功法练习对呼吸系统的作用机制

呼吸系统是执行机体和外界进行气体交换的器官的总称。呼吸系统的功能主要是与外界进行气体交换，呼出二氧化碳，吸进新鲜氧气，完成气体吐故纳新。呼吸系统包括呼吸道（鼻腔、咽、喉、气管、支气管）和肺。呼吸功能是保证机体在新陈代谢过程中实现气体交换的重要条件。呼吸过程由外呼吸、气体运输和内呼吸组成。长期从事推拿功法练习可以使呼吸系统发生一系列变化，从而提高呼吸系统的功能。如太极拳运动采用独特的呼吸方式对呼吸功能产生良好的作用：强调皮质中枢的随意呼吸调节系统控制运动中呼吸，即呼吸由意识引导，可有意识地配合动作及全身状态调整呼吸形式、呼吸深度及呼吸频率；强调呼吸形式"深、长、匀、细、缓"，即运动

中采用以膈肌升降运动为主的深慢腹式呼吸，胸廓上、下径线可随膈肌升降出现明显扩大与回缩；强调呼吸运动应与动作密切配合，其基本规律是肢体上举、后收时吸气，肢体向下向前时呼气，胸腔扩张时吸气，胸腔回缩时呼气，收力时吸气，发力时呼气或采用逆腹式呼吸方法。在功法练习过程中强调呼吸自然，长期坚持可以提高呼吸肌的协调性和换气能力，可通过调节胸廓的扩张幅度增加呼吸差。推拿功法通过运动、呼吸方式等途径可以提高呼吸系统的功能。

（一）对外呼吸的作用机制

外呼吸是在肺部实现的外界环境与血液间的气体交换，包括肺通气和肺换气。肺通气量取决于呼吸深度，人体活动状态不同，通气量也会相应的发生变化。肺通气量 = 潮气量（ml）× 呼吸频率（次 / 分）。安静状态下正常人的肺潮气量为 500ml 左右，肺通气量为 8000～10 000ml。经常进行功法练习可降低通气阻力，提高肺泡通气量，改善肺通气功能。通过长期推拿功法的练习可调整呼吸深度与频率，从而改变肺潮气量与肺通气量。用遥测方法记录分析了习练简化 24 式太极拳中的呼吸周期，发现练拳时较安静时呼吸频率（Rf）低，显示其呼吸深度加大。

练习推拿功法时，在大脑皮质呼吸高级中枢调控下，肌肉活动与呼吸周期进行"开吸合呼"的配合，使胸廓扩张与回缩程度明显增加，胸内压发生大幅度的变化，如此牵拉肺组织，增加了肺泡扩张与回缩的力度，使肺内压亦随之而发生较大幅度的变化，导致潮气量增加，肺泡通气量增加，同时由于肺泡的扩张，肺实质对穿插于其中的支气管壁的外向牵引放射作用增强而使呼吸道扩张，在一定程度上降低了慢性呼吸系统疾病患者过高的气道阻力，使其肺通气量增加。

（二）对气体交换和运输的作用机制

肺泡与肺泡毛细血管血液间的气体交换为肺换气，体内毛细血管血液与组织细胞间的气体交换是组织换气。推拿功法练习可以提高肺换气和组织换气的效率，提高呼吸功能。

肺换气功能的改善得益于推拿功法练习中呼吸形式对呼吸膜的牵拉作用，可以优化肺通气 / 血流比值。推拿功法练习中呼吸与动作的配合可通过增强肺及胸廓的活动度牵拉肺泡，增加肺泡通气面积，缩短气体弥散距离，如太极拳运动独到的中枢调控下的腹式深、慢呼吸，可因膈肌升降活动加强而引起有节律的腹压变化，形成促进血液回流的"泵机制"，一旦腹压减小时则血液流入腹腔增多，对腹腔器官发挥按摩作用，在腹压增加时腹腔静脉受压，外周静脉压提高，血液回心加速，肺循环血流量增加。肺泡通气量增加及肺组织血液供应改善可使通气 / 血流比值得到优化，加快气体交换，提高血氧饱和度，降低过高的血二氧化碳水平。

血红蛋白是红细胞的主要成分，占红细胞蛋白质总量的 90% 以上，在体内主要以运输氧和一定的二氧化碳为主。经过长期太极拳练习，可以提高机体血红蛋白的含量，从而提高机体对氧气的运输效率，改善呼吸功能。

（三）对呼吸调节的作用机制

功法练习过程中，呼吸始终是自如地处于较低状态，且功法练习者没有出现缺氧状态，这可能与肺呼吸增强有关。由于支气管与肺的迷走神经和交感神经高度协调，平滑肌的收缩与舒张受到影响，细支气管的管腔及肺泡大小发生变化，使肺部的血液循环增强，氧气及二氧化碳的有效交换率增加，肺呼吸增强。故能在肺通气量降低的情况下,使气体交换得以顺利进行。

呼吸中枢是调节呼吸的神经中枢,可分为吸气中枢与呼气中枢,两者功能是完全不一样的。吸气中枢受到刺激时,发生吸气运动,同时使呼气中枢发生抑制;反之亦然。呼吸中枢的功能状态,与身体内外的许多变化密切相关,物理或化学刺激都能加强或抑制呼吸中枢的活动,而呼吸中枢状态和呼吸功能的变化也会影响人体整个神经系统的状态。有研究者在动物全身静脉麻醉状态下,利用肺牵张刺激来研究神经中枢的反射性改变。扩张肺停止吸气活动时,血压下降,肠运动与紧张性增强;萎缩肺引起吸气活动加强时,血压上升,肠运动和紧张性抑制。扩张肺时的反射效应,主要经过副交感神经传出;萎缩肺时的反射效应,主要经过交感神经传出。实验提示呼吸功能与自主神经功能密切相关。有意识地调整呼吸,能调整呼吸中枢的功能状态,也能调节自主神经系统功能,对全身产生调整作用。

另外,功法练习可提高肺的免疫功能,使肺泡壁的巨噬细胞活跃,对体内的细菌、病毒、微生物等各种异物吞噬能力加强,可及时消除和清洗进入肺内的灰尘、颗粒或细菌,故保护了肺泡,保证了肺的正常功能。患有呼吸道疾病的人,经练功一段时间后,其症状和体征均得到改善以至恢复正常,这些可通过物理学检查及 X 线胸部透视得到证实。功法练习可以使肺通气功能改善,免疫功能加强,损坏的毛细血管再生,断裂或退化的肺泡壁弹性纤维得以修复。

五、推拿功法练习对消化系统的作用机制

推拿功法的各种动力性动作和静力性动作练习可改善消化系统的功能,更好地消化吸收食物中的营养素来满足人体的生理需要,达到提升体质的作用。

（一）对化学消化的作用机制

推拿功法练习时,常重视舌抵上腭、叩齿等动作,这些动作可刺激口腔分泌腺,使唾液分泌增多,同时呼吸的减慢兴奋延脑的分泌中枢,反射性地引起唾液分泌增多。推拿功法练习时常常强调吞咽唾液,把其称之为"金津玉液"、"甘露",从而促进食物的初步消化。练功时膈肌上下移动引发的机械刺激可以促进胃液、小肠液、胰液、胆汁的分泌,另外,练功时胃迷走神经活动增强,也可以使胃液分泌增加,胃液中含有盐酸和胃蛋白酶,对食物有消化的作用,盐酸进入小肠,能促进胰液、胆汁和小肠液的分泌。因此,经常练习推拿功法可以使食欲增加,并增强对高脂肪、高蛋白等食物的消化能力。

（二）对物理消化的作用机制

胃有交感神经和迷走神经分布,推拿功法练习时大脑皮质进入抑制状态,交感神经抑制,迷走神经兴奋,可使胃肠蠕动加快,使食物在离胃前与消化液反复搅拌混合,并促进胃肠排空。同时,呼吸调节特别是腹式呼吸使膈肌的运动幅度大大增加,可对腹部肠胃起到柔和的挤压作用,加强胃肠的蠕动,也对胃肠有一定的按摩作用,增加消化液分泌。吸气时膈肌下移,把腹腔内脏向下推挤,使腹前壁向前突出;呼气时膈肌舒张,腹壁的弹性将内脏向上推回。功法练习时,膈肌上下移动增强,可机械性刺激胃肠,促进胃肠的蠕动。使食物在胃肠道内与消化液充分混合,更易于消化吸收。功法练习时间越长,膈肌上下移动幅度越大,对消化系统的促进作用更明显。

练习推拿功法可以促进化学消化和物理消化，从而促进机体对食物中营养素的吸收和利用，达到提高身体功能水平的效果。

六、推拿功法练习对内分泌系统的作用机制

机体对自稳态的维持需要大量、精确的调控来实现，内分泌系统是机体的重要调节系统，它与神经系统相辅相成，共同调节机体的生长发育和各种代谢，维持内环境的稳定。神经系统主要从宏观方面进行调控，而对于精确的微细调控则需要借助内分泌系统来完成。内分泌系统通过腺体分泌激素，通过体液传递到靶细胞，并发生一系列生理变化，对身体功能进行精细调控，确保身体功能安全有序地运行。

功法练习中通过调心和调身的相互作用，一方面强调入静，改变交感神经的张力，同时又放松全身肌肉，降低对外界刺激的应激性。如八段锦是以肢体运动为主要特点的导引术，它通过肢体运动强壮筋骨，调理脏腑，疏通经络，调和气血，从而达到强身健体的目的。八段锦的功法特点是在动作进入熟练阶段后，练习过程就会进入一种求松静、分虚实、讲刚柔、知内劲的状态。在练习过程中，大脑皮质控制机体进行有目的的运动，能量消耗增大，并产生大量代谢产物，由于机体内环境要求相对稳定，因此能量代谢系统以及心血管系统、呼吸系统都会被高度动员，来满足能量增大的需求。这一过程受到内分泌系统的调控。功法练习使交感神经兴奋、副交感神经活动抑制，这一过程可以刺激下丘脑分泌促肾上腺皮质激素释放激素加强，从而激活下丘脑 - 垂体 - 肾上腺轴。长期从事功法练习可以有效调控肾上腺皮质激素等内分泌活动，通过加强能量代谢，加强心血管系统和呼吸系统的功能活动来达到健身的效果。

（一）对睾酮的作用机制

对长期进行太极拳锻炼的老年男性进行血清睾酮检测，结果显示，太极拳锻炼者血清睾酮水平比老年对照组有明显地提高，太极拳运动后血浆睾酮含量明显高于其他运动形式的运动员，提示较长时期的太极拳锻炼能延缓性激素功能的减退，是更适合中老年人的运动形式，所引起的内分泌变化在对促进中老年人健康及延缓衰老方面有一定的意义。长期的太极拳锻炼对延缓老年人随年龄的增加而雄激素的下降有积极的作用，老年男性的睾酮水平变化与增龄有关。坚持长期的太极拳锻炼能有效地延缓老年人雄激素的衰退。

（二）对皮质醇的作用机制

皮质醇是从肾上腺皮质中提取出的对糖类代谢具有最强作用的肾上腺皮质激素，也是体内重要的异化作用激素之一。其许多作用与睾酮相反，因此通常用血清睾酮 / 皮质醇比值来反映人体内蛋白质合成和分解平衡的指标。通过对经常参加太极拳锻炼者和对照组进行比较，发现运动强度适中的太极拳练习者血清睾酮 / 皮质醇比值高于对照组，显示长期太极拳锻炼可以使内分泌功能得到适应，促进机体合成代谢过程，提高运动能力和健康状况。

（三）对胰岛素和其他激素的作用机制

有的学者观察了推拿功法练习对老年人红细胞葡萄糖酵解活力的作用，结果发现功法练习可以使红细胞葡萄糖酵解活力显著增加。另有报道，练功 3 个月后，血乳酸含量明显低于练功前，提示机体对乳酸的代谢能力发生适应。推拿功法练习各式

动作作用于不同的部位，在锻炼中调整不同中枢的兴奋水平，提高了代谢率，且锻炼过程中气息的吐纳可促使身心愉悦，从而降低整个人身心的焦虑与紧张感，增加胰岛素的敏感性，且可以促进糖的代谢，降低自身血糖，尤其对有氧代谢起积极的作用。另外发现，功法练习能影响三碘甲状腺原氨酸和促甲状腺激素水平。练功后三碘甲状腺原氨酸水平降低，而促甲状腺激素水平升高。

（四）对 β- 内啡肽的作用机制

β- 内啡肽是目前已发现的内啡肽之一，是一种主要由垂体分泌的类吗啡生物化学合成物激素，属于内源性阿片肽，是机体抗痛系统的组成部分，具有生理意义。现代学者通过对长期进行推拿功法静力训练的健康男性大学生进行 β- 内啡肽检测，结果发现，推拿功法练习组的 β- 内啡肽含量比进行动力训练如田径项目训练的对照组有显著提高，提示推拿功法练习可以有效提高垂体中 β- 内啡肽的含量。推拿功法练习比较注重练习者的心理调节，要求练习者放松身心、有规律地主动调整呼吸，达到"调身"、"调息"、"调心"的目的，从而进一步促进了练习者内源性内啡肽系统的活性，刺激了副交感神经，提高了垂体中 β- 内啡肽的释放速度，β- 内啡肽能通过门脉系统继而进入外周血液，增加了血浆中的 β- 内啡肽基础含量，最终达到减轻疼痛、控制情绪的目的。

（五）对促肾上腺皮质激素的作用机制

促肾上腺皮质激素（ACTH）主要作用是促进肾上腺皮质细胞内核酸和蛋白质合成，并且能使肾上腺皮质增生、肥大。促肾上腺皮质激素在下丘脑 - 垂体 - 肾上腺轴（HPA 轴）中发挥重要作用，当大脑接受刺激传导后下丘脑发出信号，下丘脑相对应地释放促皮质激素释放激素（CRH），在 CRH 抵达垂体后，刺激垂体释放促肾上腺皮质激素进入肾上腺，肾上腺释放皮质醇。多重元素参与使得 HPA 轴产生调节食欲、睡眠以及对应激的适应等作用。根据对五禽戏练习者的观察，在练功 8 周后，练习者的促肾上腺皮质激素分泌水平提高，HPA 轴调节作用显著提升，皮质醇释放量增加，练习者的饮食情况以及睡眠质量有明显改善。

通过推拿功法的练习可对下丘脑、垂体、胰腺、甲状腺、肾上腺等内分泌腺产生一定的调节作用。科学合理的推拿功法练习可以促使肾上腺皮质功能加强，促进蛋白质、脂肪、水、电解质等物质的代谢。通过功法练习也可以提高甲状腺素的调节功能，从而提高细胞的新陈代谢；它还能通过脑垂体所分泌的促生长激素，加速同化作用，提高身体功能。

可见，推拿功法练习能够通过大脑皮质 - 下丘脑 - 垂体 - 内分泌轴，对内分泌系统产生调节作用，从而改善机体的功能状态。

七、推拿功法练习对皮肤的作用机制

推拿功法练习的很多动作对身体各处皮肤起到一定的作用，推拿功法练习时，机体的新陈代谢加快，使皮肤的血液循环增加，皮肤和肢体末端的血量增多，促使渗透在皮肤中数以万计的细小血管张开，使皮肤得到更多的营养，增加吸入氧气的能力。这对皮肤细胞和身体很有好处。它的另一好处是能提高皮肤的温度。由于皮肤的一个作用是调节体温，因此，推拿功法练习可以提高身体对温度的耐受能力。推拿功法练习作为体育锻炼的一种方式可以使皮肤中含胶原的成分提高，厚度增加。

八、推拿功法练习对免疫系统的作用机制

免疫系统是机体防卫病原体入侵最有效的武器，它能发现并清除异物、外来病原微生物等引起内环境波动的因素。剧烈、耐力性运动项目可以导致免疫功能下降，而适中的运动可以提高机体的免疫功能。推拿功法练习始终要求柔和缓慢、圆活连贯，以腰脊为轴带动四肢，动作虚实变化和姿势衔接比较流畅，使人神清气爽，从而达到疏通经络、畅通气血和强身健体的效果。

推拿功法练习之所以能够防病治病，其原因可能在于练功具有扶正祛邪的特点，能够扶助正气，增强机体的免疫功能。近年来通过大量的科学研究和临床实践都能够证明，推拿功法练习确实能够提高练功者的机体免疫力，增强身体素质。

推拿功法练习可改善和调节人体的免疫功能，其研究涵盖了体液免疫、细胞免疫和非特异性免疫。早期的研究是从较简单的观察血象开始的。功法练习前白细胞总数正常或低下者，功法练习后可见白细胞总数增高，淋巴细胞百分率增加，中性粒细胞的吞噬活力加强，吞噬指数升高，嗜酸性粒细胞也可以升高，使人体的抗病和免疫功能得以加强。功法练习还可促进淋巴细胞转化率；在白细胞黏附抑制试验中，功法练习后百分率有所下降。除此以外，也有报道功法练习之后出现自然杀伤细胞（NK细胞）的活性增强，干扰素水平升高。另有报道，放疗或化疗的癌症患者，功法练习后能使其白细胞恢复正常。而在功法治疗急性阑尾炎时，原先增高的白细胞数于功法练习后得以下降。说明功法练习对细胞免疫具有双向调节作用。而有研究表明，太极拳在CD4$^+$T%、CD8$^+$T%、NK细胞的总体平均百分比水平上提高最为显著，八段锦在CD4$^+$T、CD8$^+$T提高中水平最高。

（一）对NK细胞的作用机制

NK细胞是机体天然免疫的主要承担者，对癌细胞、病毒感染细胞、胞内寄生细胞和老化变异细胞都具有极强的清除能力。NK细胞在机体抗病毒感染的第一道防御系统中起着重要作用，它们不需要抗原预先致敏就能直接识别异物并通过其独特的自发细胞毒活性对抗各种肿瘤细胞和病毒侵染的细胞，其活性的下降与免疫监视能力的降低有关。自然杀伤细胞是免疫功能的重要指标，它们的变化在一定程度上反映机体免疫系统功能的改变，所以在研究机体免疫功能时，检测NK细胞的变化往往非常必要。有研究通过对试验组进行6个月易筋经锻炼前后的观察发现，锻炼6个月后血液NK细胞活性显著增加。通过对中老年人五禽戏锻炼6个月前后机体NK细胞活性变化观察，结果表明五禽戏锻炼可以增加中老年人NK细胞活性，对中老年人的免疫平衡有调节作用。通过观察老年人锻炼12周八段锦发现，锻炼后免疫指标中的各项均发生了显著性的差异，血清抗氧化酶、NK细胞的活性明显增强，对老年人免疫系统均产生了良好的刺激。也有学者观察了周天功对免疫功能的作用，NK细胞活性及白细胞介素-2均明显增加，说明功法训练可提高细胞和体液免疫功能。

（二）对T淋巴细胞的作用机制

T淋巴细胞依旧是细胞免疫反应中功能极为重要的细胞，T淋巴细胞按功能主要分为CD4$^+$和CD8$^+$两个亚群，机体的免疫主要由这两类细胞亚群相互影响来维持，这两类细胞在体内都有各自的作用，CD4$^+$在免疫反应中主要发挥辅助和诱导作用，

$CD8^+$ 则主要是发挥杀伤和抑制作用，如果这两类细胞亚群比例失调就会使机体免疫功能下降，容易患病。

不同的 T 细胞亚群有不同的功能特征：有的能破坏具有同样抗原的异物，有的能促进或抑制具有同样特异性的 B 细胞和 T 细胞的免疫功能，有的可以通过分泌淋巴因子杀伤肿瘤细胞或抑制其生长，破坏含有病原微生物的细胞或抑制病毒的繁殖，激活其他 T 细胞，具有吞噬作用。淋巴细胞转化率的高低，可以反映机体的细胞免疫水平。通过对试验组进行 6 个月易筋经锻炼前后的观察发现，锻炼 6 个月后外周血 T 淋巴细胞的增殖能力有明显提高。通过对试验组分别进行 3 个月和 6 个月五禽戏锻炼前后的观察发现，通过五禽戏的锻炼，对中老年人外周血 T 细胞亚群的分布有显著影响，对中老年人的免疫力起到较好的改善作用。而且女性受试者免疫力提高较快；60~69 岁受试者免疫力提高较快。

适量的中等强度的推拿功法练习可以增强机体的免疫功能。大量研究认为太极拳锻炼能提高 T 淋巴细胞免疫力，加强机体的抗病能力，促进机体的健康。它作为一种适量负荷的有氧运动，能提高人体外周血 $CD4^+$ 细胞，$CIM^+/CD8^+$ 比值和 T 淋巴细胞总数。可见推拿功法练习可以有效改善 T 淋巴细胞的功能，促进机体免疫功能的提高。

（三）对免疫平衡的作用机制

众多功法研究均表明，推拿功法练习具有双向调节机体免疫功能的作用。T 淋巴细胞亚群中的 $CD4^+$ 细胞、$CD8^+$ 细胞亚群是重要的免疫调节细胞，可增强或抑制其他免疫细胞的活性。机体的相对免疫平衡状态主要靠 $CD4^+$、$CD8^+$ 细胞之间相互作用来维持，比例失调就会使免疫功能失常。$CD4^+$ 淋巴细胞能增强和扩大机体免疫应答过程，具有辅助 T 细胞转变为效应细胞，起辅助诱导细胞及体液免疫的作用。$CD8^+$ 淋巴细胞能抑制免疫应答过程具有抑制 T 细胞活化、抑制细胞及体液免疫的作用。$CD4^+$、$CD8^+$ 两种作用相反的 T 细胞借其相互拮抗作用调节着免疫应答过程以保持免疫功能的平衡。$CD4^+/CD8^+$ 比值反映机体的细胞免疫平衡，若其发生比例失调，就会产生机体的免疫功能失衡，进而导致机体抵抗力下降，对各种疾病的易感性增加。有研究提示，长期太极拳运动后，中老年女性 $CD3^+$、$CD4^+$T 淋巴细胞百分含量、$CD4^+/CD8^+$ 比值、NK 细胞百分含量均显著升高，提示太极拳运动有利于提高机体整体免疫功能。4~6 个月太极拳锻炼后 $CD3^+$ 显著升高，表明太极拳运动会提高中老年人的成熟淋巴细胞总量。$CD4^+/CD8^+$ 比值显著升高，进一步表明太极拳练习可以调节免疫功能的平衡。

（四）对免疫球蛋白和补体的作用机制

研究表明，对老年人进行每周 5 次的易筋经锻炼，运动开始到第 2 个月血清 C_3、C_4 含量呈下降趋势，到第 4 个月恢复原水平，至第 5 个月或第 6 个月时，含量显著高于对照组，且维持在一定水平。易筋经属于中等强度的有氧锻炼，老年人通过长期易筋经锻炼能增加免疫球蛋白和补体含量，增强免疫系统功能，最终能增强机体的免疫力，从而提高机体的抗病能力。

功法练习可提高机体免疫功能的原因，有学者认为是通过调节去甲肾上腺素、甲状腺素和生长素等激素含量的变化来实现；也有学者认为是通过神经 - 内分泌 - 免疫系统实现的。精神焦虑状况能够引发神经 - 内分泌 - 免疫系统紊乱，产生大分子量的免疫抑制蛋白,抑制 T 淋巴细胞转化,抑制 T 细胞产生 IL-2 等,从而导致机体免疫能力下降。而功法练习把意识放在第一位,做到用意识引导动作,使大脑皮质得到良好的刺激,可解除精神紧张状态,提高精神对环境的适应能力。通过观察八段锦锻炼后各项免疫指标发现,IL-2 和 TNF-α 水平显著升高,IL-6 水平显著降低,同时,经过 24 周锻炼后,八段锦组与不运动组比较,IL-2 和 TNF-α 水平显著升高,IL-6 水平显著降低。推拿功法是一种运动适量的有氧运动,它能提高机体血清中的 IgG 含量,能增强机体的免疫应答,从而提高抗病原体感染的能力。

总之,对推拿功法的现代研究尚处于起始阶段,其结果有待于进一步证实与深入。随着推拿功法现代研究的深入开展,大量的解剖、生物力学、生理、病理、分子生物学研究技术及方法在推拿功法研究领域的应用,将进一步揭示推拿功法的作用机制。

学习小结

1. 学习内容

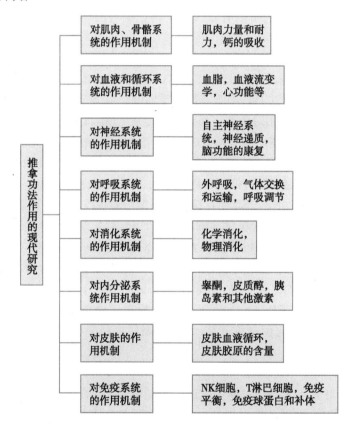

2. 学习方法

本章要重点理解和掌握推拿功法作用的现代研究基本内容,熟悉和了解推拿功法作用的现代研究方向、趋势与发展。

(张　玮　王继红　黄锦军　纪　清　郭现辉

刘　波　王卫刚　王　列　王晓东)

笔记

68

复习思考题

1. 从细胞和分子水平阐述推拿功法对人体骨骼肌和骨骼的作用。
2. 推拿功法对人体循环系统有哪些影响？
3. 推拿功法对人体免疫系统有哪些影响？

第八章

推拿徒手练功法

学习目的
通过学习推拿徒手练功法，使学生增强脊力、臂力、指力、腰力和腿力，为提升手法内劲、提高推拿临床治疗效果，奠定功法基础。

学习要点
少林内功、易筋经、太极功法、大力鹰爪功的特点、基本动作、要领及练功注意事项。

　　本章选取了少林内功、易筋经、太极功法、大力鹰爪功等推拿徒手练功方法，通过简洁的文字和图解，介绍了功法特点、基本动作、要领、注意事项以及功法作用等，以利学生自学、自练和复习巩固。

第一节　少　林　内　功

　　少林内功原为少林武术的基本功，自从内功推拿流派将其引入到推拿功法之后，目前已经成为推拿专业人员必练的基本功。其特点是运动量较大、气感强、增劲明显，可以增强推拿医生的体力和体质，而且还可以预防和治疗多种病症。

一、基本要求

　　少林内功功法强调以力贯气，蓄劲于指端，即"炼气不见气，以力带气，气贯四肢"。强调要用"霸力"，两足踏实，五趾用力抓地，足尖略内扣，两足成内八字形；凝劲于肩、臂、肘、腕、指，两手拇指尽量外展、伸直，其他四指尽量并拢伸直；精神贯注，目视前方，自然呼吸，不可憋气，舌抵上腭，挺胸收腹，刚柔相济。

　　练习本功法首先要练习裆势，当裆势的动作和要领掌握好后，再接着练基本动作。训练量要由小到大，每次的训练量以微微汗出为度。

二、基本裆势

1. 站裆势

【动作】

（1）并步直立，左足向左侧迈一步，两足的距离比肩稍宽，两足成内八字，足尖略内扣，五趾抓地，足跟踏实。

（2）挺胸收腹，敛臀。

（3）两臂后伸，肘关节伸直，腕关节背伸，手掌成八字掌，拇指外展伸直，其他四指并拢伸直。

（4）精神贯注，目视前方，自然呼吸，舌抵上腭（图8-1）。

【要领】做到"三直四平"。即臂、腰、腿要保持伸直，头、肩、掌、脚要尽量保持水平。

【作用】

（1）本势可固本强基、行气活血、调和脏腑、增强指、臂、腰、腿的功力。久练此势可自觉经气在四肢末端运行。

（2）主要锻炼背阔肌、三角肌后束、大圆肌、拇长伸肌、指总伸肌、耻骨肌、股薄肌等。

2. 马裆势

【动作】

（1）并步直立，左足向左侧迈一大步，下蹲成马步，两足的距离明显宽于两肩，两足尖微内扣成内八字形。挺胸收腹，上身微前倾。

（2）两臂后伸，肘关节伸直，腕关节背伸，拇指尽量外展、伸直，其他四指并拢、尽量伸直，成八字掌，虎口朝内。

（3）精神贯注，目视前方，自然呼吸，舌抵上腭（图8-2）。

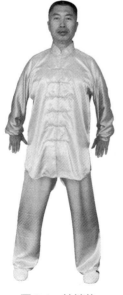

图8-1　站裆势

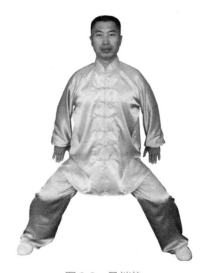

图8-2　马裆势

【要领】沉腰，敛臀，避免撅臀。

【作用】

（1）可增强根基之稳定。还可以补肾强腰，促进腰部的气血运行，特别适合肝肾亏虚患者练习。

（2）主要锻炼骶棘肌、腹直肌、腹横肌、腹内斜肌、腹外斜肌、股二头肌、缝匠肌、半腱肌、半膜肌、腓肠肌等。

3. 弓箭裆势

【动作】

（1）并步直立，身体稍左转，左足向左前方跨出一大步，成左弓步，左足尖略内扣，右膝挺直，右膝关节不可屈曲，右足略外撤，成前弓后箭势。挺胸收腹，上身略前倾。

（2）两臂后伸，肘关节伸直，腕关节背伸，拇指尽量外展、伸直，其他四指并拢、尽量伸直，成八字掌，虎口朝内。

（3）精神贯注，目视前方，自然呼吸，舌抵上腭（图8-3）。

（4）以上为左弓步的弓箭裆势，右弓步的弓箭裆势和左弓步的弓箭裆势动作相同，只是先出右足，方向相反。

【要领】前弓后箭，臀内敛。

【作用】

（1）可促进下肢气血运行。常用于防治下肢功能障碍和单侧下肢麻木。

（2）主要锻炼髂腰肌、阔筋膜张肌、股直肌、缝匠肌、股二头肌、股四头肌、半腱肌、半膜肌、腓肠肌等。

4. 大裆势

【动作】并步直立，左足向左侧迈一大步，两足的距离明显宽于两肩的距离，其他和站裆势相同（图8-4）。

【要领】同站裆势。

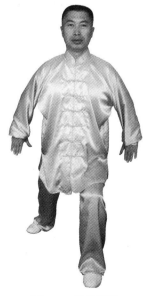

图8-3 弓箭裆势

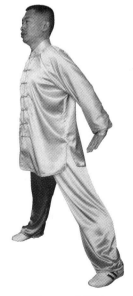

图8-4 大裆势

【作用】与站裆势类似，但运动量明显增大。由于两足间的距离加大，可增强双下肢肌力，还可锻炼踝关节的耐受力。

三、基本动作

1. 前推八匹马势

【动作】

（1）取站裆势或指定的裆势。屈肘，两拇指尽量外展、伸直，指尖朝上，其他四指尽量伸直，指尖朝前，两掌心相对，直掌护于两胁肋部。

（2）两臂运劲慢慢前推，以肩、肘、掌成一直线并和地面平行为度。

（3）慢慢屈肘，直掌护于两胁，或边屈肘边握拳回收于两胁，由拳变直掌护于两胁，两掌心相对。由直掌化俯掌下按，两臂后伸，肘关节伸直，腕关节背伸，恢复原裆势。

（4）精神贯注，两目平视，呼吸自然，舌抵上腭（图 8-5）。

【要领】力发于腰，蓄劲于肩臂，贯于掌，达于指端。

【作用】

（1）可宽胸理气、健脾和胃、强筋壮骨，常用于防治胸闷、嗳气、善太息、腰痛、脘腹胀满、食少纳呆等病症。

（2）主要锻炼肱三头肌。可增强指力和腰部、上肢伸侧的力量。

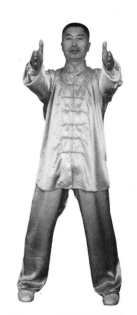

图 8-5　前推八匹马势

2. 倒拉九头牛势

【动作】

（1）取站裆势或指定裆势。屈肘，四指尽量伸直、并拢，拇指尽量伸直、外展，四指朝前，两掌心相对，直掌护于两胁肋部。

（2）两臂运劲慢慢前推，边前推两臂边慢慢旋内，手臂完全伸直时，两手背相对，拇指朝下，肩、肘、掌成一直线和地面相平行。

（3）由掌化为拳，劲注于拳心，同时外旋腕部，使两拳眼朝上。慢慢屈肘后拉，收拳于两胁，两拳化为直掌护于两胁，两掌心相对。由直掌化为俯掌下按，两臂后伸，肘关节伸直，腕关节背伸，恢复原裆势。

（4）精神贯注，两目平视，呼吸自然，舌抵上腭（图 8-6）。

【要领】力发于腰，蓄劲于肩、臂、指端。

【作用】

（1）可通经活络、调和气血、平衡阴阳、健脾和胃，常用于防治脘腹胀满、食少纳呆等病症。

（2）主要锻炼胸大肌、背阔肌、肩胛下肌、肱二头肌、肱桡肌、旋前圆肌等肌肉。可增强两臂的悬劲和握力。

3. 凤凰展翅势

【动作】

（1）取大裆势或指定裆势。屈肘，两手掌置于两侧腰际，掌心朝上，四指尽量伸直、并拢,指尖朝前,拇指尽量伸直、外展,两手掌慢慢上提到胸前,立掌交叉,两掌心朝向左右,食、中、无名、小指指尖朝上。

(2)立掌化为俯掌,蓄劲慢慢向左右分推,上身微前倾。

(3)两手蓄劲,按原路线返回,屈肘内收,胸前立掌交叉,两掌心朝向左右。立掌变为仰掌收于两侧腰际,两仰掌化为俯掌下按,两臂后伸,肘关节伸直,腕关节背伸,恢复原裆势。

(4)精神贯注,两目平视,呼吸自然,舌抵上腭(图8-7)。

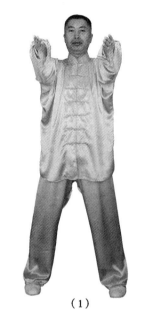 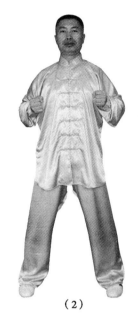

图8-6　倒拉九头牛势
(1)两掌前推;(2)如握物状用力屈收

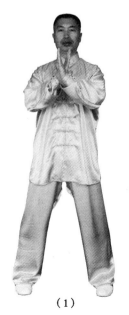 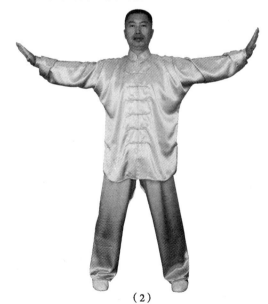

图8-7　凤凰展翅势
(1)立掌胸前;(2)形如展翅

【要领】形如展翅，劲如开弓。

【作用】

（1）可宽胸理气、疏肝解郁，常用于防治失眠、胸闷、善太息、胁肋胀痛、月经失调、咳、喘等病症。

（2）主要锻炼三角肌、冈上肌、桡侧腕屈肌、尺侧腕屈肌、指浅屈肌、指深屈肌等肌肉。可增强手腕和手指的力量。

4. 霸王举鼎势

【动作】

（1）取大裆势或指定裆势。屈肘，两手掌置于两侧腰际，两掌心朝上，四指并拢、尽量伸直，拇指尽量伸直、外展。

（2）两仰掌慢慢上托，过肩部后，两腕关节内旋，虎口相对，掌心朝上，如举重物一样，蓄力慢慢上举，自然呼吸。

（3）腕关节外旋，并拢的四指指端朝上，两掌掌心相对，蓄力慢慢下落，边下落前臂边外旋，最后两手掌收回于两侧腰际，两掌心朝上。仰掌化为俯掌下按，两臂后伸，肘关节伸直，腕关节背伸，恢复原裆势。

（4）精神贯注，两目平视，呼吸自然，舌抵上腭（图8-8）。

【要领】过肩旋腕翻掌，挺肘上举。

【作用】

（1）引气血上行，提神醒脑。

（2）主要锻炼伸指肌、桡侧腕长伸肌、桡侧腕短伸肌、尺侧腕伸肌。可增加腕力。

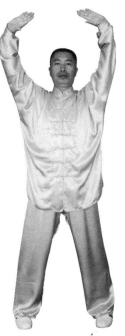

图8-8　霸王举鼎势

5. 两手托天势

【动作】

（1）取马裆势或指定裆势。屈肘，两手掌置于两侧腰际，掌心朝上，四指尽量伸直、并拢，指尖朝前，拇指尽量伸直、外展。

（2）两仰掌慢慢上托，过肩部后，腕关节和前臂以肘关节为支点内旋，两虎口相对，慢慢上举，掌面朝上。

（3）腕关节外旋，并拢的四指指端朝上，两掌掌心相对，蓄力慢慢而下，边下落前臂边外旋，最后两手掌收回于两侧腰际，两掌心朝上。仰掌化为俯掌下按，两臂后伸，肘关节伸直，腕关节背伸，恢复原裆势。

（4）精神贯注，两目平视，呼吸自然，舌抵上腭（图8-9）。

【要领】指端运劲，挺肘上举。

【作用】

（1）可导引气血上行，提神醒脑。

（2）主要锻炼三角肌、冈上肌、斜方肌等肌肉。可增强肩背、手腕、掌指关节部的肌肉力量。

6. 顺水推舟势

【动作】

（1）取大裆势或指定裆势。屈肘，四指尽量伸直、并拢，拇指尽量伸直、外展，四指朝前,两掌心相对,直掌护于两胁肋部。

（2）两直掌蓄劲慢慢前推,边前推边腕关节内旋,使两虎口朝下,四指指尖相对,两臂似环状,肘关节挺直形似推舟,掌、肘、肩成一直线和地面平行。

（3）腕关节慢慢外旋后伸直,恢复直掌,四指朝前,拇指朝上,屈肘蓄力而收,两直掌置于两胁肋部。由直掌化为俯掌下按,两臂后伸,肘关节伸直,腕关节背伸,恢复原裆势。

（4）精神贯注,两目平视,呼吸自然,舌抵上腭（图8-10）。

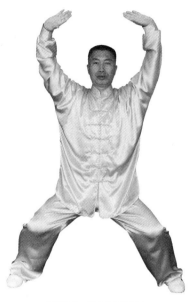 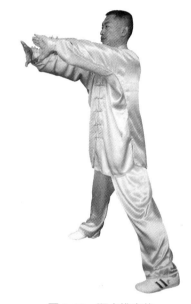

图 8-9　两手托天势　　　　　　　　　　　图 8-10　顺水推舟势

【要领】直掌运劲前推,挺肘形似推舟。

【作用】

（1）可宽胸理气、健脾和胃、强健筋骨,常用于防治心脏病、脾胃不和、腰背部和肩部的肌肉劳损等病症。

（2）主要锻炼胸大肌、背阔肌、肩胛下肌、竖脊肌、前臂伸肌群等肌肉。可增强腰部和上肢的力量,特别是指、掌的力量。

7. 怀中抱月势

【动作】

（1）取大裆势或指定裆势。屈肘,两手掌置于两侧腰际,两掌心朝上,四指尽量伸直、并拢,拇指尽量伸直、外展。

（2）两仰掌缓缓上提,在胸前成立掌交叉,慢慢向左右分推,推到尽头后,指端朝向左右下方,掌心朝前,腕、肘、肩成一直线和地面平行。

（3）两臂缓缓蓄劲相抱,掌心朝内,上身略前倾,两掌在正前方交叉,变为立掌,缓缓收于胸前,立掌变仰掌收于两侧腰际。仰掌化为俯掌下按,两臂后伸,肘关节伸直,腕关节背伸,恢复原来的裆势。

（4）精神贯注,两目平视,呼吸自然,舌抵上腭（图8-11）。

【要领】两臂蓄劲相抱,如抱物状。

笔记

77

【作用】

（1）通利三焦、疏肝理气、滑利关节，常用于防治胸闷、腹胀和肩、肘关节功能障碍。

（2）主要锻炼胸大肌、背阔肌、大圆肌、肱二头肌等肌肉。

8. 仙人指路势

【动作】

（1）取站裆势或指定裆势。屈肘，两手掌置于两侧腰际，两掌心朝上，四指尽量伸直、并拢，拇指尽量伸直、外展。

（2）右仰掌上提到胸前正中，然后手心内凹成瓦楞掌，立掌小鱼际朝前，蓄劲向前慢慢推出。

（3）推到尽头后外旋腕关节同时握拳，蓄劲慢慢内收于右侧腰际，变仰掌护于右侧腰际，左右手交替进行。由仰掌化为俯掌下按，两臂后伸，肘关节伸直，腕关节背伸，恢复原来的裆势（图 8-12）。

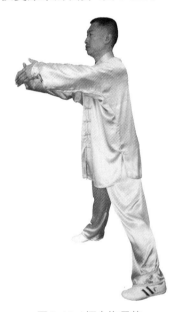
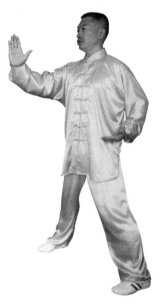

图 8-11　怀中抱月势　　　　　　　　　　图 8-12　仙人指路势

【要领】臂指运劲前推，旋腕握拳后拉。

【作用】

（1）平衡阴阳、行气活血、滑利关节，常用来防治失眠、健忘、上肢关节功能障碍等病症。

（2）主要锻炼骨间掌侧肌、拇长伸肌、蚓状肌。可以增强前臂、肘、掌指的力量。

9. 平手托塔势

【动作】

（1）取大裆势或指定裆势。屈肘，两手掌置于两胁肋部，掌心朝上，四指尽量伸直、并拢，拇指尽量伸直、外展。

（2）两掌慢慢运劲前推，边向前推边拇指运劲向外侧倾斜，使手掌呈水平状态，推到尽头后，掌、肘、肩成一直线依然呈水平状态，肘关节伸直，犹如托物在手。

（3）屈肘蓄劲慢慢收回两掌至两胁肋部，边回收边拇指运劲向外侧倾斜，保持手掌继续呈水平状态。由仰掌化为俯掌下按,两臂后伸,肘关节伸直,腕关节背伸,恢复原裆势(图8-13)。

【要领】直掌运劲前推,肘直掌平如托物。

【作用】

(1)疏通手三阴经、手三阳经,促进上半身气血运行。

(2)主要锻炼旋前圆肌、旋后肌、冈下肌等肌肉。增强前臂的旋劲,增强掌力、指力。

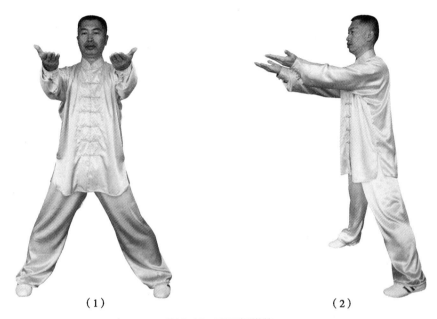

（1）　　　　　　　　　　　　　　　　　（2）

图8-13 平手托塔势
(1)正面;(2)侧面

10. 风摆荷叶势

【动作】

(1)取大裆势或指定的裆势。屈肘,两手掌置于两胁肋部,掌心朝上,四指尽量伸直、并拢,拇指尽量伸直、外展。

(2)双手掌上提到胸前,相互重叠,左掌在上,右掌在下。运劲慢慢向前上方推出,与肩同高,然后慢慢向左右分开,拇指外侧略用力,使两手掌面呈水平态。至两臂的掌、肘、肩成一直线且呈水平状态为止。

(3)两仰掌同时蓄劲徐徐按原路线返回,在正前方交叉相叠,右掌在下,左掌在上,慢慢回收于两侧腰际。仰掌化为俯掌下按,两臂后伸,肘关节伸直,腕关节背伸,恢复原裆势。

(4)聚精会神,头如顶物,两目平视,自然呼吸(图8-14)。

【要领】仰掌交叉前推,外旋挺肘展开。

【作用】

(1)宽胸理气、舒畅气机、强心宣肺,常用于防治心、肺、肝等脏器的疾病。

(2)主要锻炼三角肌、冈上肌、肱三头肌等肌肉。可增强臂力、指力,特别是悬劲。

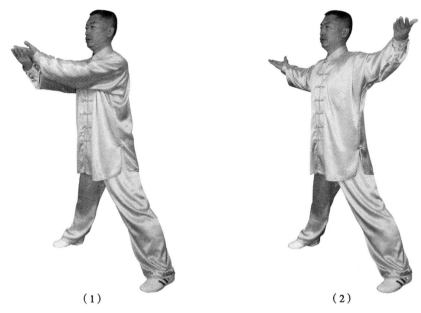

（1）　　　　　　　　　　　　　（2）

图 8-14　风摆荷叶势
（1）向前上方推出；（2）向左右推分

11. 单凤朝阳势

【动作】

（1）取站裆势或指定裆势。屈肘，两手掌置于两侧腰际，两掌心朝上，四指尽量伸直、并拢，拇指尽量伸直、外展。

（2）右仰掌向左前方蓄劲慢慢伸出，边伸出边内旋腕关节和前臂，使仰掌变为俯掌。

（3）右俯掌蓄劲慢慢呈半圆形运向右下方，收回于右侧腰际变为仰掌。左手动作与右手相同，只是方向相反。由仰掌化为俯掌下按，臂后伸，肘伸直，腕背伸，恢复原裆势（图 8-15）。

【要领】手掌蓄劲伸出，缓缓下运。

【作用】

（1）疏肝利胆、调畅气机，常用于防治胸胁满闷、嗳气、善太息、腹胀之肝郁证和肩、肘功能障碍。

（2）主要锻炼三角肌、冈上肌、胸大肌、背阔肌等肌肉。可增强上肢及腰部的耐受力。

12. 海底捞月势

【动作】

（1）取大裆势或指定裆势。屈肘，两手掌置于两侧腰际，两掌心朝上，四指尽量伸直、并拢，拇指尽量伸直、外展。

（2）两手掌徐徐上提，经胸慢慢上举，然后掌心朝前向左右分推，到两侧尽端时，掌心变为朝下，然后上身尽量前俯，两膝伸直，五趾抓地，足跟踏实，两掌由上而下逐渐靠拢，两手四指的指尖相对，掌心朝上。

（3）蓄劲于掌指，慢慢抄起至胸部，犹如捞月状，上身随势而挺直。两手掌回收于两侧腰际，由仰掌化为俯掌下按，臂后伸，肘伸直，腕背伸，恢复原裆势（图 8-16）。

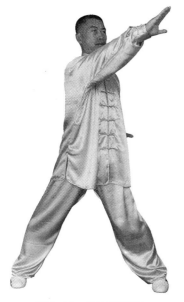

图 8-15　单凤朝阳势

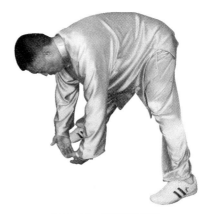

图 8-16　海底捞月势

【要领】两臂运劲,掌指着力,慢慢抄起。

【作用】

(1)强健筋骨、行气活血,可防治腰背及四肢筋骨的损伤性疾病。

(2)主要锻炼胸大肌、背阔肌、斜方肌、腹直肌、冈上肌、三角肌等肌肉。可增强腰、腹和上肢的力量。

13. 顶天抱地势

【动作】

(1)取站裆势或指定裆势。屈肘,两手掌置于两侧腰际,掌心朝上,四指尽量伸直、并拢,拇指尽量伸直、外展。

(2)两仰掌慢慢上托,过肩部后,腕关节内旋,两虎口相对,掌心朝上,如托重物,蓄力慢慢上举。

(3)上举到尽端后,慢慢向左右外分下抄,同时上身尽量前俯,两手掌逐渐相互重叠,左手在下,右手在上。

(4)两手掌犹如抱物状慢慢上提到胸部,上身随势而挺直。两手掌回收于两侧腰际,由仰掌化为俯掌下按,臂后伸,肘伸直,腕背伸,恢复原裆势(图8-17)。

【要领】两掌合拢相叠,如抱物状上提。

【作用】

(1)补肾壮腰、通调任督二脉,常用于防治腰背部肌肉劳损。

(2)主要锻炼斜方肌、胸大肌、背阔肌、大圆肌及上臂肌群。

14. 力劈华山势

【动作】

(1)取大裆势或指定裆势。屈肘,两手掌置于两侧腰际,两掌心朝上,四指尽量伸直、并拢,拇指尽量伸直、外展。

81

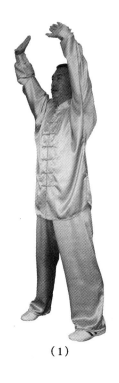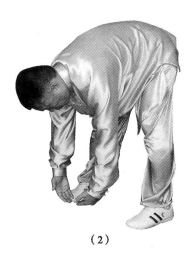

（1）　　　　　　　　　　　　　　　（2）

图 8-17　顶天抱地势
（1）蓄力上举；（2）下抄

（2）两手掌慢慢上提，在胸前立掌交叉，向左右分推，掌心向前，两掌到左右侧方后，四指指尖朝向左右，两臂同时用力连续下劈三次，聚精会神，头如顶物，两目平视，自然呼吸。

（3）两臂沿原路线慢慢收回，仰掌护于两侧腰际。由仰掌化为俯掌下按，臂后伸，肘伸直，腕背伸，恢复原裆势（图 8-18）。

【要领】立掌交叉，左右分推，用力下劈。

【作用】

（1）可通利三焦、通经活络，常用于防治胸闷、脘腹不适、肩臂痛、腰背痛等病症。

（2）主要锻炼斜方肌、胸大肌、背阔肌及上臂肌群等肌肉，可增强肩臂力量。

15. 三起三落势

【动作】

（1）取站裆势或指定的裆势。屈肘，四指尽量伸直、并拢，指尖朝前，拇指尽量伸直、外展，两掌心相对，直掌护于两胁肋部。

（2）屈膝下蹲，同时两手直掌前推，四指指尖朝前。头如顶物，不要前俯后仰，两目平视，呼吸自然。

（3）两掌蓄劲慢慢回收至两胁肋部，同时慢慢站起。前推后收连续往返三次，用力要均匀。由直掌化为俯掌下按，臂后伸，肘伸直，腕背伸，恢复原裆势（图 8-19）。

【要领】蓄劲指臂，前推下蹲，运劲回收，随之站起。

【作用】

（1）可健脾和胃、祛邪外出、滑利关节，常用于防治内脏虚弱、外感病证和肩、肘、膝关节功能障碍等。

（2）主要锻炼髂腰肌、阔筋膜张肌、缝匠肌、股直肌、股二头肌、半腱肌、半膜肌、腓肠肌等肌肉。可增强拇指和下肢力量。

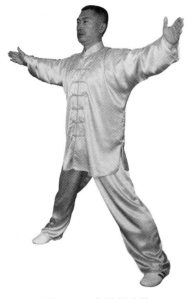 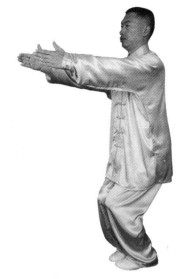

图 8-18　力劈华山势　　　　　　　　　　图 8-19　三起三落势

16. 乌龙钻洞势

【动作】

（1）取弓箭裆势。屈肘，四指尽量伸直、并拢，指尖朝前，拇指尽量伸直、外展，两掌心相对，直掌护于两胁肋部。

（2）两直掌慢慢前推，边推边掌心逐渐变为俯掌，上身随势尽量前俯。

（3）推足后边外旋腕关节边蓄力而收，由俯掌逐渐变为仰掌护于两腰际部。

（4）由仰掌变为俯掌下按，臂后伸，肘伸直，腕背伸，恢复原裆势（图 8-20）。

【要领】直掌渐化俯掌前推，上身随势前俯。

【作用】

（1）加强带脉功能，调经止带。

（2）主要锻炼肩胛下肌、冈下肌、大圆肌、小圆肌、旋后肌、旋前圆肌等肌肉。可明显增强腰背部、上下肢的力量。

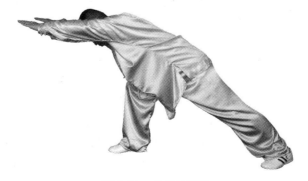

图 8-20　乌龙钻洞势

17. 饿虎扑食势

【动作】

（1）取弓箭裆势。两手掌置于两侧腰际，掌心朝上，四指尽量伸直、并拢，拇指尽量伸直、外展。

（2）两仰掌前推，边推边两臂内旋，两臂推直后，腕关节背伸，虎口朝下，掌心朝前，掌、肘、肩成一直线且呈水平状态。

（3）五指用力握拳，同时外旋腕关节，使两拳眼朝上，劲注拳心，屈肘用力回拉，两拳护于两侧腰际，由拳变为仰掌。由仰掌化为俯掌下按，臂后伸，肘伸直，腕背伸，恢复弓箭裆势（图8-21）。

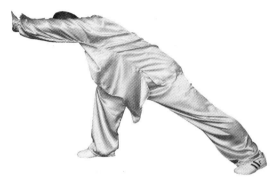

图 8-21　饿虎扑食势

【要领】仰掌旋推，上身随势前俯，用力回拉，劲注拳心。

【作用】

（1）滑利关节、调节脏腑功能，常用于防治肩部活动障碍以及各种慢性病症。

（2）主要锻炼旋前圆肌、旋后肌、背阔肌、大圆肌、前臂伸肌等肌肉。增强腰腿部力量和身体稳定性。

第二节　易　筋　经

易筋经是我国民间早已流传的健身锻炼方法，相传为天台紫凝道人所创。从易筋经的名称来看，"易"者，变易、改变也；"筋"指筋肉；"经"指规范、方法。因此，"易筋经"就是通过形体的牵引伸展、押筋拔骨来锻炼筋肉，调节脏腑经络，使之强健的锻炼方法。宋元以前仅流传于少林寺僧众之中，自明清以来才日益流行，且演变为数个流派。

易筋经是一套身心并练、内外兼修、外练筋骨皮、内练精气神的医疗养生功。练功前，要求做好准备工作。练功中，要求每势动作尽量做到伸展、缓慢、柔和、放松，用力适度，不可用蛮力、僵力。神态上要安宁祥和、精神内守、排除杂念。初练者，以自然呼吸为佳，当练到一定程度后，可逐渐配合呼吸。练习完毕，注意保暖，不可当风。锻炼时，可根据每人具体情况，选其中一势或几势或整套进行，但必须循序渐进，持之以恒。练习的时间、强度要因人而异，一般以每天1次，每次练至微微汗出为佳。

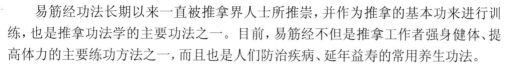

易筋经功法长期以来一直被推拿界人士所推崇,并作为推拿的基本功来进行训练,也是推拿功法学的主要功法之一。目前,易筋经不但是推拿工作者强身健体、提高体力的主要练功方法之一,而且也是人们防治疾病、延年益寿的常用养生功法。

预备势

【动作】两脚并拢站立,两手自然垂于体侧。头正如顶物,百会虚领顶劲,下颌微收,唇齿合拢,两目平视前方;全身放松,身体中正,沉肩垂肘;胸部内含,勿挺胸;背部挺拔,勿驼背;腹部内收,勿前凸;腰部竖直,宜放松。膝关节微屈,不超过足尖;呼吸自然,目光内含,心平气和,精神内守,神态安宁。

第一式 韦驮献杵第一势

【原文】

立身期正直,环拱平当胸;

气定神皆敛,心澄貌亦恭。

【注解】

(1)韦驮献杵:韦驮,佛教守护神之一,又称韦天将军。献,献祭,这里引申为进物之意,以表敬意。杵:舂米、捶衣的棍棒,这里引申为护佛金刚力士执握的棍棒样兵器。韦驮献杵指韦驮进献兵器时的姿势。

(2)期:希望。

(3)拱:两手合抱致敬的姿势。

(4)定:平定。

(5)敛:收敛。

(6)澄:水清澈而无流动,这里指心清净、无杂念。

(7)恭:恭敬,这里指面容端庄、坦然。

【动作】

(1)左足向左分开,与肩同宽,两臂自体侧外展与肩相平,掌心向下;转掌心向前,慢慢合拢,屈肘旋臂转腕内收,指尖向上,腕、肘与肩相平。

(2)两臂内旋,使指尖对天突穴,两臂与地面平行,动作稍停。

(3)两手向左右缓缓分开,两臂屈肘,双手在胸前成抱球状,沉肩垂肘,掌心相对,十指微屈,相距约15cm,身体微前倾。

(4)收势:先深吸气,然后慢慢呼出,两手同时下落于体侧,收左足,并步直立(图8-22)。

【要领】

(1)松肩虚腋,脊背舒展,上虚下实,肌肉放松。

(2)两掌合于胸前,应稍停片刻,通过神敛和两掌相合的动作,均衡身体左右气机,以达气定神敛之功效。

【作用】

(1)本势是易筋经的基础动作,可平心静气、安神定志、排除杂念、消除焦虑,对神经衰弱、心烦失眠、精神疲劳等有一定疗效。

(2)重点是锻炼上肢三角肌、肱二头肌。对增强推拿手法的手腕悬劲和持久力具有重要的作用。

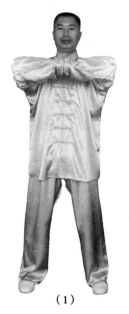 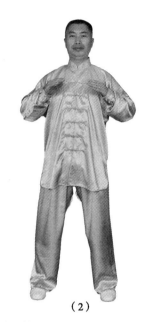

（1）　　　　　　　　　　　　　　（2）

图 8-22　韦驮献杵第一势

（1）指尖对胸；（2）双手在胸前成抱球状

第二式　横胆降魔杵势（韦驮献杵第二势）

【原文】

足趾柱地，两手平开；

心平气静，目瞪口呆。

【注解】

（1）胆：担。

（2）足趾柱地：柱，指在建筑物中起支撑作用的圆柱形木质材料。比喻练功时足趾抓地要像柱子一样稳固。

（3）瞪：两目圆睁，炯炯有神。

（4）口呆：呆，呆滞。这里指闭嘴咬牙。

【动作】

（1）左足向左分开，与肩同宽。两手下按，五指自然并拢，掌心向下，指尖向前。

（2）两手翻掌向上，上提至胸，向前伸出，掌臂约与肩呈水平；两手左右分开，两臂平直，掌心向上。

（3）翻转掌心向下，两膝伸直，足跟抬起，前脚掌着地，目视前方，身体前倾。

（4）收势：先深吸气，然后慢慢呼出，在呼气时足跟下落，收回左足，并步直立（图 8-23）。

【要领】

（1）两手一字平开与肩相平。

（2）两足跟抬起，前足掌着力，脚趾抓地，日久可仅用脚趾着力。

（3）两膝伸直，自然呼吸，气定神敛。

【作用】

（1）本势主要作用是宽胸理气、疏通经络、平衡阴阳、改善心肺功能，对防治肺气肿、肺源性心脏病、共济失调等有一定效果。

（2）重点锻炼上肢三角肌和下肢股四头肌、小腿三头肌。可增强臂力、腿力。是易筋经中锻炼两手臂悬劲和耐力的重要动作。

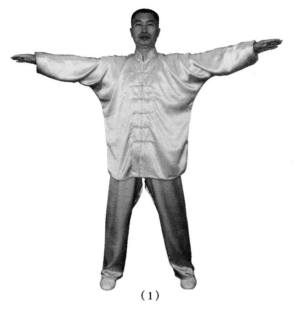
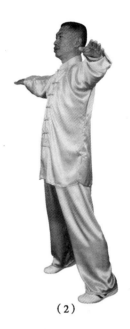

（1）　　　　　　　　　　　　　　　　　　　　（2）

图 8-23　横胆降魔杵势

（1）正面；（2）侧面

第三式　掌托天门势（韦驮献杵第三势）

【原文】

掌托天门目上观，足尖著地立身端；

力周腿胁浑如植，咬紧牙关莫放宽；

舌可生津将腭抵，鼻能调息觉心安；

两拳缓缓收回处，用力还将挟重看。

【注解】

（1）天门：天宫之门。在前正中线发际上 2 寸处。

（2）著地：着地。

【动作】

（1）左足向左分开，与肩同宽。两掌心向上，指端相对，上提至胸前，腕关节内旋，掌心向下，四指并拢，相距约 5cm。

（2）两手上举过头，同时翻掌，掌心向上，四指并拢，拇指外展，两虎口相对，指向天门穴（天门穴位于额前正中线，入前发际 2 寸处）。

（3）身体重心前移至前脚掌支撑，两膝挺直，足跟提起，前足掌着地，头略后仰，目视掌背，静立片刻。

（4）收势：先深吸气，然后慢慢呼出，呼气同时放下两手及落下足跟，收左足，并步直立（图 8-24）。

【要领】

（1）两掌上托时，前脚掌支撑，力达四肢，下沉上托，脊柱竖直，同时身体重心稍前移。

（2）平心静气，全身放松，两臂切忌贯力，目视掌背，不需过分仰头。

（3）上托时，意想通过"天门"贯注两掌，自然呼吸。

【作用】

（1）本势又称为"掌托天门势"，通过上肢撑举和下肢提踵的动作导引，可调理上、中、下三焦之气，并且将三焦及手足三阴之气全部发动。

（2）可引血上行、增加大脑血流量、促进全身血液循环及改善肩关节活动功能。对心肺疾病、脾胃虚弱、妇科病、脑供血不足、低血压等有一定疗效。

（3）重点锻炼上肢各肌群、腰肌、股四头肌、小腿三头肌。可增强臂力、腰力、腿力。

【注意事项】年老或体弱者可自行调整两脚提踵的高度。高血压患者，忌练此功。

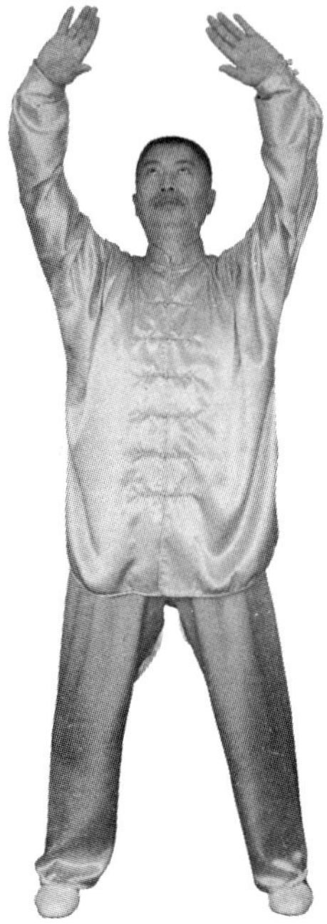

图 8-24　掌托天门势

第四式　摘星换斗势

【原文】

只手擎天掌覆头，更从掌中注双眸；

鼻端吸气频调息，用力收回左右侔。

【注解】

（1）斗：星的通名。

（2）擎：向上托住。

（3）眸：眼珠。

（4）侔：相等，齐。

【动作】

（1）并步站立。两手握空拳，上提至两腰际，拳心向上。重心移向右腿，上体左转，左腿提起向左前方跨出，屈膝半蹲，成左弓步；同时，右手向后，拳背附在腰后命门穴处，左手由拳变掌，向左前方伸出，高与头相平，掌心向上，目视左手。

（2）重心后移，上身右转，右腿屈膝，左腿伸直，左脚尖上翘；同时，左手随右转体向右平摆，眼随左手。上身左转，左足稍收回，脚尖着地，成左虚步；同时左手随左转体而向左平摆，变勾手举于头前上方，指尖对眉中成摘星状，目视钩手，静立片刻。

（3）收势：深吸一口气，然后徐徐呼出，随呼气同时左足收回，双手变掌下落于体侧，并步直立（图8-25）。

（4）以上为左式动作，右式动作与左式相同，唯左右相反。

【要领】

（1）转体时，要用腰来带动肩臂。

（2）五指微微捏挤，屈腕如钩状，距前额约一拳远。

【作用】

（1）本势主要作用于中、下焦，上体转动幅度较大，使肝、胆、脾、胃等脏器受到柔和的自我按摩，促进胃肠蠕动，增强消化功能，可达到健脾和胃、疏肝利胆、壮腰健肾、延缓衰老的功效。常用来预防和治疗胸闷、腹胀、胁胀、胃脘部疼痛不适、中风后遗症等。

（2）重点锻炼屈腕肌群、肱三头肌、肱二头肌、腰肌、下肢屈肌群。可增强腕力、臂力、腰力、腿力，改善颈、肩、腰的活动功能。

（3）本势可使推拿医生身体各部分保持充分的潜力，为临床应用推拿手法打下良好的基础，特别是对一指禅推法的疗效提高有一定的帮助。

第五式　倒拽九牛尾势

【原文】

两腿后伸前屈，小腹运气空松；

用意存于两膀，观拳须注双瞳。

【注解】拽：拉。

【动作】

（1）左足向左横开一大步，两臂外展后上举于头上，两掌心相对，双膝下蹲，同时两掌变拳，经体前下落至两腿之间，两臂伸直，两拳背相对。

（2）两拳上提到胸前，拳心向下，变立掌向左右分推，掌心向外，指尖朝上，腕关节背伸，两臂撑直。

（3）重心右移再左移，成左弓步，两掌变拳，腰稍左转，以腰带肩，以肩带臂，左手向下经腹前再向上划弧至面前，拳心朝向面部，拳高不过眉，屈腕外旋后拉；同时右手向前经头上，再向后划弧至身体右侧后方，屈腕内旋后拽，目视左拳。

（4）收势：先深吸一口气，然后慢慢呼出，同时左足收回，双手变掌下落于体侧，并步直立，目视前方（图8-26）。

（5）以上为左式动作，右式动作同左式，唯左右相反。重复2～3遍。

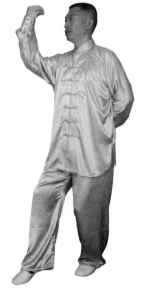

图8-25　摘星换斗势

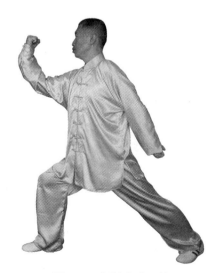

图8-26　倒拽九牛尾势

【要领】

（1）以腰带肩，以肩带臂。

（2）两腿前弓后箭，两肘屈曲，前不过膝，膝不过足，两臂做螺旋使劲。

【作用】本势主要作用是舒筋活络，可防治肩、背、腰、腿肌肉的损伤。还可增加两臂旋前、旋后肌群和五指的力量。

第六式　出爪亮翅势

【原文】

挺身兼怒目，推窗望月来；

排山望海汐，随息七徘徊。

【注解】

（1）出爪亮翅：爪，手指甲之意，在此指手指。亮翅，展翅之意。十指伸开像飞鸟展翅的样子。

（2）推窗望月：从秦观诗句"双手推开窗前月"变化而来。

（3）排山望海汐：排，推。汐，晚潮。

（4）徘徊：来回走。这里指重复之意。

【动作】

（1）两脚并拢。两手握拳，上提腰侧，拳心朝上。两拳上提至胸前，两手变掌立于胸前，掌心向前，缓缓前推，同时上提足跟，两腿伸直，肘关节伸直，腕关节背伸，十指用力外分，瞪目平视指端。

（2）握拳收回至胸前，同时落踵。

（3）再提踵掌心向前，十指外分前推，共做 7 次收推动作。

（4）收势：先深吸一口气，握拳收回胸前，然后慢慢呼出，同时放下两手落于体侧（图 8-27）。

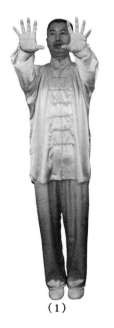
（1）

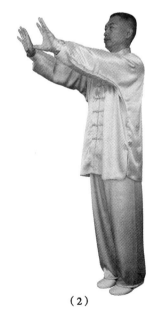
（2）

图 8-27　出爪亮翅势
（1）正面；（2）侧面

【要领】

（1）坐腕亮翅（腕关节背伸，十指用力外分），脚趾柱地，力由下生，两胁用力，力达指端。

（2）出掌时身体正直，瞪眼怒目，同时两掌运用内劲前推，先轻如推窗，后重如排山；收掌时如海水还潮。

（3）收掌时自然吸气，推掌时自然呼气。

【作用】

（1）疏肝理气、调畅气机；培补肾气，增强肺气，促进气血运行。对肺气肿、肺源性心脏病有一定疗效。

（2）重点锻炼上肢前臂屈、伸肌群。增加臂力及指力。

（3）通过伸臂推掌、屈臂收掌、展肩扩胸的动作导引，促进自然之清气与人体之真气在胸中交汇融合。

（4）久练本势会使劲力贯于指端，从而提高推拿治病的效果。

第七式　九鬼拔马刀势

【原文】

侧身弯肱，抱顶及颈；

自头收回，弗嫌力猛；

左右相轮，身直气静。

【注解】九鬼拔马刀：语出佛教。

【动作】

（1）左足向左分开，与肩同宽。两手在腹前交叉，上举到头上，由身体两侧下落于体侧。左手由体侧向前上举到头上，屈肘，左手按在头后枕部，右手向后至左侧背部肩胛骨下方，掌心向内。

（2）左手掌向前按，肘向后摆，项部用力后仰，身体随势充分向左侧扭转，定势后视左后方，动作稍停，双手同时撤力，身体转正，两臂呈侧平举。

（3）收势：深吸一口气，然后徐徐呼出，两手同时下落于体侧，左足收回，并步直立（图8-28）。

（4）以上为左式动作，右式与左式动作相同，次数相同，唯方向相反。

【要领】动作对拔拉伸，尽量用力。上体左右扭转，保持中轴正直。两手按压，均用暗劲。

【作用】

（1）增强脊柱及肋骨各关节的活动范围，疏通督脉，改善头部血液循环，对防治颈椎病、肺气肿、脑供血不足、肩周炎等有一定疗效。

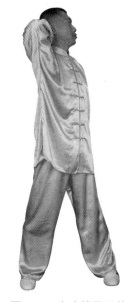

图8-28　九鬼拔马刀势

（2）重点锻炼肱三头肌、腰肌。增强臂力与腰力。

【注意事项】高血压、颈椎病患者和年老体弱者，头部转动的角度应小，且轻缓。

第八式 三盘落地势

【原文】

上腭坚撑舌,张眸意注牙;

足开蹲似踞,手按猛如拿;

两掌翻齐起,千金重有加;

瞪睛兼闭口,起立足无斜。

【注解】三盘落地势,一意解释为易筋经功法中练上盘、中盘、下盘之势。三盘是指两手之间、两膝之间、两足之间犹有三盘。另一解为:此势为锻炼三焦之势。

【动作】

(1)左足向左横开一大步,比肩稍宽。两臂由体前仰掌上举,两臂伸直,与肩同宽,上举到与肩同高时,两掌心翻转向下,两手掌内旋,沉肩,肘外展,两掌缓缓用力下按,悬空于膝盖上部,同时两腿屈膝下蹲成马步,目视前方。

(2)两腿缓缓伸直,同时两掌心翻转向上,上托至与肩相平,再缓缓屈膝下蹲,同时两掌心翻转向下,两手掌内旋,沉肩,肘外展,两掌缓缓用力下按,按至膝关节外侧。

(3)两腿缓缓伸直,同时两掌心翻转向上,上托至与肩相平,再缓缓屈膝下蹲,同时两掌心翻转向下,两手掌内旋,沉肩,肘外展,两掌缓缓用力下按,按至两小腿外侧中部,两目平视。第一遍微蹲;第二遍半蹲;第三遍全蹲。

(4)收势:先深吸一口气,然后慢慢呼出,同时两腿缓缓伸直,两掌心翻转向上,上托至与肩相平,再翻转向下,徐徐落于体侧,收回左足,并步直立(图8-29)。

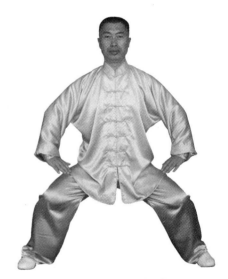

图8-29 三盘落地势

【要领】

(1)两手向上,如托千斤之物;两手下落,如按水中浮球。

(2)下蹲时,松腰、裹臀,两掌如负重物;起身时,两掌如托重物。下蹲与起身时,上体始终保持正直,不应前俯或后仰。下蹲依次增加难度。

【作用】

(1)可增强腰腹及下肢力量,起到壮丹田之气、强腰固肾的作用,能促进大腿和腹腔静脉血液的回流,常用于防治腰腿痛、盆腔炎等。

(2)重点锻炼下肢股四头肌、腰肌。增强腿力、腰力。

【注意事项】年老和体弱者下蹲深度可灵活掌握,年轻体健者可半蹲或全蹲。

第九式 青龙探爪势

【原文】

青龙探爪,左从右出;

修士效之,掌平气定。

力周肩平,围收过膝;

两目注平,息调心谧。

【注解】

(1)探:伸。

(2)修士:修身养性之人。

(3)谧:安静。

【动作】

(1)左足向左分开,约与肩同宽。双手握拳上提,抵两侧章门穴处,拳心向上。右拳变掌向前上举至肩上位,掌心向左,上臂靠近头,腰充分向左侧弯,面向前方,右掌心朝左,目视前方。

(2)向左转体至面部朝下,右手四指并拢,屈拇指按于掌心,掌心朝下,上体向左前下俯,右手掌随势推撑至左足正前方,双膝挺直,足跟不要离地抬起,目随手动。

(3)屈膝下蹲,上体转正渐起,同时右臂随转体由左腿侧经两小腿前划弧至右腿外侧,掌心朝上,双腿缓直,右手握拳收至章门穴处,目视前方。

(4)收势:先深吸一口气,然后徐徐呼出,两手变掌落于体侧,收回左足,并步直立(图8-30)。

(5)以上为左式动作,右式动作与左式相同,唯方向相反。

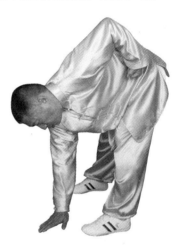

图8-30 青龙探爪势

【要领】

(1)伸臂探"爪",下按划弧,力注肩背,动作自然、协调,一气呵成。

(2)侧腰、转体时,手臂、腰腹要充分伸展;俯身探地时,要求肩松肘直掌撑实,膝挺直足跟勿抬起,并注意呼吸均匀自然。

【作用】

(1)疏肝利胆、宣肺束带、调节五脏气机,对呼吸系统疾病、肝胆疾病、妇科经带疾患有较好防治作用。

(2)重点锻炼肋间肌、背阔肌、腹外斜肌、臀大肌、大腿小腿后侧肌群、拇长屈肌。增强腰力、腿力、指力。可改善腰部及下肢肌肉的活动功能。此势是一指禅推法的入门功法之一。

第十式 卧虎扑食势

【原文】

两足分蹲身似倾,屈伸左右腿相更。

昂头胸作探前势,偃背腰还似砥平。

鼻息调元均出入,指尖着地赖支撑。

降龙伏虎神仙事,学得真形也卫生。

【注解】

(1)偃:放倒之意。

(2)砥:磨刀石。

(3)调元:调匀。

（4）卫生：卫，护卫，防卫；生，生命。

【动作】

（1）右足向前迈出一大步，成右弓步，同时，双手握拳由腰侧向前做扑伸，手与肩等高，掌心向前，坐腕，手呈虎爪状，前扑动作要刚劲有力。

（2）双手十指撑地，置于右膝两侧，指端向前。后腿屈膝，脚趾着地；前脚跟稍微抬起。挺胸，抬头，瞪目，目视前上方，塌腰。

（3）稍停片刻，缓缓起身，收回右足于左足旁呈并步，双手握拳收回于两腰际。

（4）收势：先深吸气，然后慢慢呼出，双手变掌落于体侧（图8-31）。

（5）以上为右式动作，左式动作与右式相同，唯方向相反。

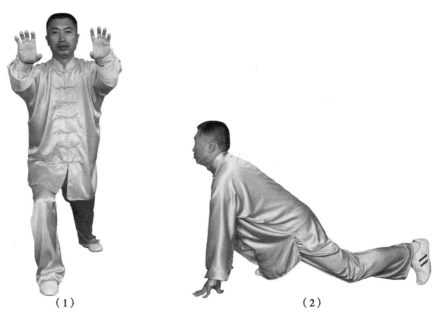

（1）　　　　　　　　　　　　　（2）

图 8-31　卧虎扑食势
（1）双手前扑，手呈虎爪状；（2）双手十指撑地

【要领】

（1）用躯干的蠕动带动双手前扑，手呈虎爪状，掌心向前，坐腕，力达指端。

（2）挺胸，抬头，瞪目，目视前上方，塌腰时，脊柱呈反弓形。

（3）初练时，五指撑地，在臂力增强的基础上，可再用四指、三指、两指等撑地练习。

【作用】

（1）强腰壮肾、舒筋健骨。

（2）久练可增加指力、臂力和下肢力量，并能锻炼腰腹肌群。

【注意事项】高血压、心脏病患者，忌练此功。

第十一式　打躬击鼓势

【原文】

两掌持后脑，躬腰至膝前，

头垂探胯下，口紧咬牙关。

舌尖微抵腭，两肘对平弯，

掩耳鸣天鼓，八音奏管弦。

【注解】

（1）打躬击鼓：打躬，指弯腰；击鼓，指鸣天鼓。

（2）胯下：指裆下。

（3）鸣天鼓：为古代养生保健功法中的一种。两手掌心掩耳，手指放在后脑部，用食指压在中指上面，然后食指从中指上滑下轻弹后脑部24次。可防治耳鸣、耳聋、头痛、头晕、头胀、健忘等病症，并有提神的作用。

【动作】

（1）左足向左分开，与肩等宽或宽于肩。双手仰掌外展，上举至头上，掌心相对，十指交叉相握，同时屈膝下蹲成马步。屈肘缓缓下落，双掌合抱于脑后枕骨，与项争力，目视前方。

（2）缓缓伸直膝关节，同时向前大幅度弯腰，双手用力将头压向胯下，膝关节要挺直，足跟不要抬起，双目后视。双手掌心同时轻掩双耳部，四指按于枕骨，以双手食指从中指上滑落依次弹击枕骨，弹击时耳内有"咚咚"响声，弹击24次。

（3）收势：先深吸一口气，然后缓缓呼气，随势伸直腰部，起身直立后，两手猛然拔离开双耳。双手同时变掌心向下，由两侧落下，收回左足，并步直立，呼吸自然（图8-32）。

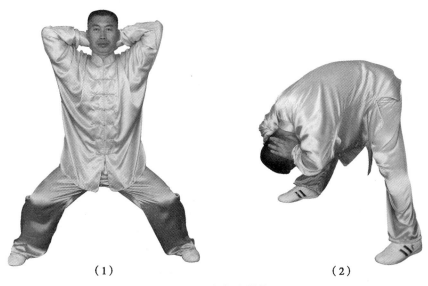

（1）　　　　　　　　　　　　　　（2）

图8-32　打躬击鼓势
（1）与项争力；（2）弹击枕骨

【要领】

（1）与项争力时，双手掌抱紧枕部，两肘向后充分伸展。

（2）俯腰时，直膝，足跟不要离地，头尽量压向胯下，切勿屏气。

【作用】

（1）醒脑明目、益聪固肾、强健腰腿，可增强头部的血液循环，改善腰背及下肢的活动功能，缓解脊背腰部肌肉的紧张、疲劳，防治耳鸣，增强听力。

笔记

（2）重点锻炼胸大肌、斜方肌、背阔肌、肱三头肌、下肢后侧肌群。增强臂力、腰力、腿力。

【注意事项】高血压患者，禁练本势。

第十二式　掉尾摇头势

【原文】

膝直膀伸，推手至地，

瞪目昂头，凝神一志，

起而顿足，二十一次，

左右伸肱，以七为志，

更作坐功，盘膝垂眦，

口注于心，调息于鼻，

定静乃起，厥功准备。

【注解】掉尾摇头：又称为"工尾势"、"摇头摆尾"。

【动作】

（1）并步站立。双手十指交叉相握置于小腹前，掌心向上托于胸前，于胸骨柄处内旋反掌上托，掌心向天，托至肘部挺直。

（2）双手臂、头、脊背极力后仰，双膝微屈，足跟不要离地，全身尽力绷紧，犹如拉紧弓箭，两目上视。

（3）俯身向前，随势推掌至双足正前方，抬头，目视双手，膝挺直，足跟勿离地。

（4）两手交叉不动。头向左后转，同时臀部向左前扭动，目视尾闾。稍停片刻，头向右后转，同时臀部向右前扭动，目视尾闾。稍停片刻，身体转正，抬头，目视双手。

（5）收势：随深吸气时，起身直腰；深呼气时，双手分开，缓缓收回体侧（图8-33）。

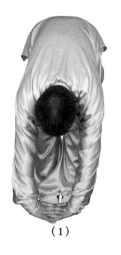
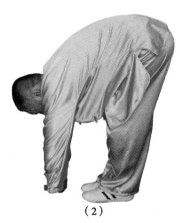

（1）　　　　　　　　　　　　　　　（2）

图8-33　掉尾摇头势

（1）正面；（2）侧面

【要领】

（1）十指交叉相握勿松。

（2）上举时肘关节要尽量挺直。

（3）身向前俯、双掌下推时，膝、肘要挺直，呼吸要均匀自然。

（4）转头扭臀时，头与臀部做相向运动。

【作用】

（1）疏通经络、强健筋骨，增强腰、下肢和手臂的力量和柔韧性，改善脊柱各关节的活动功能。练功后全身舒适、轻松。

（2）本势为结束动作，尚能通调十二经脉、奇经八脉，疏通气血。

【注意事项】

（1）高血压患者，禁练本势。

（2）颈椎病患者和年老体弱者，头部动作应小而轻缓。

第三节　太极功法

一、简化太极拳

太极拳是中华武术中一个重要流派，是优秀的民族文化遗产。它不仅能积极有效预防疾病、延年益寿，还能陶冶性情，追求和谐、高雅的文化生活，因而深受世界各国人民的喜爱。许多国家和地区的人们都在以各种方式研究和推广太极拳运动。太极拳对于推拿而言，是推拿功法练习中强调意气、柔力，注重内劲的一种锻炼方法。随着推拿功法学科建设的进一步完善，太极拳已逐渐成为推拿功法练习者的首选功法之一。本教材介绍的是二十四式简化太极拳。

（一）简化太极拳的特点

1. 中正安舒，柔和缓慢　习练太极拳要求身体中正，中正能使头、颈、躯干充分舒展，不偏不倚，有利于气血畅通。舒松自然，则是指头、颈、肩、胸、腰、腿、上下肢以及内脏器官、筋脉皮骨等身体各部位均充分放松，尤其是肩、髋、肘等几个大关节。体松，才能在运动过程中保持动作的自然舒展、柔和顺畅，才能做到"心静"。但体松绝不是松弛、松懈或松软无力，而是要做到用意不用力，在动作运行过程中，如行云流水，轻柔匀缓。只有使动作轻柔缓慢，才能使肌肉放松，呼吸深沉自然，才能使动作自然舒展，步伐稳健，气血调和。

太极拳在运动时不用拙力，动作不能忽快忽慢、停顿或断续，要连贯、势势相承、动动相连，形成有节奏的连续运动。

2. 静心用意，呼吸自然　太极拳是一种"静中寓动、动中求静"的导引养生修炼术。在练习过程中要求做到思想安静、集中、放松，排除一切杂念，宁心静神，意念专一，专心引导动作，呼吸平稳、深匀、自然，与动作的开合、屈伸、进退、起落、虚实等协调配合，进行深、长、细、匀的呼吸，不可憋气。

3. 动作弧形，圆活完整　太极拳的动作要求呈弧形、螺旋形运动，转换圆活不滞，运动时避免直来直去，特别是要注意以腰脊带动四肢进行运动，要以腰为轴上下相随，使周身组成一个整体，牵一发而动全身。用陈鑫的话说："太极拳千变万化，无往非动，势非不侔，而劲归一，所谓一者，自顶至足，内有脏腑筋骨，外有肌肤皮肉，四肢百骸相连而为一者也，破之而不开，撞之而不散。上欲动而下自随之，下欲动而上自领之，上下动而中部应之，中部动而上下和之，内外相连，前后相需，所谓一以贯之者，其斯之谓欤。"由于太极拳具有螺旋形、弧形运动的特点，动作转换灵活，不滞不

笔记

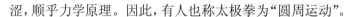

涩，顺乎力学原理。因此，有人也称太极拳为"圆周运动"。

4. 轻灵沉着，刚柔相济　太极拳的每一个动作都要求轻灵沉着，不浮不僵。所谓太极拳"迈步如猫行，运动如抽丝"就是形容太极拳在练习过程中应注意脚步的轻灵沉着。而刚柔相济则是要求在用力上不能绝对化，做到柔中寓刚，刚中寓柔，外柔内刚，避免软化、僵化现象，发劲要完整，富有弹性。

5. 连贯协调，虚实分明　太极拳在运动时要求身体各部位之间、动作与动作之间以及完整套路动作均要连贯。要衔接和顺，行如流水，连绵不断，一气呵成。虚实分明，是指在运动中身体姿势均在不断地变化中，处处贯穿着手法、身法、步法的变换和重心的转移，即由实到虚，由虚到实。"实"为某一个动作到达的终点，而"虚"则是动作转变的过程中。要分清动作的虚实，力度才会有张有弛。要使虚实变化得当，身体须保持平衡稳定。凡旋转的动作，应先将重心稳住再提脚换步；凡进退的动作，应先落脚而后再慢慢改变重心，落脚时脚掌以滚动的形式落地，以达到太极拳"中正安舒"的要求。

经过长期实践和运用证明，太极拳既是一种合乎生理和体育原理的健身运动，又是一种治疗疾病的有效手段。太极拳运用于临床已取得了可喜的成绩，已被医院和疗养院广泛运用，成为综合疗法的一个重要内容，而对于推拿者来讲还能提高自身的"柔力"与"整劲"。

（二）简化太极拳的作用

太极拳具有强身健体、医疗保健、技击表演、防身自卫和陶冶情志等作用。在医院和疗养院，太极拳作为综合疗法的一种手段，对治疗慢性病，如高血压、糖尿病、神经衰弱、肺结核等都收到了良好的效果。太极拳为何能强身健体、防病治病？其理由有三：一是太极拳练习过程中要求心情放松，精神贯注，不存杂念，用意而不用力。二是动作柔和缓慢，行如流水，绵绵不断，川流不息。三是练习时呼吸顺其自然，动作与呼吸有节律地配合，同时还要求"气沉丹田"。从运动医学角度看，太极拳均具有防病治病的特点。

研究证明，长期坚持练习太极拳，在神经系统、心血管系统、呼吸系统、运动系统、消化系统等方面，都优于一般正常人。

1. 对神经系统的作用　太极拳练习过程要求心静体松，动作自然，注意力集中，这对于中枢神经系统有着十分重要的保健作用。它可使大脑皮质主动进入良性抑制状态，以消除多余的紧张度，使大脑得以充分休息。对于脑力劳动者或体力劳动者无疑都是一种积极的休息。同时它还可以抑制疾病在大脑皮质病灶的兴奋，从而对治疗某些神经、精神疾病是有益处的。尤其现代社会，各行各业竞争激烈，人们的精神压力较大，许多人有力不从心之感。因此，在工作、学习之余，习练太极拳，无疑对神经系统有良好的保健作用。

2. 对心血管系统的作用　太极拳运动与其他剧烈的体育运动不同，要求动作柔和缓慢、绵绵不断、行如流水，这有利于心血管系统功能的改善。可使冠状动脉反射性地扩张，氧化还原作用加强，以增加心肌营养。由于冠状动脉供血充足，心脏收缩有力，血液动力良好，从而使血管弹性增加，微循环改善，为预防心脏、血管的各种疾病建立了良好的条件。此外，经常练习太极拳，能提高中枢神经系统的功能，改善体内各器官的协调活动，使迷走神经紧张度增加，各器官组织供氧供血充足，物质代谢得到改善。因此，经常练习太极拳，有利于预防高血压、动脉硬化和避免心血管系统疾病的发生。

3. 对呼吸系统的作用 太极拳在练习过程中要求深、长、细、匀的腹式呼吸。这种"气沉丹田"的呼吸方式，能保持肺组织的弹性、胸廓活动度，降低肋软骨骨化率，提高肺的通气功能，通过腹压有节律地改变，使血流加速，增加肺泡的换气功能，对呼吸系统有良好的保健作用。

4. 对消化系统和代谢功能的作用 由于太极拳的呼吸形式，可使膈肌和胸廓的运动加大，加之神经系统的改善，使得内脏器官的调节也得以改善。由于膈肌、腹肌的收缩和舒张加强，对肝脏、胃肠起到自我"按摩"的作用，促进了肝内血液循环，提高了胃肠的张力、蠕动、消化和吸收的能力。练习太极拳还对人体内的物质代谢有良好的影响。它对脂类、蛋白类以及无机盐中钙磷的代谢也有良好的影响，可降低血液中的胆固醇含量，减轻动脉硬化症状的发生。

5. 对运动系统的作用 太极拳对肌肉、骨骼、关节活动的影响非常大。由于太极拳是一种缓慢、柔和、连贯的全身性运动，对上体要求立身中正，对下肢要求步法轻灵稳健、匀速缓慢、虚实分明，运动中关节屈伸自然灵活，并要求含胸松腰拔背，进退变化由腰带动，因此，对脊柱的形态、骨骼、肌肉以及关节韧带都有良好的保健作用。能使人保持良好的体形，预防驼背。此外，由于练习中人体的重心均在两腿之间不断转换，使下肢肌肉、骨骼、关节相对受力时间较长，加上技术动作的不断变化，对锻炼下肢，延缓腿部衰老，培养灵活、柔韧、协调的身体素质都具有良好的作用。

太极拳还能促进人们的心理健康。世界卫生组织认为："健康是身体上、精神上和社会适应上的完好状态，而不仅仅是没有疾病或者不虚弱"。而太极拳运动能调节人的情绪，改变人的消极个性，提高对社会的适应能力和行为水平，预防心理疾病的发生。

上述结果表明，长期系统的练习太极拳，对强身健体，防病治病，特别是对高血压、神经衰弱、糖尿病、动脉硬化以及心理疾病和亚健康状态等具有良好的辅助治疗作用。因此，应坚持长期的练习，使其成为自己生活中的一部分，将有利于自身的身心健康。

(三)简化太极拳的练习要领

太极拳运动是动静、张弛、虚实、开合、刚柔、轻沉、曲直、升降、上下、左右、内外等相对立的动作组合而成的统一体。所谓"太极者……阴阳之母也"，太极拳练习中要善于掌握和运用这些对立因素，就能使动作逐渐协调完整，达到身心并练的作用。人体各部是彼此关联和密切配合的统一体，所以，我们应辩证地理解整体和局部的关系，因为懂得了整体要求，就能更好地做局部动作。而整体练习，又不能脱离局部而独立。例如：头颈的虚领顶颈，可减轻上体对下肢的压力，上无压力，则给人体以轻松灵活、精神振奋的感觉，但又必须配合松腰、敛臀，才能做到"上虚下实中间灵"的太极体态。为此，将习练简化太极拳时对身体各部分的要求叙述如下：

1. 头部动作的要求(头、颈、面) 太极拳对头颈的要求是：虚领顶颈，两眼平视，舌顶上腭，微收下颌，眉舒面和。练习太极拳时头部要徐徐领起，尽量保持水平垂直姿势，好似头顶有绳索悬着。全套动作除少数拳式头部需要微微前倾外，都要做到头正、颈直，不可左右歪斜或前俯后仰，以达到"虚领顶颈"的目的。在练习过程中两眼应平视或随手部动作的变化而移动；面部肌肉要自然放松，稍带微笑，使思想安静、放松、集中；口唇轻闭，舌尖轻顶上腭，微收下颌，用鼻均匀自然的进行腹式呼吸，以达到"气沉丹田"的目的。

2. 躯干动作的要求（胸、背、腰、腹、臀） 太极拳对躯干的要求是：含胸拔背，松腰敛臀。

对胸的要求：舒松微含，但不可外挺或内收；换言之仅两背微微内合，胸肌松弛，不挺胸努气。

对背的要求：舒展伸拔。只要能"含胸"自然能"拔背"，要做到脊背自然舒展，不可弓驼，脊柱要保持中正直立使身体端正自然。

对腰的要求：松沉灵活。腰在太极拳运动中起着很重要的作用，有"腰脊为第一主宰"、"刻刻留心在腰间"、"腰为车轴"等说法。要把握好腰部动作，使姿势正确，对于初学者而言，要做好松、垂、直三个字。在进行太极拳练习时，无论进退或旋转，凡是由虚变实的动作，均需腰部要有意识向下松垂，以助气的下沉。松腰是指腰肌松活不紧张，以便做动作时灵活自然。同时还要注意直腰，直腰是指腰部有微微后弓的感觉。要正确利用这种"弓腰感觉"，以达到腰部外形的平直。此外，沉胯屈膝，腹微后顶，也是直腰的重要环节，是腰弯伸直的一种巧妙补偿。

对腹的要求：松静，气沉丹田。练拳时，腹肌应避免不必要的紧张，做到"松腹"，"松腹"能保持呼吸的深长细匀，使腹式呼吸加深加长，有助于腹内器官的"按摩"，改善血液循环，促进营养吸收和新陈代谢，并逐渐产生"气"充实于腹内的感觉，也就是所谓的"实腹"。只有会"松腹"，才能达到"实腹"。而"实腹"绝不是腹肌故意紧张，是指"腹内松净气腾然"地气充于腹的感觉。但对于初练者来说，不能刻意追求"实腹"，只需注意放松腹肌，呼吸自然，到动作熟练些，也只需做"气沉丹田"，使小腹有充实的感觉。

对臀的要求：向内微敛，不可外突。太极拳对臀部的要求很严格，要求做到"敛臀"，也称"裹臀"、"垂臀"、"护臀"，不能蹶屁股。敛臀有助于"气沉丹田"、"尾闾中正"。对初练者来讲，要正确地做好"敛臀"，首先要尽量放松臀部和腰部的肌肉，轻轻使臀部肌肉向外向下舒展，而后再轻轻向前、向内收敛，就像用臀部肌肉将骨盆包裹起来，又似乎有一种用臀把小腹托起的感觉。在臀部松垂内收的过程中，还必须屈胯、屈膝，这样骨盆才能灵活。

3. 上肢动作的要求（肩、肘、腕、掌指） 太极拳对上肢的要求是：沉肩坠肘，舒指坐腕。

对肩的要求：平正松沉，不可上耸、前扣或后张。太极拳练习中，无论是以身领手或是手领身，都是顺势转圈，因此，要求手臂在伸缩旋转时松柔圆活，不能直来直往。但手臂能否松柔圆活，关键在于肩关节能否松开。只有肩部放松，上肢、胸背等处才能全松下来，从而达到上半身轻松灵活，下肢沉实稳当的目的。两肩保持平行，有助于防止转动时出现一高一低，破坏身法的端正。"沉肩坠肘"时要注意腋下留有余地，约一拳距离，使手臂有回旋余地。

对肘的要求：自然弯曲沉坠，防止上扬或僵直。练拳时，肘关节要始终保持微屈并具有下坠劲，使肘处于似直非直、似屈非屈的状态。太极拳有"肘不贴肋"、"肘不离肋"的说法。"肘不贴肋",是使肘部有回旋余地,"肘不离肋"是便于保护两肋和两腰。

对腕的要求:下沉"坐腕",劲力贯注,不可松软。在运转过程中遇到下塌、前推的动作,要"坐腕",到定式时,腕部应随着身法而沉着下塌,促使手臂徐徐贯注内劲。

对掌指的要求:五指自然分开,手指微屈,掌心微含,虎口成弧形。手指既不可用力张开或并紧,也不可松软无力。

4. 下肢动作的要求(裆、胯、膝、足) 太极拳对下肢的要求是:圆裆松胯,活膝扣足。

对裆的要求:裆即会阴部。练拳时,裆要圆、要虚,不可夹住成"人"字形的尖裆。练习方法是:胯根撑开,两膝微向里扣,会阴处轻轻上提。久练,会感觉会阴部随着动作和呼吸张弛起伏,就像将会阴吊着一样,因而又称"吊裆"。

对胯的要求:松正含缩,使劲力贯注下肢,不可歪扭、前挺。髋关节是调整腰腿动作的关键,只有松胯,才能保证动作的灵活性。

对膝的要求:弯曲适度,旋转轻灵,移动平稳。太极拳自起势到收势,膝关节都处于轻度微屈状态,并做到虚实分明。在运动中一条腿几乎承受全身体重,其中以膝关节负担最大,所以膝关节必须有力而灵活,才能保证两腿屈伸自如。对于初学者来说,由于膝部肌肉力量不足,可使架式高些,以减轻膝关节的压力,确保动作的轻灵、平稳。

对足的要求:足是步型、步法的根基。根基不稳,步型、步法必乱。所谓的"迈步如猫行","落脚如履薄冰",就是说,足步动作要稳当、轻灵、正确,并滚动着地,分清虚实。

(四)简化太极拳的基本功

1. 基本技术

(1)身型:太极拳要求立身中正,自然舒展。具体表现为:

1)头:微向上顶,不可歪斜摇摆,口唇轻闭,舌顶上腭,微收下颌,面部表情放松。

2)颈:自然竖直,转动灵活,不可僵硬。

3)肩:平正松沉,不可上耸、前扣或后仰。

4)肘:自然弯曲沉坠,防止僵直或上扬。

5)腕:下沉"坐腕",劲力贯注,不可松软。

6)胸:舒松微含,不可外挺或故意内收。

7)背:舒展伸拔,不可弓驼。

8)腰:向下松沉,旋转灵活,不可前弓或后挺。

9)脊:中正竖直,保持身型端正自然。

10)臀:向内微敛,不可外突。

11)胯:松正含缩,使劲力贯注下肢,不可歪扭、前挺。

12)腿:稳健扎实,弯曲合度,旋转轻灵,移动平稳。膝部松活自然,脚掌虚实分明。

(2)手型

1)拳:五指卷屈,拇指压于食指、中指第二指关节上,握拳不要过紧,用力自然、舒展。

2）掌：五指微屈分开，掌心微含，虎口撑圆，手指既不可僵直用力，也不可过分弯曲。

3）勾：五指指尖捏拢，屈腕，勾尖朝下，手指与腕部松活自然。

（3）步型

1）开立步：两脚平行分开，与肩同宽，脚尖向前。

2）小开立步：两脚平行开立，脚尖向前，两膝微屈，宽度约 1/2 肩宽。

3）弓步：两脚前后分开，前腿屈膝前弓，脚尖微内扣，膝不过脚尖，全脚着地；后腿自然伸直，全脚着地，脚尖斜向前方 45°～60°，两脚横向距离 20～30cm。简化太极拳中有顺弓步和拗弓步。顺弓步时，横向距离可小，拗弓步时，横向距离稍大。

4）虚步：后腿屈膝半蹲，脚尖外展斜对前方，全脚着地，重心移至后腿，大腿略高于水平面；前腿微屈，脚尖点地，或脚跟着地，脚尖上翘。

5）仆步：一脚屈膝全蹲，臀部接近小腿，全脚着地，膝与脚尖稍外展；另一腿向体侧伸直，全脚掌着地，脚尖内扣。

6）马步：两脚平行开立，稍比肩宽，屈膝半蹲，大腿高于水平面。

7）独立步：支撑腿自然站立，另一腿屈膝前提，大腿高于水平面，小腿及脚尖自然向下。

（4）身法：太极拳对身法要求：中正安舒，旋转松活，不偏不倚，自然平稳；动作以腰为轴，带动四肢，上下相随，虚实分明，不可僵直浮软，忽起忽落；姿势要舒展大方，完整连贯。

（5）手法

1）掤：屈臂成弧形，横于体前，肘关节下垂，掌心向内，高与肩平，力达前臂外侧。

2）捋：两臂微屈，掌心斜相对，两掌由前向后弧形摆至腹前。

3）挤：一臂屈于胸前，掌心向内，另一手贴近屈臂手腕内侧，掌心向外，两臂同时向前挤出，两臂撑圆，高不过肩，力达前臂。

4）按：两臂由屈而伸，两手由后向前弧形推按，沉腕舒指，掌心向前，高不过肩，力达两掌。

5）抱掌：有交叉抱掌，上下抱掌。

①交叉抱掌：两手在胸前交叉，左里右外或右里左外，手心向里，指尖斜向上，两臂微屈。

②上下抱掌：两手在胸前或在体侧，手心相对，两臂微屈。右抱掌，右臂高不过肩，左手于右胯旁。反之为左抱掌。

6）分掌：两手由合抱向前后或左右分开，两臂微屈。

7）推掌：掌从肩上或腰间或胸前向前推出，肘部放松微屈，掌心向前，指尖向上。

8）插掌：掌由上向下侧掌下插，指尖斜向下。

9）挑掌：由指尖向前过渡到指尖向上。

10）穿掌：掌沿另一手臂或大腿内侧伸出，指尖向前。

11）架掌：屈臂上举，掌架于额前上方，掌心斜向外。

12）压掌：拇指向内，掌心向下，横掌按压。

13）打拳：拳从腰间内旋向前打出，力达拳面。拳眼向上为立拳，拳心向下为平拳。

14）贯拳：拳从侧下方向斜上方弧形横打，臂微屈，拳心斜向下，力达拳面。

15）搬拳：右拳从左侧向右侧弧形摆动翻转搬压，拳心向上，为右搬拳。反之为左搬拳。

16）拦手：左手由左向右弧形摆动，指尖斜向前，掌心向右，为左拦手。反之为右拦手。

17）云手：两掌在体前，依次由里向外向上交叉划立圈，低不过裆，高不过眉。

18）搂手：一掌由腹前经膝向外横搂，掌心向下。

（6）步法

1）上步：后脚经前脚（支撑脚）内侧向前上步，或前脚向前移动半步。上步时，脚跟先着地，再慢慢过渡到脚掌踏实，脚尖向前。

2）进步：一脚上步，身体后坐，重心移至另一腿，前脚尖翘起外展，然后脚掌慢慢踏实，重心移至前脚，随之后脚尖收置前脚内侧，再向前上步。进步时，两脚落在自身中心线投影延长线的左右两侧，横向距离约 20cm。

3）退步：前脚经过后脚（支撑脚）内侧向后退步。退步时，脚前掌先着地，再缓慢踏实全脚掌，身体重心随之后移。同时，前脚随转体以脚掌为轴扭正。后退时，两脚落在自身中心线投影延长线的左右两侧，脚尖横向距离约 20cm。

4）跟步：重心移至前腿，后脚向前跟进半步，不越过前脚。

5）侧行步：两脚平行连续侧向移动。如左侧行步：左脚向左开步，右脚向左脚靠近并步。

6）开步：一脚向侧分开，前脚掌先着地，再慢慢踏实全脚掌。

7）扣步：脚尖内扣，与另一脚成内八字。

8）摆步：脚尖外摆，与另一脚成外八字。

9）碾脚：以脚前掌或脚跟为轴转动。

10）垫步：一脚向前，脚尖外撇，另一只脚上步。

（7）腿法：蹬脚：支撑腿微屈站稳，另一腿屈膝提起，勾脚尖，脚跟用力慢慢蹬出，腿伸直，脚高过腰。

（8）眼法：思想集中，意念引导，定势时，眼平视前方或注意两手；动作运行时，眼与手法、身法、步法协调配合。势动眼随，神态自然。

2．基本功法

（1）无极桩功

【动作】两脚并拢，身体直立，头正悬顶；下颌微收竖颈，眉舒面和；沉肩垂肘，手指微屈舒展，指尖轻附两腿外侧；松腰敛臀，两膝微屈，脚趾微微抓地；呼吸自然平缓，意守丹田；目视前方。

【要领】心静体松，身正安舒。

【作用】领悟心静体松的感觉，提高平衡能力。

（2）太极桩功

【动作】两脚开立与肩同宽，两膝微屈；两臂前举微屈，手心向里，手指自然分开，相距约 10cm，眼视两手；头微上顶，下颌微收，沉肩垂肘，敛臀坐胯，屈膝；精神集中，意守丹田，呼吸自然。每次练习 3～5 分钟。

【要领】身体中正，不要凸臀、后仰。

【作用】提高太极拳专项素质,增加内劲,端正身姿,使重心沉稳,锻炼腿部力量,为练好太极拳打下良好基础。

（3）开合桩功

【动作】在太极桩的基础上,两手臂做离心外开和向心内收的练习。"开"时吸气,"合"时呼气。每次练习3～5分钟。

【要领】开合动作缓慢、柔和、圆满。呼吸配合动作时要细长、均匀、缓慢。初练时,要求呼吸自然,不可憋气。久练后,可增大呼吸深度。

【作用】通过两手臂外开与里合,培养"开中寓合"、"合中寓开",逐渐形成意到、气到、力到,内外合一,内劲浑厚圆满。

（4）升降桩功

【动作】两脚开立同肩宽,两手慢慢向前平举至肩高,两肘微屈,手指自然分开,手心向下,眼看两手,同时吸气,此为"升"。两手下落,按至腹前,松指屈肘,两膝屈膝半蹲,同时呼气,气沉丹田,此为"降"。两手臂随两腿的屈伸,做下按和上提的反复练习。每次3～5分钟。

【要领】头正肩松,身体不要前倾、后仰,不要凸臀。呼吸自然畅通,不可憋气,呼吸和蹲起要配合协调。久练可增大呼吸深度。

【作用】使劲力起于脚、通于背、达于手的协调练习。

（5）虚步桩功

【动作】在升降桩、开合桩的基础上,重心移至右腿并屈膝,左腿向前半步,脚跟着地,脚尖翘起,膝微屈;同时两掌掌心斜相对合于体前,左掌指同鼻高,右掌在左肘内下方,掌指自然分开,指尖向前上方,眼看左掌。左右式交替练习。

【要领】升降桩、开合桩的要求与单个动作相同。在接手挥琵琶时,重心移动沉稳、缓慢、匀速;沉肩垂肘,宽胸舒背,松腰敛臀,上体正直。上肢肩、肘、手与下肢胯、膝、足一一相合,即肩与胯合,肘与膝合,手与足合。用意行气,呼吸自然。

【作用】使手臂有"开中寓合"、"合中寓开"的意识,使内劲圆满,周身协调。

（6）行功

1）进步

【动作】身体自然直立,两手自然后背,两腿屈膝,重心移至右腿,左脚跟提起向前上步,脚跟着地成虚步。重心移至左腿,全脚着地,成左弓步,眼视前方。上体后坐,重心后移,右腿屈膝,左腿自然伸直,成左虚步,再上体稍左转,左脚外展踏实,重心移至左腿并屈膝,右腿上步屈膝收于左腿旁。上体稍右转,出右脚。重复上述动作,左右相换。最后,后脚向前跟步,两脚靠拢,两腿慢慢直立。

【要领】上体始终保持正直,重心保持平稳,不要忽高忽低;步法的转变,要虚实分明,连贯稳定。眼平视,呼吸要自然。虚步时为吸气,弓步和碾步时为呼气。

【作用】进步时重心虚实交替,使立身中正,增强腿部内劲,稳定重心。

2）退步

【动作】身体自然站立,两脚并拢,两手在腹前相叠,贴于小腹,眼平视。两腿屈膝,重心移至右腿,左脚向左后方撤一步,前脚掌先着地。左腿屈膝后坐,右腿微收成右虚步;右腿提起经左腿内侧向后方撤一步,前脚掌先着地;重心后移,右腿屈膝后坐,左腿微收成左虚步,眼平视。重复上述动作,左右相换。最后前脚向后撤步,与后脚并拢，两脚伸直，两臂自然下垂于身体两侧。

【要领】上体保持正直平稳，行进过程中不可忽高忽低。动作连贯，虚实分明。呼吸自然。身体后坐时为呼气，抬脚撤步时为吸气。

【作用】退步时重心虚实交替，立身中正，增强腿部内劲，稳定重心。

（五）简化太极拳的动作说明

预备势

【动作】身体自然直立，两脚并拢，脚尖向前，两手垂于体侧，两目平视。

【要领】虚领顶颈，两眼平视，微收下颌，唇微闭，齿轻合，舌尖轻抵上腭，眉舒面和，思想集中；用鼻呼吸；两肩松沉；胸腹放松；敛臀。

1. 起势

【动作】

（1）身体重心右移，左脚轻轻抬起，向左平开，成开立步。

（2）两臂缓缓向前平举，两手高与肩平、与肩等宽，两臂自然伸直，两肘微屈，手心向下，指尖向前。

（3）上体保持正直，两腿屈膝下蹲；同时两掌轻轻下按至腹前，两眼平视前方。

【要领】开立步时先提脚跟，高不过足踝，落地时前脚掌先着地，做到轻起轻落。举臂时两肩下沉，两肘松垂，手指自然微屈。下蹲时屈膝松腰，敛臀，重心落于两腿之间。手臂下落和身体下蹲的动作要协调一致。

2. 左右野马分鬃

【动作】

（1）左野马分鬃

1）上体微向右转，重心右移，同时右臂上提至右胸前平屈，掌心向下，肘下垂，左手经体前向右划弧屈抱于腹前，掌心向上，两手上下相对成抱球状；左脚随即收到右脚内侧，脚尖点地成丁步，眼看右手。

2）上体稍向左转，左脚向左前方迈出，脚跟轻落地，重心前移，右脚跟碾地，右腿自然伸直，成左弓步；上体同时左转，左右手随转体分别向左上右下慢慢分开，左手高与眼平，手心斜向上，肘微屈；右手落于右胯旁，肘也微屈，掌心向下，指尖向前（两臂保持弧形）；眼看左手。

（2）右野马分鬃

1）身体重心稍后移至右腿，收髋后坐，左脚尖向上翘起，微向外撇（45°～60°），随后身体稍左转，左脚掌慢慢踏实前弓，重心移至左脚；同时左手翻转，掌心向下，左臂收在胸前平屈；右手向前向左划弧，掌心向上，在腹前屈抱，两手心相对成抱球状；右脚随即收至左脚内侧，脚尖点地；眼看左手。

2）上体稍向右转，右脚向右前方迈出，脚跟轻落地，重心前移，左脚跟碾地，左腿自然伸直，成右弓步；上体同时右转，右手、左手随转体分别向右上左下慢慢分开，右手高与眼平，手心斜向上，肘微屈；左手落于左胯旁，肘也微屈，掌心向下，指尖向前（两臂保持弧形）；眼看右手。

（3）左野马分鬃

同前右野马分鬃，唯左右动作方向相反。

【要领】上体不可前俯后仰，胸部保持宽松舒展，两臂分开时保持弧形，两手下按时，要松肩、沉肘、坐腕，手指微屈。身体转动时要以腰为轴。弓步动作与分手的速度要一致。做弓步时，迈出的脚先是脚跟着地，然后慢慢踏实，脚尖向前，膝盖不超过脚尖；后腿自然伸直；前后脚夹角 45°～60°（需要时后脚脚跟可以碾地调整）。野马分鬃式的弓步，前后脚的脚跟要分在中轴线的左右两侧，它们之间的横向距离（即以动作行进的中线为纵轴，两侧的垂直距离为横向）应保持在 10～30cm。

3. 白鹤亮翅

【动作】

（1）重心稍前移，上体微向左转，左手翻掌心向下，左臂平屈胸前，右手向前向左划弧，翻掌心向上，与左手在胸前成抱球状；眼看左手。同时右脚向前跟进半步，前脚掌着地。

（2）重心后移至右腿，左脚尖点地，上体稍向右转，右手向右额前提起，掌心向左，指尖斜向上，左手向左下落，眼看右手。

（3）左脚向前落步，脚尖点地，成左虚步，同时身体稍向左转，左手落于左胯前，掌心向下、坐腕，指尖向前，眼平视前方。

【要领】定势胸部不要挺出，两臂保持弧形，左膝微屈。身体重心后移和右手上提、左手下按要协调一致，以腰带臂转动。

4. 左右搂膝拗步

【动作】

（1）左搂膝拗步

1）上体微向左转，左手向左斜前方弧形摆起，右手向前下落，手心斜向上，眼看右手。

2）上体稍向右转；左手随转体向右胸前划弧，掌心向下；右手向下向右斜后方摆起至右肩外侧，手同耳高，手心斜向上；左脚收至右脚内侧，脚尖点地；眼看右手。

3）上体稍向左转；左脚向前（偏左）迈步，脚跟轻着地，重心慢慢前移成左弓步；同时右手屈回经右耳侧向前推出，掌心向前，高与鼻尖平；左手向下经左膝前搂过落于左胯旁，掌心向下，手指向前。眼看右手。

（2）右搂膝拗步

1）右腿慢慢屈膝，上体后坐，身体重心移至右腿；左脚尖翘起微向外撇，随后脚掌慢慢踏实，左腿前弓，重心移至左腿；右腿向前上步落于左脚内侧，脚尖点地成丁步；同时身体左转；左手翻掌向后摆起，掌心向上划弧至左肩外侧，肘微屈，手与耳同高；右手随转体向上、向左下划弧落至左胸前，手心斜向下；眼看左手。

2）上体稍向右转；右脚向前（偏右）迈步，脚跟轻着地，重心慢慢前移成右弓步；同时左手屈回经左耳侧向前推出，左手高与鼻尖平，掌心向前；右手向下经右膝前搂过落于右胯旁，掌心向下，手指向前；眼看左手。

（3）左搂膝拗步

同前右搂膝拗步，唯左右动作方向相反。

【要领】上步落地要轻，脚跟先着地，重心左右交替时不可前俯后仰，要沉肩垂肘，坐腕舒掌，松腰松胯，与弓步上下协调一致。搂膝拗步成弓步时，两脚跟的横向距离保持 30cm 左右。

5. 手挥琵琶

【动作】

重心前移,右脚向前跟进半步。上体后坐,重心移至右腿,身体稍向右转,左脚轻轻提起稍向前移,脚尖翘起,脚跟着地,膝部微屈,成左虚步;同时,左手由左下向前上挑掌,高与鼻尖平,掌心向右,指尖斜向前,臂微屈;右手收回放于左肘内侧,掌心向左;上体微向左转,眼看左手。

【要领】身体平稳自然,胸部放松,两臂沉肩垂肘,左手挑掌时不要直向上提,要由左向上、向前,微带弧形。右脚跟进时,前脚掌先着地,再全脚踏实。右手下落时与左手立掌沉腕、微向左转腰的动作要协调一致。

6. 左右倒卷肱

【动作】

（1）左倒卷肱

1）上体稍右转,两手翻掌手心向上,右手经腹前向下向右肩划弧平举,臂微屈,掌心向上,指尖向右后方。眼随右转体先向右看、再转向前方看左手。

2）右臂屈肘折向前,右掌沿耳际上缘向前推出,高与鼻平,掌心向前;左臂屈肘后撤,向下划弧至左髋侧,掌心向上,指尖向前;同时,左脚轻轻提起向后(偏左)撤步,上体稍向左转,脚前掌先着地,然后全脚慢慢踏实,重心移到左腿上,成右虚步,右脚随转体以脚掌为轴扭正;眼看右手。

（2）右倒卷肱

1）上体微向左转;同时,左手随转体向后上方划弧平举,臂微屈,手心向上,指尖向左后方;眼随转体先向左看、再转向前方看右手。

2）同左倒卷肱2）,唯左右动作方向相反。

（3）左倒卷肱:同（1）。

（4）右倒卷肱:同（2）。

【要领】向前推掌手臂不能推直,要走弧形,要坐腕、展掌、舒指。后撤手臂要随转体弧形后摆。前推时,要转腰松胯。退步时,脚前掌先着地,再过渡到全脚掌。同时,前脚随转体以脚掌为轴扭正。退脚时,左右脚应相应退在中心线的左右两侧,避免两脚落在一条直线上。眼神随转体动作先向左右看,再转向看前手。最后退右脚时,脚尖外撇的角度略大些,便于接下一式的动作。

7. 左揽雀尾

【动作】

（1）上体微向右转,右手向右斜上方弧形摆起,屈肘收至右胸前,掌心向下;左手自然下落逐渐翻掌划弧至右腹前,掌心向上,与右手成抱球状;同时身体重心移至右腿,左脚收于右脚内侧,脚尖点地,成丁步;眼看右手。

（2）上体左转,左脚向左前方迈出,脚跟先着地,重心前移,左脚落实,左腿屈膝;右脚跟向后碾地,成左弓步;同时左手向左前方"掤"出,高与肩平,掌心向后;右手向右下落至右胯旁,掌心向下,手指向前;眼看左前臂。

（3）身体微左转,左手随即向左前方伸出,翻掌心向下;同时右臂外旋,经腹前向上、向前伸至左前臂内侧,翻掌心向上;眼看左手。

（4）上体右转;两手同时向下经腹前向右后方划弧后"捋",身体随即右后转,右手随转体向右后上方弧形摆掌，与肩同高，手心向上；左臂平屈收于右胸前，掌心向下，同时身体重心后移至右腿；眼看右掌。

（5）上体微左转，右臂屈肘折回，右手搭于左手腕内侧，掌心向前；同时，左手翻转掌心向内，左臂屈肘横于胸前；上体继续左转；重心逐渐前移成左弓步；同时，右手推送左前臂随重心前移向前慢慢"挤"出；眼看左手腕部。

（6）左手翻转使手心向下；右手经左腕上方向前、向右伸出，与左手同高，掌心向下。两手左右分开，与肩同宽，两臂屈收，两手后引，经胸前收到腹前，手心斜向下；同时，右腿屈膝，重心后移，上体后坐；左脚自然伸直，左脚尖翘起；眼向前平视。

（7）重心慢慢前移，左脚踏实，左腿前弓，右腿自然蹬直成左弓步；同时两手向上、向前"按"出，掌心向前，指尖向上，两腕与肩同高同宽。眼看前方。

【要领】掤出时，两臂前后均保持弧形。分手、转体、弓步三者要协调一致。揽雀尾弓步时，两脚跟的横向距离不超过 10cm。下捋时，上体不可前倾，不要凸臀，两臂下捋，要转腰后移重心，走弧线，左脚全脚掌着地。向前挤时，上体要正直，挤的动作与转腰、弓腿相一致。后坐引手时，左脚尖翘起，左腿膝部不要挺直，上体不要挺腹后仰。同时，两手保持与肩同宽，经胸前收到腹前，手心斜向下，两肘微外展。向前按时，两手须走弧线向上、向前推按，手腕与肩高，两肘微屈。

8. 右揽雀尾

【动作】

（1）重心右移，上体向右转，左脚尖翘起并内扣；右手向右平行划弧至右侧，掌心向外，两手平举于身体两侧；头与目光随右手移动。

（2）重心移向左腿，右脚收至左脚内侧，脚尖点地，成丁步；右手由右向下经腹前向左划弧至左腹前，掌心向上；左臂平屈胸前，掌心向下，成左抱球状；眼看左手。

（3）同"左揽雀尾"（2），唯左右相反。

（4）同"左揽雀尾"（3），唯左右相反。

（5）同"左揽雀尾"（4），唯左右相反。

（6）同"左揽雀尾"（5），唯左右相反。

（7）同"左揽雀尾"（6），唯左右相反。

（8）同"左揽雀尾"（7），唯左右相反。

【要领】与左揽雀尾相同，唯左右方向相反。

9. 单鞭

【动作】

（1）重心左移，上体后坐、左转，右脚尖翘起、内扣；同时，左手随转体向左划弧至身体左侧，掌心向内；右手向下经腹前向左划弧至左肋前，掌心向内；眼看左手。

（2）重心右移，上体右转；左脚收于右脚内侧，脚尖点地，成丁步；同时，右手向上向右划弧，掌心向内，经头前至身体右侧前方内旋成勾手，勾尖向下，臂与肩平；左手向下经腹前向右上划弧摆至右胸前，掌心向内；眼看右勾手。

（3）身体左转，左脚向左前侧方迈步，脚跟先着地，重心前移，左脚落实，成左弓步；右腿自然蹬直，脚跟外展，成左弓步；同时，左手随身体的左转慢慢翻掌向前推出，掌心向前，手指与眼齐平，臂微屈；右勾手停于身体右侧斜后方；眼看左手。

【要领】上体要保持正直，左手向外翻掌前推时，要随转体边翻边推出，沉腕、舒指，左肘与左膝上下相对，两肩下沉。完整动作应上下协调一致，不可偏斜。如面向南起势，单鞭的方向(左脚尖)应向东偏北(约15°)。

10. 云手

【动作】

(1)重心右移，上体右转，左脚尖翘起、内扣；同时左手向下经腹前向右划弧至右肩前，掌心向内；右勾手松开变掌，掌心向外；眼看左手。

(2)上体慢慢左转，重心随之左移；随转体左掌经面前向左划弧云转，掌心转向内，停于身体左侧，与肩同高；右手向下经腹前向左上划弧至左肩前；同时右脚向左脚靠近，成小开立步；视线随左手转移。

(3)重心右移，上体再向右转，左脚向左横开一步，前脚掌先着地，随之全脚踏实，脚尖向前：同时右手继续向右划弧云转，掌心向内，停于身体右侧，与肩同高；左掌翻掌下落，掌心向下经腹前向右划弧至右肩前，掌心向内；视线随右手转移。

(4)同云手(2)。

(5)同云手(3)。

(6)同云手(2)。

【要领】身体转动时要以腰脊为轴，松腰、松胯，纵轴旋转，带动两臂，两臂随腰的转动而运转，要保持弧形，肘关节稍下沉，速度要缓慢均匀。身体重心要平稳，不可忽高忽低。移动时，脚尖先着地，再踏实，眼的视线随左右云手而移动。

11. 单鞭

【动作】

(1)上体右转，重心右移，右手随之向右划弧，经头前至身体右侧前方内旋成勾手，勾尖向下；左手向下经腹前向右上划弧摆至右胸前，掌心向内；目视右手前方。

(2)同9.单鞭(3)。

【要领】同9.单鞭。

12. 高探马

【动作】

(1)重心前移，右脚向前跟进半步，身体微向右转，前脚掌先着地，重心逐渐后移，随之全脚踏实，右腿屈坐；左脚跟逐渐离地；同时左手掌翻转，右勾手变掌，两手心翻转向上，两肘微屈；眼看右手。

(2)上体左转，面向前方；右掌经右耳旁向前推出，掌心向前，手指与眼同高；左手收至左侧腰前，掌心向上；同时左脚前移，脚尖点地，成左虚步；眼看右手。

【要领】跟步移重心时，身体不要有起伏，推手与成虚步要协调一致。

13. 右蹬脚

【动作】

(1)左手前伸至右手腕背面，掌心向上，两手相互交叉，随即两手左右分开，左手翻转，两手心斜向下；同时上体微右转；左脚轻轻抬起，脚跟着地向左斜前方落步(脚尖略外撇)，重心前移，右腿自然蹬直，成左弓步；眼看前方。

(2)身体微向左转，两手继续向下划弧并由外向内翻转，至腹前交叉，上托于胸前，右掌在外，掌心均向内，同时右脚向左脚内侧靠拢，脚尖点地；眼看右前方。

(3)两臂左右划弧分开平举，两肘微屈，手心均向外撑开；同时左脚支撑；右腿屈膝上提，脚跟慢慢用力向右前上方蹬出，脚尖上勾，膝关节伸直，右腿与右臂上下相对，方向为右前方约30°；眼看右手。

【要领】蹬脚时，右脚尖回勾，力达脚跟，右掌与右蹬脚的方向要一致，两手分开时，腕与肩齐平，支撑腿膝微屈，上体不可后仰，分手和蹬脚的动作要协调一致。

14. 双峰贯耳

【动作】

（1）右小腿收回，屈膝平举；同时左手向前平摆至胸前，两手翻掌心向上，并沿体前下落至右膝两侧；眼看前方。

（2）右脚向右前方落步，脚跟先着地；两手收落于腰间，掌心斜向上。

（3）重心前移，全脚落实，成右弓步，同时两掌变拳，分别从两腰侧向上、向前划弧至面部前方，与耳同高，与头同宽，两臂微屈，两拳相对，拳眼斜向下；眼看前方。

【要领】定势时，头颈正直，松腰松胯，两拳松握，沉肩垂肘，两臂保持弧形。弓步的方向与右蹬脚的方向一致。

15. 转身左蹬脚

【动作】

（1）重心后移，左腿屈膝后坐，上体左转；右脚尖翘起内扣；两拳同时变掌，左手向左划弧，两手平举于身体两侧，掌心向外，眼看左手。

（2）重心右移，左脚收于右脚内侧，脚尖点地；同时两手分别向下划弧，在腹前交叉后托至胸前，左掌在外，掌心均向内；眼看左前方。

（3）同13.右蹬脚（3），唯左右相反。

【要领】转身时，应充分坐腿扣脚，上体保持正直，不可低头弯腰。左蹬脚与右蹬脚方向为180°，其他要求同右蹬脚。

16. 左下势独立

【动作】

（1）左小腿收回，屈膝平举；上体稍右转；右掌变成勾手，左掌向上向右划弧落于右肩前，掌心斜向后；眼看右手。

（2）右腿下蹲，左腿向左侧（偏后）伸出，成左仆步；左手经右肋沿左腿内侧向左穿出，掌心向外，指尖向左；眼看左手。

（3）重心前移，左脚尖外撇，右腿蹬直，脚尖里扣，成左弓步；上体微向左转并向前抬起；同时左臂继续向前伸出，掌心向右，指尖向前；右勾手下落内旋，勾尖转向上，置于身后；眼看前方。

（4）右腿慢慢屈膝提起，成左独立式；同时右勾手变掌，并由后下方顺右腿外侧向前弧形提起，屈臂立于右腿上方，肘于膝相对，掌心向左，指尖斜向上，高与眼平；左手落按于左胯旁，掌心向下，指尖向前。眼看右手前方。

【要领】仆步穿掌时，上体不可前倾，要正直。由仆步转换独立步时，要充分做好两脚的外撇和内扣。支撑腿膝微屈，提膝腿脚尖自然下垂。上提的手臂肘与膝要相对。

17. 右下势独立

【动作】

（1）右脚下落于左脚内侧，脚掌着地，然后左脚跟提起，以脚掌为轴转动，身体随之左转；同时左手向左后平举变勾手，右掌随转体向左划弧摆至左肩前，掌心向左；眼看左勾手。

（2）同左下势独立（2），唯左右相反。

（3）同左下势独立（3），唯左右相反。

（4）同左下势独立（4），唯左右相反。

【要领】右脚前脚掌落地应在左脚右前方约 20cm 处，仆步穿掌时，右脚跟应稍提起后再伸出去。其余均同左下势独立势，唯左右相反。

18. 左右穿梭

【动作】

（1）身体稍向左转，左脚向左前方落步，脚跟着地，脚尖外撇，随身体重心前移，右脚收于左脚内侧，脚尖点地；同时左手翻转，掌心向下至左胸前，右掌向左划弧至左腹前，掌心向上，与左手成抱球状；眼看左手。

（2）上体稍右转，右脚轻轻抬起，向右前方上步，约 30°，重心前移，成右弓步；同时右手向右斜前方弧形摆起，经面前向上翻掌停于额前，掌心斜向上；左手下落至左腰间向前推出，高与鼻平，掌心向前；眼看左手。

（3）重心稍向后移，右脚尖翘起稍外撇，上体右转，随即重心再前移至右腿，全脚踏实；左脚随重心前移收至右脚内侧，脚前掌着地；同时右手翻转，掌心向下至右胸前，左手同时向下划弧收至右腹前，掌心向上，与右手成抱球状；眼看右手。

（4）同（2），唯左右相反。

【要领】两个定势分别面向右、左侧前方，约 30°。弓步架推时，手脚方向一致，两掌要做滚动上架与前推动作。头部、上体不可歪斜或前俯，架推时不要耸肩。两脚跟的横向距离在 30cm 左右。

19. 海底针

【动作】

（1）重心前移，右脚向前跟进半步，脚前掌着地，随即全脚踏实，重心后移至右腿，左脚轻轻提起；同时身体稍向右转，右手下落经体前向后，向上提至右耳旁，掌心向内，指尖向前；左手向右胸前划弧随转体落于右腹前，掌心向下，指尖向右；眼看前方。

（2）上体左转，向前俯身；左脚稍向前落步，脚尖点地，成左虚步；同时右手由右耳旁向前下方斜插掌，掌心向左，指尖斜向下；左手经膝前划弧搂过，收于左大腿外侧，掌心朝下；眼看右手。

【要领】上体要舒展伸拔，不要过于前倾，要松胯，收腹敛臀。右手插掌时力达指尖，两臂的动作为左手随转体下落后划平圆，右手随转体划立圆。

20. 闪通臂

【动作】

（1）上体稍向右转，上体恢复直立；左脚轻轻抬起，收至右脚内侧；同时右手上提至胸前，指尖向前，掌心向左；左手屈臂上摆至右腕下，指尖贴近右腕内侧；眼看左手。

（2）左脚向前上步，脚跟先着地再全脚落实，成左弓步；同时右手外翻，掌心斜向上，架于右额斜上方；左手向前平推，高与鼻尖平，掌心向前；眼看左手。

【要领】定势时，上体不可过于侧倾，推掌架臂均保持弧形，上下肢的配合要协调一致,弓步与推掌方向为正前方,两脚间横向距离与"揽雀尾"相同不超过10cm。

21. 转身搬拦捶

【动作】

(1) 重心后移,右腿屈坐,上体右转,左脚尖翘起后内扣,然后身体重心再移至左腿,左腿屈坐,右腿自然伸直;与此同时右手随转体向右至体右侧,向下(变拳)经腹前划弧至左肋旁,拳心向下;左手摆至头左侧,掌心斜向上前;眼看前方。

(2) 上体继续右转,右脚轻轻抬起收至左脚内侧后(不要停顿),再向前迈出,脚尖外撇,脚跟着地;重心在左脚;同时右拳经胸前向前翻转搬压,拳心向上;左手经右前臂外侧下落,按于左胯旁;眼看右拳。

(3) 重心前移,右脚落实,成右弓步;左脚向前迈一步,脚跟着地;上体继续右转;同时右拳向右划弧收至右腰间,拳心向上;左掌经体侧向前划弧拦出,掌心向前下方;眼看左手。

(4) 重心前移,左腿前弓,右腿自然蹬直,成左弓步;同时右拳向前打出,拳眼向上,高与胸平;左手微收,掌指附于右前臂内侧,掌心向右;眼看右拳。

【要领】右拳不要握得太紧,"搬"拳时要与右脚跟落地配合一致,"拦"时左手稍向内扣下压,向前打拳时,右肩随拳略向前引伸,要沉肩垂肘。整个动作要做到虚实分明,转换轻灵,重心平稳。

22. 如封似闭

【动作】

(1) 左手翻掌向上由右腕下向前伸出,右拳变掌,两手掌心翻转向上,交叉伸举于体前;眼看前方。

(2) 重心后移,身体后坐,左脚尖向上翘起;同时两手左右分开并屈肘回收(边分边内旋)至胸前,掌心斜向下。

(3) 重心前移,左脚落实,成左弓步,两手向上、向前推出,腕高与肩平,掌心向前;眼看前方。

【要领】身体后坐时,上体不要后仰,两臂随身体回收时,肩肘略向外松开,避免直接抽回,两手推出时上体不得前倾。

23. 十字手

【动作】

(1) 重心后坐,左脚尖翘起,上体右转,左脚尖内扣,右脚尖外撇,重心移至右腿,左腿自然伸直,成右横裆步(侧弓步);同时右手随转体向右平摆划弧,与左手成两臂侧平举,掌心向前,肘微屈,眼看右手。

(2) 重心左移,右脚尖内扣,右脚向左收回半步,两脚距离同肩宽,两腿伸直,成开立步;同时两手向下向内经腹前交叉合抱于胸前,右手在外,两掌心向内,两臂撑圆,腕高与肩平,成十字手;眼看前方。

【要领】两手分开合抱时,上体保持端正,不能低头弯腰。重心左右移动时,要保持身体平衡,动作完整。站起后,身体自然正直,头要微向上顶,下颌稍向后收。

24. 收势

【动作】

两手向外翻掌,手心向下左右分开,与肩同宽,与肩同高,两臂慢慢下落,停于身体两侧；左脚慢慢收至右脚旁，脚掌先着地，随之全脚踏实成并步（恢复成预备姿势），眼看前方。

【要领】两手左右分开下落时，要全身放松，同时气也徐徐下沉，向外呼气。呼吸平稳后，把左脚收到右脚旁，再走动休息。

二、太极推手

太极推手是太极拳运动项目的重要组成部分，是武术技击内容之一，是一种双人徒手对练和对抗形式，是太极拳懂劲和技法的一种锻炼方法，是太极拳过渡到太极散手的中间过渡训练方式。与太极拳套路是体与用的关系。它们互相补充，相得益彰。太极拳推手遵循"以静待动"、"以柔克刚"、"以小力胜大力"、"粘连黏随"、"不丢不顶"的原则，使用掤、捋、挤、按、采、挒、肘、靠的技击方法，按照进、退、顾、盼、定的步法、眼法和身法进行的一种健身运动。它既有防身功能，又有健身价值；既可以用于竞技，又可以观赏。因此，深受广大太极拳爱好者的喜爱。

（一）太极推手的特点

太极推手的特点除了与太极拳的特点一致外，还应做到"不丢不顶"、"粘连黏随"、"以静待动"、"以柔克刚"。

"不丢不顶"是指推手时不脱离，不顶撞。所谓"粘连"，是粘连住对方，顺从不离，不与之发生抵抗，感知对方劲路去向与大小，其中含有走化对方的"化劲"。所谓"黏随"，是如胶一样粘住对方，彼去我随而不使逃脱，其中含有粘逼对方的"粘劲"。王宗岳《打手歌》："粘连黏随不丢顶。"推手时不仅双手要粘连黏随，身法、步法也要有粘连黏随之意，随人之动而伸缩进退，不先不后，处处顺应对手的变化。

"静"并非静止不动，而是指精神集中，仔细观察，通过身体触觉，准确判断对方力量的大小、方向、部位，以便及时做出反应，也叫"听劲"。太极推手要求知己知彼，后发先至，一切从实际出发，急则急应，缓则缓随，审时度势，因势利导，其基础全在于"听劲"的技巧。

"柔"也非消极躲避、软而无力，而是要求以巧制胜，避实就虚。以小力胜大力。如对手来势凶猛，就要走化旋转，避开锋锐，将对方引进，并使其力量分散落空，陷入被动，再集中优势出击对方。其劲力迅猛如放箭，发人如弹丸。太极推手中掌握这种"先化后发"、"以柔克刚"的技巧，称为"懂劲"。

（二）太极推手的作用

从现代医学的观点来看，不牵动对方重心的双人推手法也称养生推手术。它可以锻炼人体反应能力，提高身体灵敏、速度、力量、柔韧等素质。两人还可以通过推手运动达到互相按摩、疏通经络、畅通气血和强健腰腿。从而强筋壮骨，增强记忆、预防早衰，并对某些疾病有良好的辅助医疗作用。

太极推手是中枢神经系统、呼吸系统、心血管系统、消化系统和肌肉骨骼运动相结合的综合性运动。

1. 对神经系统的作用　太极推手练习可以调整中枢神经系统的功能。练习太极推手要求思想高度集中，把注意力放在粘点上，并专心体会劲道。在运动中要求以意领气，气随意行，意到气到。因而能调整阴阳，疏通经络，从而增强中枢神经系统调节功能。练习中，走步子、打点子要求手脚左右对称性地运动，可发展左右大脑半球之间的联系,增强协调性。传统的推手讲究缠绕互推,不加压力于对方,不摇动对方重心推来推去,随心所欲,任其自然,可以达到怡情适性的目的,稳定人的情绪,使大脑得到休息,从而对中枢神经系统起到调整修复的作用。静能生慧,经过长期的训练,能大大加强中枢神经的功能。

2. 对呼吸系统的作用　经常练习太极推手可改善呼吸系统的功能。深、长、细、匀的呼吸和吸蓄呼发的配合,可扩大肺活量,增强心肺功能。在发放中讲究"蓄劲如张弓,发劲如放箭","吸蓄呼发"大大提高肺泡气体交换率。在推手时虽然出汗但很少气喘。中医有"汗腺通,则百病不生,汗腺堵,则乱病缠身"之说。推手练习可使呼吸通畅,头脑清醒,周身灵活舒适。

3. 对消化系统的作用　太极推手可增强消化系统的功能。太极推手能使呼吸加深,腹式呼吸能使腹肌、膈肌运动幅度增大,呼吸时膈肌的上升与下降,对胃肠、肝脏有规律地良性刺激,使胃肠蠕动增加,血液循环改善,消化液和消化酶分泌增加,从而改善了胃、肠、肝、脾的功能,提高了人体的消化吸收能力。

4. 对心血管系统的作用　太极推手可改善心血管系统的功能。太极推手是动静结合、内外结合、快慢相兼、刚柔相济的全身运动,这种运动促进了血液循环,对心脏、血管以及毛细血管都有良好的影响。

5. 对运动系统的作用　太极推手对骨骼、肌肉及关节活动也有良好的促进作用。太极推手以双方搭手做"太极圆弧"运动,其进退相随,劲的发放,走步子、打点子的练习及站桩,都需要人体不断克服重力,在半蹲姿势下完成,这对人体骨骼和肌肉力量的发展与增强具有良好的促进作用。太极推手要求全身放松,节节松开,节节贯通,达到周身一致、轻灵圆活,这使关节的活动幅度加大,可提高韧带的柔韧性和关节的灵活性。太极推手还是检验太极拳架方面身体是否放松的有效方法。这种放松不是松散无力,而是松而不懈,轻沉兼备。松可以增强人体的耐力和爆发力,可以化解对方的强力。

此外,太极推手还有利于陶冶情操。在推手过程中,性格急躁者开始总想用大力迫使对方失势而不顾一切,但这种主观愿望往往被对方乘势借力"引进落空"。在多次失败及不断的深入练习中,才知冷静、沉着的重要,可见推手对急躁者改变性情能起到潜移默化的作用。太极推手要求刚柔相济、快慢相间,对优柔寡断者,由于动作迟疑,往往会失去很多机会,使自己处于被动挨打的境地。通过推手实践可加强其果敢、机敏的性格。好勇斗狠的人在太极推手练习中,特别是遇到推手水平较高者往往败得更惨,才知山外有山,天外有天,从而看到自己的不足,培养了谦虚谨慎的作风。因此,太极推手对人的心理健康也有积极的促进作用。

(三)太极推手的习练要领

习练太极推手,除了应掌握太极拳的练习要领以外,还应掌握"八法五步"。八法是指劲别和手法。即掤、捋、挤、按、采、挒、肘、靠。通常把掤、捋、挤、按称为四正推手法,把采、挒、肘、靠称为四隅推手法。五步是指进、退、顾、盼、定。下面就各技术方法及其劲的运用分别叙述如下:

1. 掤劲　掤劲是向上向前之劲,有一种由内向外的弹性力,犹如周身充气。掤劲如围墙,意御敌于门外。用于攻防和走化,是太极拳中的主劲。在搭手时,逆着对方的劲向上,使对方的劲不能下降,有承接来力的捧架作用。有人称太极拳为掤拳,也就是说太极拳处处要有掤意,要求两臂具有一种圆撑力,这种圆撑力是由内向外的膨胀力,在任何情况下均有一定的弹性。

掤法的运用很广,两人搭手时,用手承接对方来劲,感知对方劲力大小及其变化。在我顺人背时,可寻机发力将对方击出;人顺我背时可掤住并侧引对方,即"掤化"。

2.捋劲 捋劲是顺对方来势,向侧、向后的牵引力。在太极拳中为化劲。根据对方的来劲,进行走化。凡对方向我掤或挤时,运用此法,可使对方向前、向侧倾倒。

捋法是指捋时前面一个手,劲点在近腕部的尺骨处,轻贴在对方的肘部,后面一个手劲点在掌心或掌背,接触在对方的腕部,两手相距对方一小臂距离。它可以根据对方外力的变化情况,向自身侧面斜线走化。顺其方向用力,使对方继续前伸落空,然后变化着进击。它是一种以防为攻的技法。

3.挤劲 挤劲是一种向前推击,逼使对方不得运转的力。挤为进攻劲。在捋开对方来劲之后,可随时以挤手攻之,把对方击出。

挤法在推手中,一般采用一臂掤圆横于胸前,另一手扶其腕部,合力向前、向对方推挤。在对方近身或被对方捋时,用挤法应之,用手或臂向前贴紧挤着对方,使对方无法转动,然后将对方挤出。

4.按劲 按劲是一种向前、向下推按的力。按为进攻劲。使用按劲时,先用提劲向上向左或向右化开对方来力,两手在对方腕、肘处用推按之力将其向前、向下按出。按手的关键在腰部,不能单靠手臂的力量,所以说"按在腰攻"。

按法在推手中,凡遇对方挤我时,我即用两手向下、向前推按,破其挤法,用之得当可将对方向前下按倒。

5.采劲 采劲是用手掌按着对方的手臂向下牵引。采法运用较广。善于用采者,不管对方的力如何攻来,均可采而化解,然后选择其弱点反攻。在推手中,对方如用按时,我则用采先改变其力的方向,然后再攻之。

6.挒劲 挒劲是一种向外横推或横采之力。可使对方身体扭转而失重。顺对方出力的方向循弧线用力,使对方旋转而不能自主,只得被提空而抛出。挒劲在太极拳中运用不多,但此劲很重要。比如,自己处在倾仰势背之时,想转顺争取主动,就要运用此劲。

挒法是一手按住对方的臂,另一手即用手背反挒人之领,使对方后仰倾倒。如自己被对方用野马分鬃制于势背后仰时,就可用挒法转为顺势,并反借其势,使对方后仰。挒又分横挒、采挒等法,运用时要用腰腿之劲,而不用手劲。

7.肘劲 肘劲一般是指用肘尖发出的力或以肘击人。

肘法,即用肘力进攻对方的方法。用屈肘向对方心窝或其他关节部位贴身封逼,发劲充足,击人十分锐利,而使对方受伤,故要慎用。发肘劲时,要肘膝相合,用腰腿劲,再加上意气。

8.靠劲 靠劲是指用肩、背向外击人之力。靠劲多在贴身之后,发出外挤推力。

靠法一般在对方用蛮力向后牵拉时,趁机取巧而用,用之得当,能显出八面威风。发靠劲大多贴身,所以发劲要短脆、快猛。

9.进法 进为前进,是接近对方。在推手中一是移动重心,二是配合八法协助发劲。进法不仅包括步子的进,也包括身体与手肘的进。前脚向前移动时,抬脚不可太高。移动要轻快,落脚要稳实。

10．退法　退为后退，是远离对方。包括防御和进攻两个方面。防御用于引进落空，如用捋式时，是积极的防御。进攻用在边退边攻，退中求打，如倒撵猴。退法不仅包括步子的退，也包括身体与手肘的退。前脚向后移动时要轻灵、快速、稳实。

11．顾、盼法　顾为左顾。顾在三前：即眼前、手前、脚前。盼为右盼，盼在七星：即头、肩、肘、手、胯、膝、足。推手时应注意对方的眼神，由对方的眼神来判断其动作的方向，同时还要顾及自身的两侧，即腰腿手肘之顾盼。

12．定法　定为中定，中定指身桩中正，是太极推手的核心，要固守好自己的中线。在推手中要保持自己的中定，去破坏对方的中定。失去"中"，就失去稳定性。站桩是静态的平衡，盘拳架子是自身的动态平衡，推手是在双方相互作用下的动态平衡，它比自身的动态平衡难度大。中定的方法，一是要气沉丹田，下盘稳健；二是要以腰为轴，灵活转变，要让对方找不到我的"中"，"人不知我，我独知人"，才能立于不败之地。

要想练好太极推手，应以四正推手入手，练习时应注意上下相随，因势利导，要顺人之势以小力化去大力，用借力打力之法，要引进落空，反对丢、顶。在练习太极推手时，应按王宗岳的《打手歌》来练习。歌诀云：

> 掤捋挤按须认真，上下相随人难进。
>
> 任他巨力来打我，牵动四两拨千斤。
>
> 引进落空合即出，粘连黏随不丢顶。

（四）太极推手的基本动作说明

太极推手的基本动作包括基本功，身型、手型和步型等，它们的动作要领、目的要求与太极拳的要求是一致的。由于篇幅原因，下面介绍两组太极推手的基本动作：

1．单推手

（1）平圆单推手

【预备】甲乙相对站立，相对距离以双方两臂握拳前平举，拳面相接触为准，身体自然放松，目视对方。

【动作】

1）甲乙身体微向左转，双方将右腿向前迈出一步，两腿内侧相对，脚尖向前，甲乙右脚相距10～20cm；同时双方右手向前伸出，手臂稍屈，双方手背相贴，手腕交叉（通称"搭手"），左手均自然下垂；重心均落于两脚之间，稍偏于后腿，后腿屈膝半蹲；目视对方。

2）甲身体重心略向前移，右腿前弓，以右掌向前平推，按向乙右胸部。

3）乙承接甲之按劲，重心稍后移；左腿微屈，上体右转，以右掌向右引甲右手，使其不能触其胸部而落空。

4）乙随即顺势用右掌向前平推，按向甲右胸部。

5）甲同样用右手承接乙之按劲，重心稍后移；左腿微屈，上体右转，以右掌向右引乙右手使其落空。

如此循环练习，双方推手路线成一平圆形。平圆单推手可左足在前换左手练习，方法相同。

【要领】双方搭手时，注意手腕与肩平，各含"掤劲"，既不可过于用力相顶抗，亦不可软而无力。一方用按劲推按对方时，对方则用"化"劲化开，"化"时应注意转腰、

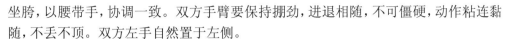

坐胯,以腰带手,协调一致。双方手臂要保持掤劲,进退相随,不可僵硬,动作粘连黏随,不丢不顶。双方左手自然置于左侧。

（2）立圆单推手

【预备】与平圆单推手相同。

【动作】

1）甲用右手向乙面部推按,重心略向前移,右腿随之前弓;乙以右手用掤劲承接甲之来劲,顺势重心略后移,左腿屈膝,向右转体,将甲右掌引向头部右前侧,使其落空。

2）乙顺势将右掌置甲右手腕上,向下、向前推按,随即重心前移,右腿前弓,意在按甲右肋部;甲以右手用掤劲承接乙来劲,右臂顺势收回,同时重心后移,屈左腿,向右转体,将乙右手引向体右胯侧,使其落空。

3）甲再将右手弧形上提至头部右侧向乙面推按;乙仍如前顺势将甲右手引向头部右前侧,使其落空。

如此循环练习,双方推手路线成一立圆形。立圆单推手可出左脚在前,搭左手练习。

【要领】两人搭手推成立圆,要注意沉肩垂肘,勿耸肩提肘。

2．双推手

合步四正推手

【预备】甲乙相对站立,相对距离以双方两臂握拳前平举,拳面相接触为准。双方右脚向前方上步,两脚内侧相对,相距10～20cm,双方身体重心稍偏左脚,左腿屈蹲;同时双方右手向前上举,臂微屈,手背相贴,手腕交叉相搭,左手掌扶于对方右肘部;目视前方。

【动作】

1）掤劲:双方用右臂相搭做搭手式,各含掤劲,同时左手掌扶于对方右肘部。

2）将势:乙右手承接甲右手之掤劲,身体稍右转,将右臂向右后引,右手腕粘住甲右手腕并内旋翻转,用掌心贴附于甲右腕,左手扶于甲右肘部,顺甲右手之掤劲,重心后移,屈左腿,坐胯,向右转腰,两手向右后引甲右臂（做将势动作）;甲随乙将势右腿屈膝前弓,重心稍向前移,身体微左转,左手脱开乙右肘部扶于右臂内侧。

3）挤势:甲顺乙将势,身体向右转,以右小臂平挤乙胸部,左手贴在右臂内侧辅助,迫使乙两手挤于胸前,将乙的挤势化解。

4）按势:乙顺甲之挤势,身体左转,两手同时向前、向下推按甲左小臂,使甲挤劲落空。

5）甲以掤劲承接乙之按势,用左手背接乙左手,以左肘接乙右手,右手由下向右绕出,扶于乙左肘部;重心稍后移,左腿屈膝,身体微向左转;左臂掤住乙按势向上循弧形路线引伸,双方搭手成掤势,右手扶于对方左肘部。

6）甲身体继续左转,左手内旋翻转粘住乙左手腕,右手扶乙左肘,向左后引乙左臂成将势,乙顺甲将势,重心前移,右腿前弓,身体略右转,左手自然脱开甲左肘部,扶于左前臂内侧。

7）乙顺甲将势,右手扶于左臂内侧,身体向左转,以左小臂平挤甲胸部形成挤势;甲顺乙之挤势,身体向右转,重心后移。

8）甲重心前移，右腿屈膝前弓，两手向下、向前按乙右前臂形成按势。

9）乙顺甲按势，用右臂掤住甲按劲，左手由下向左绕出，扶于甲右肘部，身体略右转，重心稍后移，左腿屈膝，同时右臂向上、向右弧形摆动，双方形成搭手掤势。

10）乙身体继续右转，两手搭扶甲右臂成为捋势；甲则顺势变为挤势。

如此循环反复练习。甲乙可互换运动方向，左右势可交替进行。

【要领】练习时做到圆活连贯、上下相随、左右呼应、顺势走化，悉心体会掤、捋、挤、按四种技法的劲力、劲路的变化和运动规律。

第四节　大力鹰爪功

鹰爪功早在明代的武术书籍中就有所记载，明代抗倭名将戚继光所著的《纪效新书•拳经捷要篇》写道："……吕红八下虽刚，未及绵张短打、山东李半天之腿、鹰爪王之拿、千跌张之跌、张伯敬之打。"本功法是以内功辅外功的一种练功方法，可健身、抗暴，适用于推拿练功者、青少年武术爱好者练习。

预备式（心意归田）

【动作】

（1）于夜半子时（23 点～1 点），自然活动手脚，并用掌心将全身搓热，然后盘坐于床上，左腿架于右腿上，百会穴与会阴穴成一线，腰背挺直，轻闭双目，舌尖抵于上腭，双手成爪状，五指向上，爪心向前，分别置于左右腰侧，排除杂念，用鼻做深呼吸。

（2）吸气时，气归下丹田，使小腹鼓起（自然状态，不能有意识），双手成爪随吸气用劲拉回于腰侧（似牵动千斤之力）；呼气时，气从下丹田上涌至中丹田（胸腔），使小腹陷进，中丹田鼓起（自然状态，不可有意识），双手成爪，随呼气向前用力推去（似推动千斤之物）。吸气时，意想大自然之生气，从双爪劳宫穴及百会穴下归至下丹田；呼气时，意想大地之气，从脚底涌泉穴涌上，向百会、劳宫冲去。

【要领】呼吸意念要在有意无意之间，自然而然。每次半小时（以后不论练任何一式，都要先练此功）。

【作用】本式可增强上肢肌力。

第一式（卧虎功）

【动作】

（1）双爪撑地同肩宽，两足并拢伸直，足尖垂直支撑于地，百会与会阴成一线，腰挺直，舌抵上腭，做体操中的俯卧撑运动：吸气时，气从鼻至下丹田，双臂弯曲，身体贴近地面；呼气时，气从下丹田至中丹田，双臂慢慢推动身体离开地面。

（2）本式练功 7 天后，将小指减去；再练 14 天，将无名指减去。每 14 天减去一指，最后以双爪食指支撑全身做卧虎功，练到两食指能支撑身体练功 5 分钟，则此功似初有火候，再换一式练习。

【要领】训练量要由小到大，循序渐进。

【作用】有增强臂力、指力和腰腹下肢肌群的作用。

第二式（狸猫上树）

【动作】

（1）右手成爪，指面支撑于地，臂伸直，两腿交叉伸直，右足外侧着地，左足搭于右腿上,内侧着地,身体成侧卧。

（2）左手握拳置于腰部,百会与会阴成一线,右臂屈肘,身体下降使右胸贴近地面,同时,气从鼻吸至下丹田。略停片刻,右臂推撑伸直还原,同时气从下丹田送至上丹田。

（3）数次以后,换左臂进行。双爪交替练习,每20天减去一指,至练到能以食、中两指支地练功10分钟。在减指的同时,每次用砖将脚垫高,至能将身体完全倒立,则外功完成,换下一式内功。

【要领】精力集中,着力于臂、指,循序渐进。

【作用】有增强臂力、指力和下肢肌群的作用。

第三式（手提千斤）

【动作】

（1）取一小口酒坛,重约10kg,用拇、中、食三指扣住坛口,双足分开成四平马,另一手成爪置于腰,眼向前视,百会穴与会阴成一线。吸气时,气沉丹田,肛门收紧。三指扣住坛口而上提至与胸同高。呼气时,气上升于胸膛,肛门松开,三指随之下降于地。

（2）数次以后,再换另一手。双爪交替练习,每10天加细沙2.5kg,直至坛口加满。至数日后,可随意提升,再以铁砂更替之,至坛口加满,约75kg,能升降自如,则大力鹰爪功阳劲练成。再换下一式。

【要领】运力于指,训练量要由小到大,循序渐进。

【作用】可增强臂力和指力。

第四式（阴阳结合）

【动作】每天早晨,当太阳升起时,面向东方,站立四平马、两手成双爪如"心意归田"式向阳光做拉推之状。

【要领】呼吸意念要在有意无意之间,自然而然。

【作用】可增强上肢和下肢肌群的肌力。

练习本功法的注意事项:

1. 练功时要注意力高度集中,特别是练"狸猫上树"式时,以防手指折断,发生不必要的事故。

2. 练功前先要活动手关节,练后必须用醋、酒或热水洗之,并反复活动手指,以防手指僵硬。

3. 练功半个月后,双手推出时伴有胀感、得气感,下丹田有一股热气会团团转,并有心烦、呼吸增快,属正常情况。

4. 习练本功,以健身、抗暴、挖掘祖国遗产为目的。练就此功不可随意出手,以防伤人。

5. 习练本功法以童子为好,如已婚青年在百日筑基时须忌房事,以防真气聚集不起,影响练功效果。

笔记

学习小结

1. 学习内容

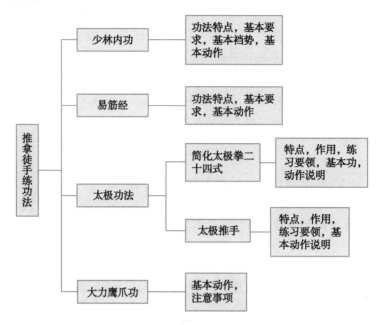

2. 学习方法

本章要理论学习和功法练习相结合,重点理解和掌握四套推拿徒手练功法的不同特点、基本动作、要领及练功时的注意事项,要注意霸力和其他力的区别,熟悉四套推拿徒手练功法中不同动作对人体各部分的作用,了解四套推拿徒手练功法的沿革与发展。

(吕　明　韩永和　窦思东　张友健　李忠正)

复习思考题

1. 少林内功包括哪些基本裆势?

2. 少林内功的基本要求是什么?

3. 少林内功包括哪些基本动作?

4. 凤凰展翅式的主要作用是什么?

5. 背诵易筋经十二式的原文。

6. 易筋经有哪些特点?

7. 结合实际试述易筋经练习的注意事项。

8. 太极拳运动有何特点,结合练习实践进行分析。

9. 简述太极拳的练习要领。

10. 太极推手除了与太极拳的特点相同以外,还具有哪些特点?

11. 练习大力鹰爪功时应注意哪些问题?

笔记

第九章

推拿医疗气功练功法

📖 学习目的

通过学习推拿医疗气功练功法，使学生对各种功法有所体会，从而有利于临床中各种推拿功法的辨证应用。

学习要点

放松功、内养功、站桩功、五禽戏、八段锦、保健功、六字诀、壮腰八段功、内功健身八法、少林内劲一指禅、太极气功十八式、马王堆导引术的特点、动作、要领及作用。

推拿医疗气功练功法是推拿医生为了培补自身的元气，避免繁重的体力劳动造成自身的损伤，促进体力恢复，增强治疗效果的自我锻炼的功法。同时也是推拿医生指导患者针对其自身疾病进行的一种具有治疗作用的自我锻炼方法。

第一节 放 松 功

放松功是20世纪50年代上海市气功疗养所在著名气功师蒋维乔气功讲座的基础上总结和发展起来的，这套静功锻炼法是通过有步骤、有节奏地依次注意身体部位，结合默念"松"字的方法，逐渐放松肌肉骨骼，把全身调整得自然轻松、舒适，同时注意力逐渐集中，排除杂念，以达到调整脏腑、舒畅气血、增强体质、防治疾病的目的。

【姿势】任何姿势皆可练习，以坐式、卧式最为常用。练习前宽衣松带、精神放松。

1. 坐式　两足分开，与肩同宽。双手掌心向下置于大腿之上。头微上顶，微收下颌，闭口松齿，舌抵上腭，面带微笑，双目轻闭或微露一线。含胸拔背，沉肩垂肘。

2. 仰卧式　仰卧于床上，床不宜过软。头部正直，枕头高低适宜，不宜过软。四肢自然伸直，双手置于身体两侧，或重叠置于脐上（男右手在下、女左手在下），闭口松齿，舌抵上腭，面带微笑，双目轻闭。

【呼吸】初学者以自然呼吸为主，练习熟练后，可采用腹式呼吸。在吸气时，意守放松部位，呼气时默念"松"字，并感受该部位的轻松舒适感。

【意念】放松功意念有5种方法。这些方法既可以单独使用，也可以配合使用。

1. 三线放松法　将身体分为前面、后面、两侧三条线，从上到下按照部位依次进行放松。

第一条线（前面）：面部→颈前部→胸部→腹部→大腿前部→膝前部→小腿前部→足背部→十趾。

第二条线（后面）：枕部→项部→背部→腰部→大腿后部→腘窝→小腿后部→足跟→足底。

第三条线（两侧）：头两侧→颈两侧→肩→上臂→肘→前臂→腕→手→十指。

放松时，要做到呼吸与意念配合，心息相依。先于吸气时意守一个部位，然后在呼气时默念"松"字，并体会该部位的轻松舒适感。然后按照部位顺序依次进行，放松这三条线。每放松完一条线后，在止息点（即终点）意守1～2分钟。三条线的止息点分别为跚趾端、足底涌泉、中指端。三条线全部放松完后，意守脐部，并保持放松状态3～4分钟。每次练习2～3个循环，然后收功。

2．分段放松法　将身体分为若干节段，由上至下按节段依次进行放松。常用的分段方法有以下两种：

第一种：头部→两肩→两手→胸部→腹部→两腿→两足。

第二种：头部→颈部→两上肢→胸腹腰背→两大腿→两小腿→两足。

放松精神，心息相依。先意守一个节段，默念"松"字2～3遍。然后放松下一节段，如此由上至下依次进行，周而复始。每次练习2～3个循环，然后安静收功。

3．整体放松法　此法将整个身体视为一个整体进行意守，伴随呼吸，配合默念"松"字诀，进行放松。其方法有三种：

第一种：由头至足笼统地似流水一般地进行放松。

第二种：由内至外笼统地进行放松。

第三种：由头至足，似流水一般，沿三线放松法的三条线进行放松。

吸气时意守全身，呼气时意念按上述三种方法之一进行放松，同时配合默念"松"字诀。在一次呼吸内，意念运行全身一遍。每次练习20～30次，然后安静收功。

4．局部放松法　在三线放松的基础上，对某一病变局部或单一紧张点进行放松。吸气时意守该局部，呼气时默念"松"字诀。每次练习20～30次，然后安静收功。

5．倒行放松法　将身体分为前后两条线由下而上进行倒行放松。

前线：足底→足背→小腿前部→两膝→大腿前部→腹部→胸部→颈前→面部→头顶。

后线：足底→足跟→小腿后部→腘窝→大腿后部→骶尾部→腰部→背部→项部→枕部→头顶。

吸气时意守一个部位，呼气时默念"松"字诀。由下而上依次进行放松。每次练习2～3个循环，然后安静收功。

【要领】

1．"心息相依，神气相合"。"心息相依"是指意念要与呼吸相配合，呼吸越绵长，精神越放松。"神气相合"中的"神"指的是精神放松，意念专一；"气"指的是身体。以此神意守身体，则为神气相合，从而起到强身健体、祛病延年的作用。

2．放松功的目的不仅是放松身体，更是放松精神，从而进入"静"的状态。精神放松的要点在于两点：一是摒除杂念。有杂念是很正常的，杂念的消除要顺其自然，不宜急躁。意守身体某一部位除了引导局部肌肉放松，同时也是消除杂念的方法，以一念代万念，循序渐进，从而达到凝神入静的状态。二是用意不要太重。意念过重容易造成肌紧张,这是精神兴奋度过高的缘故。所以,在意守的同时要配合"松"字诀,并体会该部位的轻松舒适感。

【作用】本功法的练习可以放松身心、调节精神、疏通气血、调和脏腑。对消除疲劳、改善睡眠有非常好的效果。尤其是失眠患者在入睡前躺在床上进行练习,可以很好地诱导入睡。本功法适用于神经衰弱、高血压、冠心病、胃肠病、青光眼、哮喘、内脏下垂和各种疼痛性疾病,是神经衰弱、高血压、冠心病的首选功法,同时亦有较好的止痛效果。本功法简便易行,通常为初学者练习静功的入门功法。三线放松法分部较细,适合于初学者意守困难者。分段放松法适合于对三线放松法感觉分部较多,记忆困难者。局部放松法适用于对三线放松法掌握较好,能够对病灶或局部进行放松者。整体放松法适用于对三线放松法或分段放松法掌握较好,呼吸、意念和身体调节配合较熟练者,或者对三线放松、分段放松法感觉困难者。倒行放松法适用于气血不足、神疲体弱者。三线法放松完三条线后,意守的部位可根据病情的不同进行调整。通常情况下选取神阙穴;肝阳上亢者选涌泉穴;肝火上炎者选大敦穴;肾阳不足者选命门穴;心悸者选中冲穴;脾胃虚弱者选建里穴;脘腹胀满者选足三里穴;心烦意乱者选外景意守。胸胀痞满者可加强呼气。头部症状明显者多采用向下向外放松方向;气血不足者多采用倒行放松方向或意守止息点的方法。

第二节　内　养　功

内养功是以吐纳为主的传统静功功法。内养功最早见于宋·陈希夷《寿命论》。目前的内养功源于明末清初河北郝湘武,由刘贵珍师承于河北省威县刘渡舟,而后结合其自身的练功临床经验整理而成。该功法强调呼吸停顿、腹式呼吸、舌体起落、意守丹田,具有大脑静、脏腑动的特点。其以锻炼自身精气神为主,具有静心宁神、调理内脏、培补元气的作用。

练习内养功治疗疾病,每次20~30分钟,每日2~3次,3个月为1个疗程。

【姿势】一般由卧式开始,要求自然舒适、充分放松。初学者以侧卧位为主。胃张力低,排空迟缓者,宜选用右侧卧位;胃黏膜脱垂者宜选用左侧卧位。后期可选用仰卧式、端坐式、壮式等。

1. 侧卧式　侧卧于床上,头微前俯,头下垫枕,头部保持在稍抬高的位置。脊柱微向后弓,呈含胸拔背之势。右侧卧时,则右上肢自然弯曲,五指舒展,掌心向上,置于耳前。左上肢自然伸直,五指松开,掌心向下,放于同侧髋部。右下肢自然伸直,左下肢膝关节屈曲,左足背置于右下肢腘窝或小腿后侧,左膝部轻放于右下肢膝部。若为左侧位,四肢体位与上相反。双目轻闭,或微露开一线之光。

2. 仰卧式　平身仰卧于床上,头微前倾,枕高适中,躯干正直,两臂自然伸展置于身体两侧,十指松展,掌心向上,或重叠置于丹田(男右手在下,女左手在下)。丹田的部位和含义,说法不一。内养功之丹田规定为脐下1.5寸处,位于气海穴。下肢自然伸直,足跟相靠,两足尖自然分开。双目轻闭,或微露开一线之光。

3. 端坐式　端坐于椅上,头微前俯,含胸拔背,松肩垂肘,十指舒展,掌心向下,轻放于大腿膝部。两腿两足平行分开,与肩同宽,小腿与地面垂直,膝关节屈曲90°,座椅高低不适时可靠臀下、足下加垫来调节。双目轻闭,或微露开一线之光。

123

4. 壮式　平身仰卧于床上,头项肩背垫高垫实呈坡形,躯干正直,两臂自然舒伸置于身体两侧,掌心向上,紧贴大腿,或重叠置于丹田(男右手在下,女左手在下)。下肢自然伸直,两足跟相靠,两足尖自然分开。双目轻闭,或微露开一线之光(图9-1)。

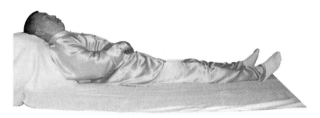

图 9-1　壮式

【呼吸】呼吸的练习是内养功练习的主要组成部分。本功法采用的是停顿腹式呼吸法。常用的练习方法有三种。

1. 吸-停-呼-吸……　以鼻呼吸,先行吸气,吸气时舌抬起抵上腭,同时以意领气至小腹部,腹部鼓起。吸气结束后,停顿片刻,停顿时舌不动。再把气徐徐呼出。呼气时将舌放下,同时收腹。

2. 吸-呼-停-吸……　以鼻呼吸,先行吸气,随之缓缓呼出,后再行停顿,停顿时舌不动。吸气时舌抬起抵上腭,以意领气至小腹部,腹部鼓起。呼气时将舌放下,同时收腹。

3. 吸-停-吸-呼……　用鼻呼吸,舌抬起抵上腭,先吸气少许即停顿,停顿时舌不动,停顿后再行较多量的吸气。同时用意念将气引入小腹,然后将气徐徐呼出。呼气时将舌放下,同时收腹。

【意念】内养功常用的意守法有三种。

1. 意守丹田法　意念集中于脐下1.5寸处的气海穴处,即丹田处。想象以此为中心形成一个球形。经过一段时间后,吸气时好像有气入小腹的感觉,即所谓"气贯丹田",这是意守的理想境界。意守应自然,若即若离,似守非守。若一味强守,意念过重,则易出偏。

2. 意守膻中法　两眼轻闭,意念集中于两乳之间以膻中穴为中心的一个球形区域。

3. 意守涌泉法　两眼轻闭,意念集中于两足涌泉穴。吸气时想象气息流经下肢经脉,直透涌泉。

一般意守丹田较为稳妥,不易产生头、胸、腹三部症状,同时结合呼吸所导致节律的腹壁起伏运动去意守,又能较好地达到集中注意力、排除杂念的目的,但部分女性练功者,意守丹田,可出现经期延长及经量过多的情况,可改为意守膻中穴。杂念较多的患者,不习惯于意守丹田者,可采用意守涌泉法。

【要领】

1. 姿势要充分放松,自然随意,卧位枕头要高低适宜,头肩不偏不倚,舒适安稳。呼吸要平静、均匀,鼻吸鼻呼,以意领气,气沉丹田。意守丹田应与腹式呼吸相配合。初学者有时越是意守呼吸,则呼吸越是急促,甚至出现紊乱、憋气的现象,这是犯了"以心逐息"的毛病,此时宜暂时恢复自然呼吸,放松精神。呼吸的练习应循序渐进,自然进入均匀绵长的状态。在呼吸练习时应避免用力鼓肚子或憋气的情况。

2．注意练养结合。所谓"养"，即暂时恢复自然呼吸，放掉意守，进入放松休息的状态。尤其初学者要注意多养，循序渐进，随着练习的熟练，增加练习的时间。

3．注意收功。即练功结束时，应以意念将全身气息收归丹田。

【作用】本功法具有静心宁神、调理内脏、培补元气的作用。练习内养功可防治胃下垂、消化不良、胃及十二指肠溃疡、慢性胃炎、胃黏膜脱垂、习惯性便秘、慢性结肠炎、慢性肝炎、慢性胆囊炎、慢性胰腺炎、脂肪肝、子宫脱垂、男子生殖系疾病（遗精、阳痿、早泄）、矽肺、糖尿病、肿瘤、高血压、各类心脏病、神经衰弱、肺结核、支气管炎、肺气肿、青光眼、慢性盆腔炎、慢性阑尾炎、梅尼埃综合征、癫痫、脑震荡后遗症、风湿性关节炎等病症。其中对呼吸系统和消化系统疾病的疗效尤其显著。

第三节　站桩功

站桩功属于一种静功功法，此功是以站式为主，躯干、四肢保持特定的姿势，使全身或某些部位的松紧度呈持续、静力性的运动状态，从而起到保健强身、防治疾病的目的。"桩"者，原意指一头插入地里的木棍或石柱，此处意指根基牢固。站桩功是中国武术内家拳的基本功，也是养生和治疗的常用功法之一。20世纪50年代开始，站桩功作为医疗功法在全国得到广泛推广，50多年的实践证明，站桩功具有明显的治疗和养生效果。站桩功能够恢复和增强体力，适合于各种身体情况，还可治疗高血压、溃疡病、神经衰弱、月经病等。站桩功流派众多，纷纭繁复，但总以站姿练习为基础，故简称桩功。

站桩功在练习中强调身体姿势、呼吸和意念的配合，从而达到身、心、息三者合一的高度协调状态。

站桩功的姿势很多，按照膝关节屈曲角度可分为休息式、高位式、中位式、低位式等。休息式是站桩功里身体支撑力最轻的姿势，体势高度比身高约低半拳；高位式是站桩功最基本、最常用的体势，体势高度比休息式又降半拳左右；中位式的体势高度又比高位式降低自己身高的两拳左右，双膝屈膝在50°左右；低位式比中位势又降低自己身高的三拳左右，双膝屈膝在90°左右。休息式、高位式站桩功，双膝微屈，架子高，体力消耗小，适合于年老体弱者练习；中位式站桩功，体力消耗适中，适合大多数人练习；低位式站桩功是站桩功里体式最低、身体支撑量最大的一种练法，适合健壮之人或专门习武之人练习。目前较有代表性的站桩功有自然式、休息式、三圆式、下按式、伏虎式和少林剑指式等，其中前两式多采用休息式或高位式练习，三圆式、下按式多采用高位或中位式练习，伏虎式和少林剑指式多采用低位式练习。

1．自然式站桩

【姿势】身体自然并步站立，气静神怡，形神放松。然后左足向左横跨一步，两足平行，与肩同宽或略宽于肩。双膝微屈，放松两髋。两臂自然下垂，肘部微屈，两手置于大腿外侧，掌心向内。十指分开，指部关节略微屈曲，掌心内凹，掌面距大腿外侧15cm左右。保持头正身直，虚灵顶劲，沉肩虚腋，坠肘悬腕，含胸拔背，直腰收腹，足趾扣地，两膝微展，轻提肛门。口稍张，齿轻合，舌微卷、轻抵上腭，下颌略内收，双目似合非合，或凝视正前方较远处某一目标。

【呼吸】开始时宜自然呼吸，随着练习的深入，呼吸越来越绵长，频率减低，幅度加大,吸气时微鼓小腹,呼气时微收小腹,逐步过渡为腹式呼吸。

【意念】可先采用三线放松法进行全身放松,放松2～3个循环后,逐渐以意守法为主。吸气时鼓小腹,以意领气,纳入下丹田。呼气时,则意守下丹田,感受小腹的充实感和温热感。待小腹温热感明显时,以意念引导温热感缓缓向整个腹部布散,于三个深呼吸后,再将意念收回丹田。

【要领】

(1)站桩功是以站式为主,躯干、四肢保持特定的姿势,身体放松,但并不是松懈。要求身体的肌张力呈适度地持续静力性紧张状态,做到"松而不懈,紧而不僵"。

(2)注意力集中,思想不能涣散,亦不可过于执着,做到若即若离,似守非守。

(3)呼吸要自然,逐渐过渡为腹式呼吸,切记不可操之过急,以免出现"以心逐息"的毛病,出现憋气、气急的现象。

(4)如此调整姿势、意念、呼吸,自然舒畅,上虚下实,循序渐进,方可逐渐进入身、心、息三者合一,浑然一体的境界。

【作用】本桩功松静自然,可以安神定志、放松精神、缓解疲劳,对神经系统有很好的调节作用。并且可以促进下肢静脉血液回流,加快周身血液循环,对下肢血管疾患、糖尿病并发的微循环障碍以及高血压小动脉痉挛有一定的康复治疗作用。

2.三圆式站桩

【姿势】两足开立,与肩同宽,足尖略向内站成一个圆形。两膝微屈,含胸拔背,即腰直、胸平、不挺不弯。头顶项竖,即头向上轻轻顶,意想向上顶天,不偏不斜,项部直立,筋肉松紧自然。上肢姿势分为抱球式和环抱式两种。手臂弯曲角度较小的称为抱球式,双上肢弯曲呈半圆形,双手呈抱球状,掌心相对,五指自然分开,形似虎爪,高与胸平。手臂弯曲角度较大的称为环抱式,两臂抬起与肩平,肘略低于肩,作环抱树干状,掌心向内,五指自然分开,相距约两拳。双目轻闭,微露开一线之光,轻视两眉间或鼻端,也可平视远处某一目标。

【呼吸】三圆式站桩功有三种呼吸练习法。

(1)自然呼吸法(顺腹式呼吸法):即先用口徐徐呼气,唇齿微合,同时收小腹。等气出尽时,再慢慢地用鼻吸气,同时鼓小腹。

(2)逆腹式呼吸法:牙齿松扣,舌抵下腭,以口呼气,呼气时小腹鼓起,肢体放松。吸气时,舌抵上腭,以鼻吸气,闭口,小腹收缩,同时足趾抓地,提肛。

(3)调息法:具体方法同逆腹式呼吸法。唯功夫练到深处,呼吸没有声音,绵绵不断,若存若亡。至此状态,始称调息。

练习者以自然呼吸法入手,待熟练后可改练逆腹式呼吸,到功夫深厚自成调息。以上三种呼吸方法须循序渐进,不可操之过急。

【意念】意念须与呼吸相配合。

(1)意守丹田:与自然呼吸相配合。初学者可先通过三线放松法初步放松入静。然后逐渐以意守法为主。吸气时鼓小腹,以意领气,纳入下丹田。呼气时,则意守下丹田,感受小腹的充实感和温热感。同时,呼吸时全身放松不用力,顺乎自然。呼气时,思想上好像自己站在水中一块木板上,可随意动荡。吸气时,又好像自己头上系有一根绳子,身体犹如凌空悬挂一样。

(2)小周天法:与逆腹式呼吸相配合。吸气时,以意领气,由丹田经会阴、肛门,沿督脉尾闾、夹脊和玉枕三关而达头顶百会穴和大脑。呼气时，引气由头顶经两耳颊分道而下，会于舌尖，与任脉相接，经承浆、天突至胸部，过膻中，下降至丹田。此为一小周天。呼气时用意识提示两臂以十分之三的力量向外撑张，吸气时则以十分之七的力量向内环抱。

（3）大周天法：与调息法相配合。呼气时舌抵下腭，嘴唇微开，气贯丹田，小腹鼓起，再沉气至会阴，分支顺两腿而下，直达两脚掌心涌泉穴。吸气时小腹随之收缩，舌抵上腭，自涌泉提气顺两腿而上，气会肛门，再引气上升经尾闾、夹脊、玉枕而达头部，顺两耳前侧而下，会于舌尖，与呼吸时的气息相接。此为一大周天。呼气时全身松力，如大雁落下一般；吸气时肢体上引，如大雁起飞。

【要领】

（1）三圆式站桩功要求做到"形松意紧"。所谓"形松"，即外部肌肉的放松；"意紧"，即练功时从人体外部看全身并未用一点力，可是机体内部则通过呼吸运动使气血运行，不断地进行着松弛和紧张的交替活动。

（2）所谓"三圆"，是指手圆、臂圆、足圆。双掌相对，双臂环抱，双足内扣，摆成三个圆形。在这里，我们可以将运动分为外在的肌肉运动和内在的脏腑气血运动。而三圆式站桩功进行的正是外静止状态下的内运动。

【作用】三圆式站桩功对循环系统和呼吸系统有着非常明显的调节作用，可以有效地提高组织供血供氧量。呼吸法的练习可以有效地改善肺功能，提高肺活量。此桩功可以全面地调节神经运动系统。通过对周身肌肉和姿势的调整来提高神经敏感性和肌肉的协调性，通过对肩、肘、腕、指、髋、膝、踝、足等关节及脊柱关节的调节，可以有效地预防和治疗关节性疾病。同时，对下肢血管疾患、糖尿病并发的微循环障碍、高血压小动脉痉挛有一定的康复治疗作用。

3. 下按式站桩

【姿势】身体端正站立，两足平行分开，与肩同宽。双臂自然下垂于体侧，沉肩坠肘，双腕略背伸，掌心向下，五指平伸，自然张开，指尖朝前，双掌如按两侧气柱于手心。两膝微屈，松胯圆裆，含胸拔背，头上顶。双目轻闭，微露开一线之光，轻视两眉间或鼻端，或目视前方。

【呼吸】采用顺腹式呼吸法，并延长呼气时间。

【意念】吸气时鼓小腹，以意领气，纳入下丹田。呼气时，则意守下丹田，感受丹田之气如雾露蒸腾，弥漫全身，濡养四肢百骸、五官九窍。结束时收功，以意领气，归入丹田。双掌下按，似有阻力。

【要领】

（1）呼吸顺畅自然，意念柔和，似守非守。

（2）双掌下按，需想象有阻力抗争。

【作用】下按式站桩功除对呼吸、循环、肌肉、神经的整体调节外，对上肢关节肌肉的调整作用更加明显。对肩周炎、网球肘、腕管综合征、指部腱鞘炎均有较好的疗效。

4. 伏虎式站桩

【姿势】伏虎式站桩是技击桩的一种，一般在练习养生桩的基础上练习。由立正姿势起，足跟并拢，足尖开立，右足不动，左足向前迈一步，两足之间距离为 2～3 足长,呈半丁半八字型步。两腿屈膝下蹲,大部重量在右腿,左腿屈膝微直,右腿弯曲下蹲,右大腿略高于水平,重心后移,成前三后七步型,即半马步型。裆部撑圆,臀部内收;头部上顶,略收颏,身体竖直。同时,两掌左手向前、右手向后撑开,两掌心朝下,左臂微曲撑圆,置于左膝上方约 10cm 处,右臂弯曲,右掌置于右膝上方约 10cm 处,两肘外撑,两手指尖朝前,虎口撑圆。沉肩坠肘,含胸拔背,气沉丹田,目视前方。此为左步伏虎桩(图 9-2)。如欲做右步伏虎桩时,先起身站立,两手合抱交叉胸前,收左腿至右腿处,再迈出右足做右步伏虎桩,动作同前。

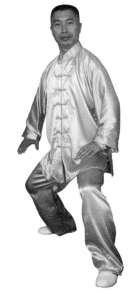

【呼吸】初练可采用顺腹式呼吸,然后逐渐过渡为逆腹式呼吸。

【意念】技击桩的目的在于以意练力,产生浑圆劲。故伏虎桩的意念主要在于各种争力的假想。臀似骑虎腰,左手按虎头,右手把虎尾。虎欲前窜,瞬间虎又向后逃,此时精神要高度集中,应随时警惕虎要伤人。前脚要有踩劲,两手两臂要有撑劲。此是用意而不是用力。争力的假想要与呼吸相配合,吸气时,两腿要有合劲,有如站在冰上,要裹胯合膝,防止脚下滑动而用抽劲合劲。配合呼气而气沉丹田,身形有微向下坐之意。这些劲力的练习只是在意念支配下的内动,而外形并无大的变化。随着一吸一呼进行有节奏的练习。

图 9-2　伏虎式站桩

【要领】

(1)争力的感受和练习重在用意,用意不用力。用力则僵,用意则灵。

(2)意念与呼吸相配合,以意领气,意气相随,练气生力。

【作用】伏虎桩的目的在于锻炼肌肉力量,这种力量是整体的浑圆劲,即所谓"内劲"。对肌肉系统,尤其是下肢肌群有很强的锻炼作用。同时对肌肉、神经、关节、韧带、血管等组织的协调性、稳定性有很好的强化作用。对脊柱、上下肢的软组织、骨关节疾患,如颈椎病、腰椎间盘突出症、腰肌劳损、膝踝关节损伤等疾患有较好的康复作用。作为技击桩,伏虎桩无论是体力消耗还是意念激烈程度均明显高于养生桩(如三圆式站桩等),适合在练习养生桩的基础上练习,适合于年轻、身体健壮、有一定体质基础的人练习。

5. 少林剑指站桩

【姿势】身体端正站立,左脚向左横跨一步,两脚平行,屈膝下蹲,成马步桩式。同时双臂向正前方缓缓抬起,双掌自然变为剑指,抬与肩平,指尖向前,掌心向下,两臂与肩平成一线。上身正直,小腹微收,轻提尾闾,含胸拔背,头正颈直,下颌微收,使百会穴、会阴穴和两足跟连线的中点成一直线。两膝自然外开,膝不超过足尖,膝与足尖成一直线。两眼平视,全身放松,松而不懈(图 9-3)。收功时两臂缓缓下落,变剑指为掌形,重叠置于肚脐上,同时两腿直立,左足收回。

【呼吸】初练可采用顺腹式呼吸法,逐渐过渡为逆腹式呼吸法。

【意念】

(1)意守丹田法:意守下丹田,至有明显温热感时,以意领气循足三阴经至足底涌泉穴,落地生根。之后,再将意念引回丹田,如此循环往复。收功时,引气归丹田。

(2)意守剑指法:意守剑指指端,收功时引气归丹田。

【要领】两臂要平直,躯干要放松,初练时屈膝可用高位,逐渐过渡到低位。

【作用】该桩功对全身的骨骼肌、关节、韧带,尤其是四肢有明显的锻炼作用。能调动全身经络气血的运行,改善全身血液、淋巴循环,对加强心脏功能、促进回心血量、提高每搏输出量、改善微循环等方面作用明显。

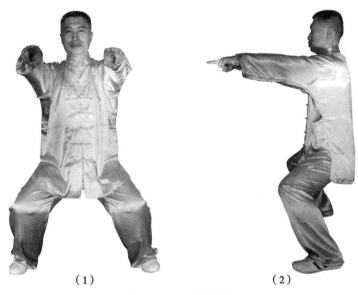

(1)   (2)

图9-3 少林剑指站桩
(1)正面;(2)侧面

6.休息式站桩

【姿势】本桩功姿势、呼吸均以轻柔和缓为原则,如休息之状。站姿同自然式站桩。双臂屈曲后伸,以双掌背面置于腰眼处,腕关节微屈,五指自然弯曲,掌心微凹。头正项直,沉肩、虚腋、坠肘。自然呼吸,放松静守(图9-4)。

【呼吸】采用自然呼吸法。

【意念】意守两腰眼,以至发热为宜。

【要领】手置腰后,似休息状,呼吸柔缓,意轻形松。

【作用】"腰为肾之府",该桩功意守腰部,可强腰补肾,调节自主神经功能,提高副交感神经兴奋性。对宁静心神、消除疲劳、延缓衰老、恢复精力有较好的效果。

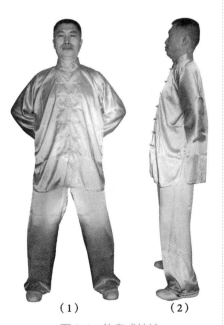

(1)   (2)

图9-4 休息式站桩
(1)正面;(2)侧面

第四节　五　禽　戏

五禽戏是我国汉代名医华佗在长期观察自然界中不同动物的活动姿势后,总结前人锻炼身体的经验而创立,又名"华佗五禽戏"。它是以肢体的运动为主,辅以呼吸吐纳和意念配合的一种养生功法。五禽戏是动作仿效虎之威猛、鹿之安详、熊之沉着、猿之灵巧、鸟之轻捷等特点,以达到保健强身、祛病延年目的的一种自我锻炼方法,是一种动静结合、外动内静、形意相随、意念先行、刚柔相济的仿生功法。五禽戏的养生防病效果非常显著,据记载,华佗的学生吴普、樊阿等人长期坚持习练五禽戏,都达到了长寿的目的。

五禽戏首见于《后汉书•方术列传》。据《后汉书•方术列传》记载:"佗语普曰:'人体欲得劳动,但不当使极耳。动摇则谷气得消,血脉流通,病不得生。譬犹户枢,终不朽也。是以古之仙者,为导引之事,熊经鸱顾,引挽腰体,动诸关节,以求难老。吾有一术,名五禽之戏:一曰虎,二曰鹿,三曰熊,四曰猿,五曰鸟。亦以除疾,兼利蹄足,以当导引。体有不快,起作一禽之戏,怡而汗出,因以着粉,身体轻便而欲食。'普施行之,年九十余,耳目聪明,齿牙完坚。"《华佗别传》中还记载:"吴普从佗学,微得其方。魏明帝呼之,使为五禽戏,普以年老,手足不能相及,粗以其法语诸医。普今年将九十,耳不聋,目不冥,牙齿完坚,饮食无损。"

华佗创编的五禽戏,其习练方法的详细文字记载,见于《养性延命录•导引按摩》。其操作方法是:"虎戏者,四肢距地,前三掷,却二掷,引长腰侧,脚却天即返,距行前却各七过也。鹿戏者,四肢距地,引项反顾,左三右二,伸左右脚,伸缩亦三亦二也。熊戏者,正仰,以两手抱膝下,举头左僻地七,右亦七,蹲地,以手左右托也。猿戏者,攀物自悬,伸缩身体,上下各七,以脚拘物自悬,左右七,手钩却立,按头各七。鸟戏者,双立手,翘一足,伸两臂,扬眉用力,各二七,坐伸脚,手挽足趾各七,缩伸二臂各七也。"

练习五禽戏时,可以单练一禽之戏,也可选练几个动作。单练某个动作时,应适当增加锻炼次数。五禽戏具有导引气血、疏通经络、调节脏腑、强身健体、延年益寿的作用。练功时要求全身放松,不仅肌肉要放松,意念也要放松,要松紧适度、刚柔相济,松中有紧、柔中有刚,切记不可用蛮力。要意守丹田,排除杂念;呼吸自然、平稳、均匀,用鼻做腹式呼吸,吸气缓慢,呼气轻轻;动作要形象,形、神都要像五禽,自然活泼,习练时神似五禽更为重要。在练虎戏时尽量做到威猛雄壮,练熊戏时要尽量做到浑厚沉稳,练鹿戏时要尽量做到心静体松,练猿戏时要尽量做到敏捷好动,练鸟戏时要表现出鸟的展翅凌云之势。

1. 虎戏

【预备姿势】松静站立,两足并拢,髋膝微屈。两臂自然下垂,面部表情自然。头正颈松,舌抵上腭,口齿轻闭,宁神静息,排除杂念,呼吸均匀,意守丹田,双眼平视前方,勿挺胸或拱背。

【动作】

(1) 左式:①两腿慢慢弯曲,呈半蹲姿势,随即身体重心移至右腿,左足前脚掌点地,呈虚步置于右足内踝处;同时两掌握拳慢慢提起置于左右腰际,拳心朝上,目视左前方或正前方。②左足向左前方或正前方前进一步，呈左虚步，身体重心前三后七（前方左足占三分、后方右足占七分）；同时，两拳提至胸前，两拳面相对。随即两拳变为虎爪扑食式向左前方或正前方用力按出，伴随短促而响亮的丹田发声，高与胸齐，掌心朝前，两掌虎口相对，目视左手食指尖。

（2）右式：动作与左式相同，唯方向相反。

（3）左右式交替，虎扑前行，次数因人而异。

【要领】虎为百兽之王，动作刚强有力，神态威武勇猛。练习虎戏时要做到"手起而躜，手落而翻，手足齐落，挺腰伸肩"，练习过程中要体会神发于目、威生于爪，并要有虎啸惊人的气魄。

【作用】"虎戏"主肝，五行属木。练习此动作能疏肝解郁、养肝明目、强筋壮骨、健腰补肾、宣发肺气，常用于防治体质虚弱、肝气不舒、神经衰弱、慢性支气管炎等病症。

2. 熊戏

【预备姿势】和虎戏相同。

【动作】

（1）左式：两腿慢慢弯曲，呈半蹲姿势，随即身体向左转，右肩向前下晃动，晃动幅度要大，右臂随之下沉，身体重心移至右腿，左足足尖点地，左肩向外舒展，左臂微屈上提，掌心朝上，拇指外展，目视左前方。

（2）右式：和左式相同，唯方向相反。

（3）一般左右式交替，各做5～10次。

【要领】

（1）动作要缓慢沉稳，呼吸要均匀柔和。

（2）要靠肩关节的晃动来带动肩、肘、腕、髋、膝、踝等关节的运动。

【作用】"熊戏"主脾，五行属土。习练"熊戏"能调理脾胃、疏肝理气、壮腰健肾、强健筋骨关节等，常用于防治慢性胃炎、胃溃疡、胃下垂、便秘、糖尿病，肝郁胁胀、腹胀、腰痛、高血压、关节炎及下肢筋肉酸软无力等病症。

3. 鹿戏

【预备姿势】和虎戏相同。

【动作】

（1）左式：①右腿屈曲，身体后坐，左腿前伸，左膝关节微屈，左足尖虚踏，呈左虚步姿势。左手前伸，左臂微屈，左手掌心朝向右，右手置于左肘内侧、掌心向左。②两臂在身前同时逆时针方向旋转，左手绕环较右手大一些，同时腰胯、尾闾部也逆时针方向旋转，锻炼日久后要过渡到以腰胯、尾闾部的旋转带动两臂的旋转。

（2）右式：和左式相同，唯方向相反。

（3）左右式重复次数因人而异，一般5～10次即可。

【要领】手臂划大圆，尾闾划小圆，即所说的"鹿运尾闾"。该动作要求缓慢柔和，使脊柱得到充分锻炼。

【作用】"鹿戏"主肾，五行属水。"鹿戏"动作主要锻炼脊柱、腰胯和下肢腿力。腰为肾之府，督脉自下而上、经尾闾行于脊柱内，上达巅顶，肾主藏精，督脉主一身之阳气。"鹿戏"练习可舒展筋脉、通调督脉、培补元气、补益肝肾、强健筋骨、调理脾胃,常用于防治肾虚腰痛、下肢痿软无力、阳痿早泄、不孕不育、慢性腹泻、腹胀、便秘等病症。

4. 猿戏

【预备姿势】和虎戏相同。

【动作】

(1)左式:①两腿屈曲,左足向前轻灵迈出,同时左手如猿猴取物状自胸前向前探出,将至终点时五指撮拢成勾手,指端朝下,手腕自然下垂。②右足向前轻灵迈出,左足随即收至右足内踝处,左足前掌虚步点地,同时右手如猿猴取物状自胸前向前探出,将至终点时五指撮拢成勾手,指端朝下,手腕自然下垂,左手同时收回至左肋下。③左足向后退一步,身体后坐,右足随即退至左足内踝处,右足前掌虚步点地,同时左手如猿猴取物状自胸前向前探出,将至终点时五指撮拢成勾手,指端朝下,手腕自然下垂,右手同时收回至右肋下。

(2)右式:同左式,唯方向相反。

(3)左右式各重复5~10次。

【要领】手脚动作要轻灵、协调,要表现出猿猴动作机敏灵巧的特点。

【作用】"猿戏"主心,五行属火。心主血脉,练习"猿戏",可防治心火偏盛,改善心脑血管功能,增强中枢神经系统的调节功能,并具有强壮腰肾、行气活血、滑利关节的功效。经常练习"猿戏",能改善心悸、失眠、多梦、盗汗、肢冷等症状,并对慢性腰痛、老年关节病、便秘、腹泻有一定的防治作用。

5. 鸟戏

【预备姿势】和鹿戏相同。

【动作】

(1)左式:①左足向左横开半步,与肩同宽,然后左足向前迈进一步,右足随即跟进半步,重心在右腿,左足尖点地成左虚步。两臂从身前缓缓抬起,高与肩平、掌心向上,随之两臂外展至向左右侧方,并深吸气。②右足前进与左足相并,随即双掌翻掌向下、两臂同时自左右侧方缓缓下落,身体屈曲下蹲,两臂在膝关节下交叉,掌心向上,随之深呼气。

(2)右式:同左式,唯方向相反。

(3)左右各重复5~10次。

【要领】此戏练习时肩臂要放松,动作要柔和,双臂起伏要与身体协调一致,要像大鹏展翅凌云飞翔之悠然自得、无拘无束,同时动作与呼吸要密切配合。

【作用】"鸟戏"又称为"鹤戏",主肺,五行属金。练习"鸟戏"能调畅气机、宽胸理气、疏肝解郁、强健体魄、调节心肺与脾胃功能,常用于防治胸闷不舒、肺虚咳喘、肝郁气滞、高血压、糖尿病等病症。

第五节　八　段　锦

　　八段锦是我国古代传统功法之一,以调身为主,侧重于肢体运动与呼吸相配合。该功法整套动作编排精美,并且具有良好的祛病健身功效,古人为了彰显其珍贵,将其比喻为精美的丝织锦缎。由于其锻炼方法简便易学,疗效显著,并有七言歌诀广泛流传,历来深受人们喜爱。

八段锦最早见于北宋•洪迈《夷坚志》,距今已有八百多年。八段锦分为立势和坐势,南宋•曾慥《道枢•众妙》详细描述了立势八段锦的具体练习方法:"仰掌上举以治三焦者也,左肝右肺如射雕焉;东西独托,所以安其脾胃矣;返复而顾,所以理其伤劳矣;大小朝天,所以通其五藏矣;咽津补气,左右挑其手;摆鳝之尾,所以祛心之疾矣;左右手以攀其足,所以治其腰矣。"立势八段锦在流传过程中经过不断地修改,到清光绪初期《新出保身图说•八段锦》,首次以"八段锦"为名,并绘有图像,形成了较完整的动作套路,并有七言歌诀:"两手托天理三焦,左右开弓似射雕;调理脾胃须单举,五劳七伤往后瞧;摇头摆尾去心火,两手攀足固肾腰;攒拳怒目增气力,背后七颠百病消。"至此,传统八段锦动作基本被固定下来。坐势八段锦动作由十二节动作组成,见于明•朱权《活人心法》"八段锦导引法",清•徐文弼《寿世传真》将此功法易名为"十二段锦"。

八段锦每节动作的设计,都是针对一定的脏腑或病症的保健与治疗需要,锻炼时动作宜柔、宜缓,呼吸要均匀细长。功法中伸展、前俯、后仰、摇摆等动作,分别作用于人体的三焦、心肺、脾胃、肾腰等部位和器官,因此,八段锦可作为辨证施功的基本功法之一。该功法具有调理经络脏腑、活血行气、柔筋健骨、养气壮力等功效,运动量恰到好处,既达到了强健身心效果,又不感到疲劳,还可以防治心火亢盛、五劳七伤,亦有预防和矫正脊柱后突、驼背和两肩内收、圆背等作用。

1. 两手托天理三焦

【预备姿势】松静站立,两足并拢,膝微屈,但膝尖不超过足尖,五趾抓地。头正颈松,虚灵顶劲,含胸拔背,沉肩,两臂自然松垂,置于身体两侧。松静自然,凝神调息,舌抵上腭,气沉丹田,目视正前方。

【动作】

(1)左足向左横开一步,两足距离与肩同宽。两臂缓缓自左右侧方上举至头顶,然后两手十指交叉,翻掌,掌心朝上,用力向上托,如同托天状,双臂充分伸展,同时慢慢仰头注视手背;两脚跟随两手上托时顺势渐渐提起离地,脚五趾抓地(图9-5)。

(2)稍停片刻,松开交叉的双手,两臂顺着原来路线缓缓放下置于体侧,同时两足跟顺势下落着地。

(3)上托时深吸气,复原时深呼气。反复练习6~8遍。

【要领】

(1)双手上托时,要力达掌根(掌根用力上顶),腰背充分伸展。

(2)足跟上提时,脚趾抓地,两膝关节伸直、用力内夹。

(3)掌根上顶,足趾抓地,上、下形成一种抻筋拔骨之力。

【作用】"两手托天理三焦"动作是四肢和躯干的伸展运动,状似伸懒腰,使颈、腰背和四肢筋骨得到充分的拔伸舒展,对颈、腰背退行性疾病具有较好的防治作用,尤其对肩周炎的防治效果突出;同时也可较好地锻炼体内各内脏器官,尤其是对心肺功能和脾胃功能的调理作用非常明显。吸气时,两手上托,充分伸展肢体,增大了肋间肌、膈肌的运动幅度,使胸腔和腹腔容积增大,可起到升举气机、调理三焦的作用;呼气时,两手分开从体侧徐徐落下,有利于气机的下降。一升一降,使气机运动平衡。对脊柱和腰背肌群亦有良好的作用,有助于矫正两肩内收和圆背、驼背等不良姿势。

2. 左右开弓似射雕

【预备姿势】和两手托天理三焦相同。

【动作】

（1）左足向左横开一大步，两足距离宽于肩，两腿下蹲成马步，两膝蓄劲内扣。上体正直，两臂相平屈肘于胸前，十指尖相对，掌心朝下。左手握拳，食指与拇指上翘呈"八"字撑开，并缓缓向左水平推出至手臂完全伸直；与此同时，右手变拳，拳眼朝上，展臂屈肘向右边拉，如拉弓状，头随左臂伸出时向左旋转，目平视左手拇、食指之间。

（2）复原，右足向右迈出一步，两腿屈曲成马步，重复上述动作，唯左右手方向相反（图9-6）。

（3）左右动作交替进行，每侧各做3～5遍。拉弓时吸气，复原时呼气。

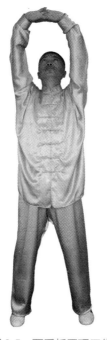

图9-5　两手托天理三焦

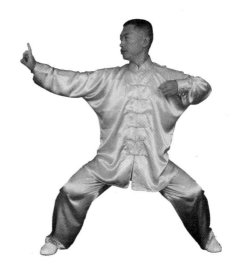

图9-6　左右开弓似射雕

【要领】

（1）两臂平拉时，用力要均匀，并尽量展臂扩胸，头项保持正直。

（2）马步时，要挺胸塌腰敛臀，两足跟外蹬，上体不能前俯。

【作用】"左右开弓似射雕"动作主要是扩展胸部，作用于上焦。吸气时，双手似开弓状，左右尽力拉开，加大胸廓横径，能够吸进更多的新鲜空气；呼气时，双手向胸前合拢，挤压胸廓，帮助吐尽残余的浊气。由于两肺的舒张与收缩，对心脏也起到了直接的按摩和挤压作用，加强了心肺功能。同时此动作还可增强胸胁部、肩背部及腿部肌肉力量，有助于保持人体正确姿势，预防和矫正肩内收和驼背等不良姿势。

3. 调理脾胃须单举

【预备姿势】和两手托天理三焦相同。

【动作】

（1）左足向左横开一步，两足距离与肩同宽。左手掌心朝上自左侧前方随左臂缓缓上举,过头后翻掌,掌心朝上,并继续上举至最大限度,五指并拢,指尖朝向右,力达掌根。与此同时,右手下按,指尖向前,掌心朝下。右手掌根向下按,左手掌根上撑,两手配合,上下同时用力,目视正前方。

(2)稍停片刻后,随呼气,左手从头顶自原路线缓缓下落,左右手复原。

(3)此为左式动作,右式动作(图9-7)与左式相同,唯方向相反。

(4)左右式各重复上举下按6～8次。手上举时吸气,复原时呼气。

【要领】肢体伸展宜柔宜缓,两手上撑下按,腕关节尽量背伸,手臂伸直,挺胸直腰,拔长脊柱。

【作用】"调理脾胃须单举"动作主要作用于中焦,两手交替上举下按,上下对拔争力,能使肌肉、经络、内脏器官受到拔伸,特别是肝胆脾胃受到牵拉,能增强胃肠蠕动和消化功能,长期坚持练习有助于防治胃肠疾病。

4．五劳七伤往后瞧

【预备姿势】和两手托天理三焦相同。

【动作】

(1)左足向左横开一步,两足距离与肩同宽。两手缓缓自左右体侧上抬,与肩相平时成立掌,掌心分别向左右两侧,然后,身体慢慢向左旋转,头部亦向左尽量旋转至最大限度,目视左侧后方(图9-8)。

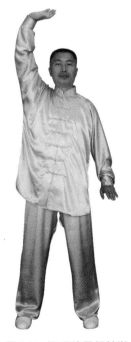

图9-7　调理脾胃须单举

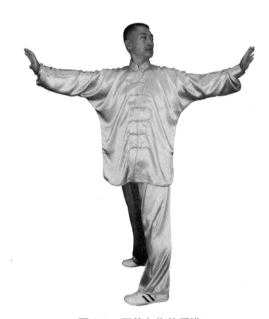

图9-8　五劳七伤往后瞧

(2)稍停片刻,复原,身体慢慢向右尽量旋转,动作与左侧相同,唯方向相反。

(3)如此左右反复练习6～8遍。头向后转动时吸气,还原时呼气。

【要领】动作要与呼吸配合一致,头部转动时,要做到头平项直,两目尽量向后注视。

【作用】该动作可使整个脊柱尽量旋转扭曲,可增强颈项腰背部肌肉力量和改善脊椎活动功能,消除大脑疲劳,增大眼球的活动范围,增强眼部肌肉力量。常用于防治脊椎病、高血压、动脉粥样硬化等病症。

5. 摇头摆尾去心火

【预备姿势】和两手托天理三焦相同。

【动作】

(1) 左足向左侧横跨一大步,两足距离宽于肩,屈膝下蹲成马步,两手扶住大腿部,虎口朝内,两肘外撑。头和上体前俯,随即向左做弧形摇转,头与左膝、左脚尖呈一直线,同时臀部则相应向右摆动,右腿及右臂适当伸展,以辅助躯干的摇摆动作(图9-9)。

(2) 复原,上体前俯,随即向右做弧形摇转,动作与左侧相同,唯方向相反。头和上体做侧向摇转的同时吸气,复原时呼气。

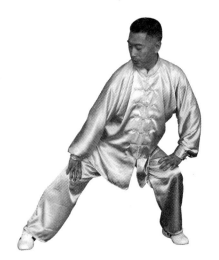

图9-9　摇头摆尾去心火

【要领】

(1) 头和上体左右摇转,要和呼吸配合一致。

(2) 两手不离膝关节,两足不离地面。

【作用】

(1) 本动作是全身性动作,摇头摆臀、拧转腰胯,牵动全身,对整个身体都有良好的作用。可清心泻火、宁心安神。同时,运动颈、腰椎关节,有助于任、督、冲三脉经气运行。对颈椎、腰椎疾病,以及心火亢盛所致的心烦、失眠、多梦等有一定的防治作用。

(2) 下肢弓步、马步变化,能壮腰健步,增强下肢肌肉力量,对腰酸膝软等疾患有较好的防治作用。

6. 双手攀足固肾腰

【预备姿势】和两手托天理三焦相同。

【动作】

(1) 两手腹前交叉,上举至头顶,掌心向上,上体略后仰,仰头[图9-10(1)]。稍停片刻,躯干缓缓前俯,两手随上体前俯至足尖,手指攀握住两足尖,两膝关节伸直[图9-10(2)]。

(2) 上体慢慢抬起,同时两手沿着足外侧划弧至足跟,沿腿后膀胱经上行至腰部,按压肾俞穴,上体后仰、仰头。

(3) 稍停,两手自然下落,成站立姿势。身体后仰时吸气,身体前俯时呼气。

【要领】

(1) 身体前俯、后仰,主要是腰部活动,因此两膝关节要始终伸直,速度应缓慢而均匀,运动幅度要由小到大。

(2) 后仰时以身体平衡稳固为原则,注意重心,以防摔倒。

【作用】本动作的练习重点是腰部,腰部前俯后仰,可以充分舒展腰腹肌群;双手攀足,可以牵拉腿部后群肌肉。长期坚持练习本节动作,可疏通带脉和任督二脉、壮腰健肾、明目醒脑,且能提高腰腿柔韧性,防止腰肌劳损和坐骨神经痛等。

【注意事项】高血压、脑血管硬化者,弯腰时头不宜过低。

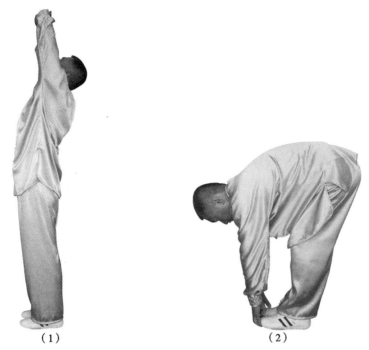

图 9-10 双手攀足固肾腰

（1）两手交叉上举到头顶；（2）上体前俯，手指攀握足尖

7. 攒拳怒目增气力

【预备姿势】和两手托天理三焦相同。

【动作】

（1）左足向左横开一大步，两足距离宽于肩，屈膝下蹲成马步。两拳置于两腰际，拳心向上，两目平视前方。左拳向前用力冲击，拳心由向上变为向下；左拳收回至左腰际，右拳向前用力冲出，拳心由向上变为向下［图 9-11（1）］。

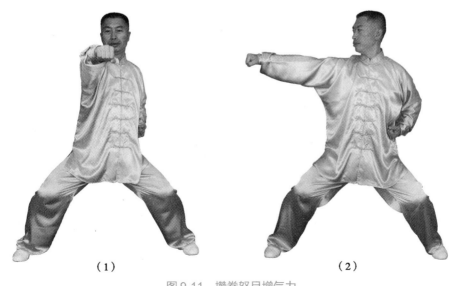

图 9-11 攒拳怒目增气力

（1）向前冲拳；（2）向右冲拳

（2）右拳收回至右腰际，左拳向左侧用力冲出，拳心由向上变为向下；左拳收回至左腰际，右拳向右侧用力冲出，拳心由向上变为向下［图9-11（2）］。

（3）重复以上动作数遍，最后恢复成预备姿势。拳向前或向侧方用力冲出时，先吸气再呼气，收拳复原时缓慢吸气。

【要领】

（1）出拳由慢到快，体现"寸劲"。

（2）足趾抓地，气沉丹田，脊柱正直，松腰沉胯，要与呼气、瞪眼怒目配合一致。

【作用】本动作主要作用是疏泄肝气，使肝气条达、肝血充盈，则经脉得以濡养，筋骨强健。久练攒拳，可气力倍增。

8. 背后七颠百病消

【预备姿势】和两手托天理三焦相同。

【动作】

（1）两足跟同时提起，离开地面1～2寸，然后踮足，足趾抓地，两手掌面按于两侧腰部，上身保持正直，挺胸收腹，头向上顶，似全身向上做提举势，背部肌肉轻度紧张，同时吸气，见图9-12（1）。

（2）背部肌肉放松，足跟轻轻下落，但不能落地，意念随之下落至足跟，同时呼气，见图9-12（2）。

（3）动作反复进行7～14次，最后恢复预备姿势。

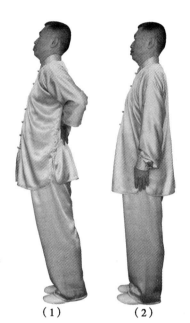

（1）　　　　（2）

图9-12　背后七颠百病消
（1）踮足；（2）足跟落地

【要领】

（1）身体抖动要放松。

（2）足跟上提时，头要向上顶；足跟下落时意念要下引至涌泉穴。

【作用】本动作是全套动作的结束动作，通过连续抖动，使肌肉、内脏、脊柱的关节得到放松，并使浊气从脚底涌泉排出。所谓百病消，并非指单做"背后七颠"这一段，而是指长期坚持做整套八段锦动作后，能达到防病祛病、延年益寿的功效。

第六节　保　健　功

保健功是根据传统导引法整理改编而成。保健功的特点是动作简单、易学易记、不会出偏、安全可靠，它不仅可作为其他各类功法的辅助功法，还可以作为治疗疾病的主功。其动作缓和柔韧，男女老少皆宜，既可以防治疾病，又有保健作用。唐•释慧琳《地经疏义》中说："凡人自摩自捏，伸缩手足，除劳去烦，名为导引。"保健功就是这种"自摩自捏"的导引法，其作用如明代养生家高濂所说："导引按摩之术，可以行血气、利关节，辟邪外干，使恶气不得入吾身中耳。传曰：'户枢不蠹，流水不腐'，人之形体亦犹如是，故延年却病，以按摩导引为先。"

保健功强调意念要密切结合动作，运动量虽小，但各节都有其功效，包括眼功、耳功、鼻功、舌功、项功、夹脊功等各部位的功法，结合静坐，可以有病治病、无病强身，具有全面调节的综合养生保健作用，尤其适用于体质虚弱者和老年人锻炼。

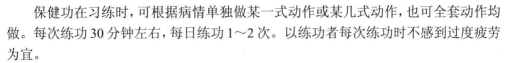

保健功在习练时,可根据病情单独做某一式动作或某几式动作,也可全套动作均做。每次练功 30 分钟左右,每日练功 1～2 次。以练功者每次练功时不感到过度疲劳为宜。

第一式 静坐

【动作】两腿盘膝而坐,头颈躯干端正、放松,头微前倾,双目轻闭,含胸,舌抵上腭,两上肢自然下垂,沉肩坠肘,两手的四指轻握拇指,分别放在两侧的大腿上,拳心朝上,意守丹田,用鼻呼吸 50 次。初练者采用自然呼吸,日久呼吸可以逐渐加深,也可采用深呼吸或腹式呼吸。做完后将舌自然放下。

【要领】意守时要做到似守非守、绵绵若存。

【作用】可安定情绪、排除杂念、放松身心、培育元气,可为后面各式动作做好准备。

第二式 耳功

【动作】接上势,用搓热的两手心搓摩耳轮各 18 次;用两手大鱼际按住两耳道,手指自然放于后脑枕部,此时用两手食指按压在中指上并顺势滑下轻轻弹击后脑枕部 24 次,此时耳内可听到"咚咚"的声响,此动作古称"鸣天鼓"。

【作用】

(1)可刺激听神经,增强听力,防治耳鸣、耳聋等耳科疾病。

(2)由于耳部与全身各脏腑经络有着密切的联系,所以搓摩耳轮还可以调节五脏六腑和经络的功能。

(3)可调节中枢神经的功能,防治头痛、眩晕、健忘、痴呆、耳鸣、耳聋等疾病。

第三式 叩齿

【动作】上下牙齿轻轻叩击 36 次。

【要领】叩击时不要用力过重。

【作用】

(1)可坚固牙齿、预防牙病。

(2)由于肾主骨,齿为骨之余,所以经常叩齿可补益肾气。

第四式 舌功

【动作】用舌在口腔内上下牙齿外按顺时针和逆时针方向轻轻搅动各 18 次,产生的唾液暂时不要咽下,接着做漱津动作。

【要领】搅舌时,次数可由少到多,不可强求一次到位,尤其是对高龄有动风先兆的人,由于舌体较为僵硬,搅舌较困难,故更应注意。可先搅 3 次,再反向 3 次,逐渐增加次数以能承受为度。

【作用】本动作又称"搅海",可刺激消化腺的分泌,使口腔内津液增多,而且可以间接刺激使胃肠消化液分泌增多,因此可改善消化功能,促进营养物质更好地吸收。

第五式 漱津

【动作】闭口,将舌功产生的唾液鼓漱 36 次后分 3 次咽下,咽下时要用意念引导着唾液慢慢下到丹田。

【要领】鼓漱动作,不论口中是否有津液,都要做出津液很多的鼓漱动作。

【作用】漱津的作用和舌功相同。

第六式 擦鼻

【动作】拇指微屈,用两手拇指指间关节背侧轻轻自上而下摩擦鼻翼两侧各 18 次。

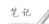

【要领】擦鼻时用力要适当，不可过大，以免擦破皮肤，也可配合使用推拿介质。

【作用】可增强上呼吸道的抗病能力，常用于防治感冒、伤风、鼻塞不通、慢性鼻炎、过敏性鼻炎等病症。

第七式　目功

【动作】轻闭两目，微屈拇指，以拇指指间关节背侧由内向外轻擦上下眼睑各 18 次，然后以拇指指间关节背侧由内向外轻擦两眼眉各 18 次。眼球顺时针、逆时针方向旋转各 18 次。

【要领】旋转眼球速度要慢，旋转次数由少渐多，刚开始练习时不一定要达到规定的次数，否则部分练习者可有目胀、头昏、呕吐等反应。

【作用】可加强眼部的血液循环和眼肌的活动能力，改善视力，防治目疾。

第八式　擦面

【动作】两手掌互相摩擦生热，用两手掌掌面由前额经鼻两侧往下擦，至下颌为止，再由下颌上擦至前额，如此反复进行，共做 36 次。

【作用】该动作又称"干洗脸"、"干浴面"。可改善面部的血液循环，使面色红润有光泽，减少皱纹的发生。

第九式　项功

【动作】两手手指相互交叉抱于颈后部，仰头，两手向前用力，颈部向后用力，如此相互争力 3～9 次。

【作用】可增强颈项部的肌力，改善颈项部的血液循环，防治颈项部疾病引起的颈项痛、上肢麻木疼痛、头昏目眩、头痛等病症。

第十式　揉肩

【动作】以左手掌揉右肩 18 次，再以右手掌揉左肩 18 次。

【要领】掌揉时腕关节要放松，动作要灵活，用力要轻柔，要带动肩关节的皮下组织一起揉动，而不能有体表摩擦移动。

【作用】可促进肩部的血液循环，滑利肩关节，防治肩关节疼痛、肿胀、活动受限等病症。

第十一式　夹脊功

【动作】两手轻握拳，肘关节屈曲约 90°，两上肢前后摆动各 18 次。

【要领】前后摆动时，两腋要略收。

【作用】可疏肝解郁、增强内脏功能、促进肩关节的血液循环、滑利肩关节，常用于防治肩关节和内脏的疾病。

第十二式　搓腰

【动作】先将两手互相搓热，然后用两手掌面上下搓两侧腰部各 18 次。

【作用】该动作又称"搓内肾"，可缓解腰部的肌肉痉挛，改善腰部的血液循环，常用于防治腰痛、腿软、阳痿、遗精、早泄、痛经、闭经等病症。

第十三式　搓尾骨

【动作】用两手的食指和中指上下搓尾骨部，两手各做 36 次。

【作用】可改善肛周的血液循环，通督脉，常用于防治便秘、脱肛、痔疮和妇科病症。

第十四式　擦丹田

【动作】将两手掌互相搓热后，用左手手掌沿大肠蠕动方向绕脐做圆形摩动，即

笔记

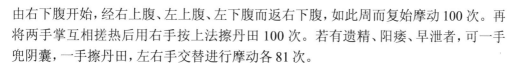

由右下腹开始，经右上腹、左上腹、左下腹而返右下腹，如此周而复始摩动 100 次。再将两手掌互相搓热后用右手按上法擦丹田 100 次。若有遗精、阳痿、早泄者，可一手兜阴囊，一手擦丹田，左右手交替进行摩动各 81 次。

【作用】可健脾柔肝，改善胃肠功能，促进水谷精微的消化吸收，常用于防治便秘、腹胀、腹泻等病症。一擦一兜可补肾固精，常用来防治遗精、阳痿、早泄等病症。

第十五式　揉膝

【动作】用两手掌分别揉两膝关节，两手同时进行或先后进行，各揉 100 次。

【作用】可滑利膝关节，防治膝关节病。

第十六式　擦涌泉

【动作】用左手食、中指擦右足心 100 次，然后再用右手食、中指擦左足心 100 次。

【要领】擦涌泉时要稍用力，令足掌发热为度。可先在施术部位上涂一些按摩乳，有助于热量的渗入。

【作用】有补肾固精、调节心脏的功能，常用于防治头晕、目眩、失眠、健忘、心悸、遗精、阳痿、早泄等病症。

第十七式　织布式

【动作】坐式，两腿伸直并拢，足尖朝上，两手掌心朝前向足部做推的动作，同时躯干前俯，并配合呼气。推到尽头后返回，返回时手掌朝里，并配合吸气，如此往返 36 次。

【要领】初练时可自然呼吸，待动作熟练后再配合呼吸。前推幅度可从小到大，不必一步到位，以免拉伤腰部肌肉。

【作用】可促进新陈代谢，锻炼腰部肌肉，常用来防治腰酸、腰痛等病症。

第十八式　和带脉

【动作】自然盘坐，两手在胸前互握，上身旋转，先从左向右转 16 次，再从右向左转 16 次，向前外侧探胸时吸气，缩胸时呼气。

【作用】可强腰固肾，调和带脉，改善胃肠功能，常用于防治腰背痛和脾胃疾病。

第七节　六　字　诀

六字诀，又称六字气诀，在我国有悠久的历史，是我国古代流传下来的一种养生功法，是一种吐纳法。所谓六字诀是指在呼气时发出"嘘、呵、呼、呬、吹、嘻"六个字的不同发音以震动、牵动不同的脏腑经络气血的运行，来达到锻炼内脏、调节气血、平衡阴阳的目的。历代文献对吐纳法有不少论述，秦汉时期的《吕氏春秋》中有通过导引呼吸治病的论述。《庄子·刻意》篇中说："吹呴呼吸，吐故纳新，熊经鸟伸，为寿而已矣。"在西汉时期《王褒传》一书中，也有"呵嘘呼吸如矫松"的记载。南北朝时期陶弘景在《养性延命录》中详述其术："凡行气，以鼻纳气，以口吐气，微而引之，名曰长息。纳气有一，吐气有六。纳气一者谓吸也，吐气六者为吹、呼、嘻、呵、嘘、呬，皆出气也。凡人之息，一呼一吸元有此数。欲为长息吐气之法。时寒可吹，时温可呼。委曲治病，吹以去风，呼以去热，嘻以去烦，呵以下气，嘘以散滞，呬以解极。"隋代天台山大法师智顗，在所著的《修习止观坐禅法要》一书中，也提出了六字诀的这一治病方法。他说："但观心想，用六种气治病者，即是观能治病。何谓六种气？一吹、二呼、三嘻、四呵、五嘘、六呬。此六种息皆于唇口之中，想心方便，转侧而坐，绵微而用。"唐代名医孙思邈，又把五行相生的顺序放进六字诀："春嘘明目木扶肝，夏至呵心火自闲，秋呬定收金肺润，肾吹惟要坎中安，三焦嘻却除烦热，四季长呼脾化餐，切忌出声闻口耳，其功尤胜保神丹。"明代太医院的龚廷贤在其所著的《寿世保元》中说："不炼金丹，且吞玉液，呼出脏腑之毒，吸入天地之清。"六字诀的发音与口型，只要按照汉语拼音发音即可。腹式呼吸要求小腹要有起伏。导引的动作也比较简单。本功法是根据中医学阴阳五行，生克制化，天人合一之理论，按照春生、夏长、秋收、冬藏四时之节序，配合五脏之属性、宫商角徵羽之发音口型、肢体屈伸开合之形式，使气血流通于五脏之中的功法。以呼气读字，发出不同的声音，吐出不同的气流，从而震动、牵动不同的脏腑，以调补五脏六腑，达到祛病健身的目的。使瘀者通，结者解，虚者补，实者泻。练功的人只要按照要求去做，纯任自然，由简到繁，对读字、口型、呼吸、动作、意念，一步一步地进行锻炼，循序渐进，就不会出偏差。六字诀功法可加强人体内部的免疫功能，通过呼吸导引，充分激活人体潜力来抵御疾病、延缓衰老、增长寿命。

一、呼吸法与调息

1. 呼吸法　本功法采用顺腹式呼吸，即吸气时小腹自然隆起。先呼后吸，呼气时读字，同时要提肛、收小腹、缩肾（环跳穴处肌肉内缩），体重后移至两足跟，足趾轻轻点地；吸气时，两唇轻闭，舌抵上腭，身心放松，腹部自然隆起，自然吸入大自然之气，此为"踵息法"。六个字都用此法呼吸。

2. 调息　作用是调整呼吸、通畅气机、恢复自然、平衡阴阳。每个字读6次以后，调息1次，采用自然呼吸法。具体做法是身心放松后，两臂从侧前方缓缓抬起，手心向下，当腕与肩相平时，外旋两臂使手心翻向上，然后屈肘内旋前臂和腕关节使指尖相对，掌心朝下，再似按球状缓缓在胸前下落至小腹前着腕下沉，松腕恢复预备式。

二、动作

预备式

两足平行站立，与肩等宽，头正项直，百会朝天，嘴唇轻闭，舌抵上腭，含胸拔背，沉肩坠肘，两臂自然下垂，两腋虚空，收腹提肛，两膝微屈，面带微笑，默想全身放松，站立至呼吸自然平稳。放松时，可意想从头到脚逐一放松。起势可调动气机，进入功态。每次练功时预备式可以多站一会儿，待呼吸微微绵绵、全身松静自然时再开始练功。

1. "嘘"字功

【发音】嘘（读需）。

【口型】两唇微合，嘴角后引，舌后部稍抬起，上下槽牙间有微缝，槽牙与舌头两边也留有微缝，呼气吐字时，气主要从上下槽牙的两边与舌头的缝隙间缓缓吐出。

【动作】

（1）两手重叠于小腹上，左手在下，右手在上（女性相反），内外劳宫穴相对，以下手的鱼际穴压在脐下边沿处，然后开始呼气并念"嘘"字。两目随吐气念字慢慢地尽力圆睁。

（2）呼气后放松，恢复自然吸气。

（3）如此反复进行 6 次动作，做 1 次调息（图 9-13）。

【动作特点】肝属木，喜升发、条达，故嘘字功动作向上、舒展。

【经络走向】意念领肝经之气由大敦穴，沿足背上行，过太冲、中都穴，经过膝关节内侧，沿大腿内侧至小腹与胃经并列上行，夹胃经两旁会于肝脏，出络胆经，上行穿过横膈膜，散布于胸胁间，沿着喉咙的后侧，经上腭骨的上窍联系眼球，又上行于脑，后转入肺系。另一支脉从肝脏穿横膈膜上注于肺脏，经过中府、云门穴，沿着手臂内侧前缘，行至大拇指内侧的少商穴。

【作用】可疏通肝气，常用于治疗肝病、目疾、胸胁胀闷、食欲不振、头目眩晕、两眼干涩及妇科病症。

2. "呵"字功

【发音】呵（读喝）。

【口型】两唇张开，口微张，舌抵下腭，舌边靠下牙齿，呼气吐字时气从上腭和舌面间缓缓吐出。

【动作】

（1）两臂从侧前方徐徐抬起，动作与调息动作相同，手缓慢下按时（图 9-14）呼气并念"呵"字，足大趾轻轻点地。呼气尽时两手正好按在小腹前着腕下沉。

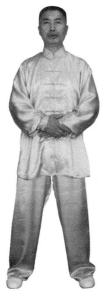

图 9-13　"嘘"字功

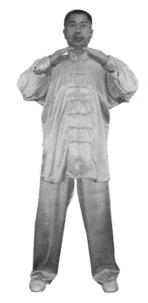

图 9-14　"呵"字功

（2）两臂自然下垂于体侧，轻轻闭合嘴唇，自然吸气。

（3）如此反复进行 6 次动作，做 1 次调息。

【动作特点】心属火，因心火宜降不宜升，且手少阴心经出于心中而下行，故"呵"字功的特点是两手捧掌上提至胸后即翻掌下按，使心肾相交，心火下降，温补肾水。

【经络走向】以意领气由脾经隐白穴上升，循大腿内侧前缘，入腹里，过脾胃，穿横膈入心中，上夹咽，连舌本入目，上通于脑部。从心系上行至肺部，横出于腋下，由极泉穴上升入臂内侧后缘，经过少海、通里、神门、少府等穴直达小指少冲穴。因而做"呵"字功时，小指或中指尖部可有麻胀感。

【作用】可降心火，常用于防治心悸、心绞痛、失眠、健忘、汗多、口舌糜烂等病症。

3．"呼"字功

【发音】呼（读乎）。

【口型】撮口如管状，两唇呈圆形，舌体放在口中央向上微卷，用力前伸，呼气吐字时气流从喉部经撮圆的唇部呼出。

【动作】

（1）两手如托物状由旁侧抬起，手心向上，过下丹田后，右手继续上抬至膻中穴，双手内旋，翻掌心向下，右手继续翻转，由外侧向上托起，手心向上。同时左手下按。右手上托、左手下按之时，开始呼气并读"呼"字，右手上托到额前上方，左手下按到左胯旁，呼气尽。

（2）随即右手外旋使手心朝向面部，再从面前缓缓落下，同时左手外旋使手心朝向身体并沿腹胸前上抬，双手在胸前重叠，右手在外，左手在里，内外劳宫穴相对。然后左手上托，掌心朝上，右手下按，掌心朝下，做第2次呼气并读"呼"字。

（3）如此反复进行6次动作，做1次调息（图9-15）。

【动作特点】因脾气宜升不宜降，胃气宜降不宜升，而脾气升为主导，脾气升则胃气降，故"呼"字功的特点是一手用力上举，一手下按。

【经络走向】当念"呼"字时，足大趾稍微用力点地，则经气由足大趾内侧隐白穴起，沿大趾赤白肉际上行，过大都、太白、公孙之后，入三阴交，然后沿小腿内侧面上行，直入腹内脾脏，联络胃部，夹行回喉部连于舌根部，散于舌下。注入心经之脉，随手势高举直达小指尖端少冲穴。

【作用】可健脾和胃，常用于治疗腹胀、腹泻、倦怠乏力、食欲不振、消化不良、肌肉萎缩等病症。

4．"呬"字功

【发音】呬（读四）。

【口型】上下齿相合而不接触，舌尖插入上下齿的缝隙，呼气吐字时气从门牙缝隙间吐出。

【动作】

（1）两手向腹前抬起，手心朝上，手指尖相对如捧物状上抬至膻中穴，两臂内旋翻手心向前成立掌，指尖与喉平，然后向左右推掌如鸟之张翼，掌心逐渐转向两侧，展臂推掌的同时开始呼气并读"呬"字，足大趾轻轻点地（图9-16）。

（2）呼气尽，随吸气两臂从两侧自然下落。

（3）如此反复进行6次动作，做1次调息，恢复预备式。

【动作特点】深吸气以吸入尽可能多的清气，再呼气使肺内浊气从口排出、吐字展臂使病气沿手太阴肺经的大指末端排出。

【经络走向】当念"呬"字时，意念由足大趾之大敦穴引气上行，沿腿内侧上行入肝，由肝的支脉流注于肺。从肺系（肺与喉咙相联系的部位）而出，经中府、云门，循臂内侧入太渊穴走鱼际穴，出拇指之少商穴。

【作用】可以清肺，常用于治疗外感伤风、咳嗽喘促、背痛、畏寒等病症。

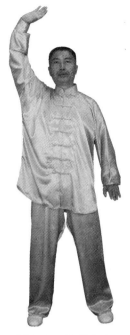

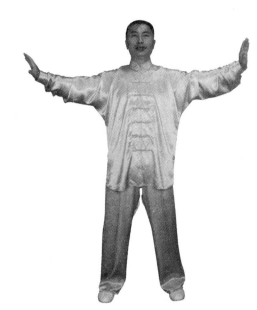

图 9-15　"呼"字功　　　　　　　　　　　　图 9-16　"呵"字功

5. "吹"字功

【发音】吹（读"炊"）。

【口型】口微微张开，两嘴角稍向后，舌微上翘并微后收。

【动作】

（1）两臂从体侧面腰际向前抬起在胸前膻中穴前撑圆，两手指尖相对如抱重物（图 9-17）。呼气并读"吹"字时，身体下蹲，足五趾点地，足心空如行走泥地，两臂随之下落，至呼气尽。下蹲时，身体尽量正直，膝盖与脚尖上下垂直，下蹲高度不要影响提肛。

（2）呼气尽两足跟稍用劲缓慢站起，两臂自然下落于身体旁侧。

（3）如此反复进行 6 次动作，做 1 次调息，恢复预备式。

【动作特点】肾属水，宜补不宜泄。故"吹"字功的特点是导引动作由体旁而至身前，由下而至胸部，使肾水上升而滋补心阴，涵养心阳；导引动作再由胸部下按，使心火下降而温补肾水，滋阴扶阳。

【经络走向】当念"吹"字时足跟着力，肾经之经气从涌泉上升，经足掌内侧循内踝骨之后，经三阴交，过小腿内侧面，出腘窝，经大腿内侧上行，贯穿脊椎，入于肾脏，转注心包，经天池、天泉、曲泽、大陵、劳宫至中冲穴。

【作用】可治腰膝酸软、头晕耳鸣、目涩、健忘、潮热、盗汗、遗精、阳痿、早泄、子宫虚寒、齿动摇、发脱落等病症。

6. "嘻"字功

【发音】嘻（读希）。

【口型】两唇上下相对但不闭合，舌微伸，舌尖向下，好似有嬉笑自得之意，怡然自得之心。气流经舌尖到门牙后排出。

【动作】

（1）两臂由体侧自然抬起，手心向上，指尖相对如捧物状，抬至膻中穴，两臂内旋翻手心向外，而后上举并呼气读"嘻"字，托至头前上方，两手心转向上方，指尖相对，呼气尽（图9-18）。

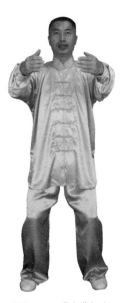

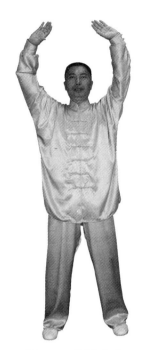

图9-17　"吹"字功　　　　　　　　　　　　图9-18　"嘻"字功

（2）吸气时，两臂外旋变立掌，手心朝里经面部、胸前下落，至乳中穴，指尖相对，随后转动指尖向下，手贴身沿胆经自然下行，下垂于身体两侧。

（3）如此反复进行6次动作，做1次调息。

【动作特点】动作幅度大，双手上举、下按，全身舒展。

【经络走向】呼气时，意念自胆经第4趾爪甲外侧足窍阴穴，经丘墟，沿腿外侧过外丘、膝阳关、环跳，入腹，经三焦上行肩中，沿臂外侧，经天井、支沟、外关至第4指爪甲外侧关冲穴。呼气尽两手下落，以意领气沿胆经下行至足窍阴穴。

【作用】调理三焦，调治胆经及胆囊疾病。常用于治疗眩晕、耳鸣、口苦胸闷、恶心呕吐、腹满膨胀、气短声微、腹痛肠鸣、腹泻、小便清长、遗尿等病症。

【注意事项】高血压患者，双手不宜过头，可向前上方推去，上托时宜快，下落时宜慢，意想涌泉穴，以防意外。

收功

默念收功后，轻揉神阙穴，顺时针转6圈；两手里外位置交换，再逆时针转6圈。然后两臂外展、上举，再内收、下按，同时慢慢睁开双眼。再两脚尖分别点地，足部以脚尖为中心顺时针转6圈、逆时针转6圈，收功。收势可进一步调理气机，从练功状态恢复到自然状态。

三、注意事项

1. 全套功法可整套练习，也可根据自己的具体情况单练某节或几节。

2. 动作要始终保持缓慢、舒展圆滑，呼吸要均匀细长而不憋气。意念不要太强，稍加用意即可。

3. 在正式练功前可以先进行发音练习，细心体会每个字的发音振动源，有助于准确发音。

4. 六字诀也可以坐练或卧练，不必过于追求动作的规范及套路。

5. 练功重复次数 6 次左右即可，不必刻意正好 6 次，以免过于注意次数而影响练功效果。

6. 功法熟练后，不必再着意于动作及呼吸，顺其自然，动作与呼吸浑然一体，气随意行，人在气中，病气自排，元气自盈，妙在其中。

第八节 壮腰八段功

壮腰八段功是源于秦汉时期的导引功法，长期以来一直流传于民间，由八节以腰部为主的动作组合而成。其动作难度、强度和运动量都可因人而异，自由调节。其动作要求柔顺和缓，循序渐进，以内练精、气、神为主，外练筋、肌、骨节为辅，不以追求肌筋酸胀等感应为练功目的。其功法特点是选式古朴严谨，布局合理周到，简单易学，功效明显，安全可靠。壮腰八段功的功法歌诀是：大鹏展翅万里遥，鹞子翻身腾九霄；古松迎客斜展枝，降龙伏虎称英豪；二龙戏珠显灵巧，货郎击鼓神逍遥；观天按地练精气，黑熊晃身天柱摇。

本功法具有壮腰健肾、舒筋壮骨、行气活血、滑利腰脊、增强腰背力量等作用。"少年练腰练到老，能文能武寿亦高"。本功法所采用的八段传统导引式式，都要求把力量集中于腰部。腰部的功法锻炼，一直为历代养生家所重视，明代罗洪先《万育仙书》中记载"白玉蟾虎扑食形"一势，即"肚腹着地，脚手着力朝上，运气十二口，手足左右摇动三五度"，实际上是一种伸腰功，有增强腰背肌肉力量的作用。腰为肾之府，明代李中梓的《医宗必读•肾为先天本脾为后天本论》中记载："肾为脏腑之本，十二脉之根，呼吸之本，三焦之源，而人资之以为始者也。"所以腰部的运动不仅对腰部本身具有锻炼作用，而且对全身都有一定的影响。如餐后两腿绷直，向右前侧弯腰，然后用手垂直摸右脚背，反复 5～8 次。可使"瀑布型胃"胃底后部的囊状区由后上位转为前下倾位，从而易使滞留于囊袋内的食物引流出来，使由此引起的左上腹不适、呃逆、嗳气、反酸等症状减轻或消失。在壮腰八段功中，货郎击鼓结合有自我拍击的方法，以加强其健身的作用。早在汉墓出土的马王堆帛书《导引图》中就有以袋装物拍击自身的导引图示。清代李九华《调气圭臬图说》中所记载的四十六式导引法中，雁衔芦穗，黄鹊理翅，鹏翼垂云，沙鸥晒翅，惊鸟高飞，架上鹦鹉，山鸡舞镜，莺啄晴吭等后十九式都配合有自我拍击法。在练习本功法时用力要柔和，快慢要适当，幅度要由小到大，每节重复次数可酌情而定。每次练功 20～30 分钟，每日练功 1～2 次。

1. 大鹏展翅（属拧腰功）

本段功法古名"鹞北"，其名首见于西汉帛书《导引图》。

【动作】

（1）两足开立，与肩同宽，以腰为轴，向左后方转腰，两臂随腰部扭转之势缓缓呈侧平举，掌心朝上，形状宛如大鹏展翅，目视左后方或左手。

（2）稍停片刻，复原。转腰向右侧，动作要领和向左旋转相同，唯方向相反。

【要领】举臂与转腰动作要同时进行，躯体在两足不移动的情况下尽量向背面扭转，眼随手动。

2．鹞子翻身（属翻腰功）

本段功法古名"鳖狼"，其名首见于西汉帛书《导引图》。

【动作】

（1）预备势为俯身弯腰垂臂。稍停片刻，两臂上举并随腰部的翻腾旋转之势，由下向左，向上，向右，同时转头向后顾盼；再由右而下，还原为预备势（两手在空中呈圆周运动），即两手在空中呈圆周形运转一周。

（2）稍停片刻，接着做右式。

3．古松迎客（属侧腰功）

本段功法古名"蛇屈"，其名首见于晋代葛洪《抱朴子》。

【动作】

（1）并步站立，右手上举，屈肘横臂于脑后，掌心朝前，指尖朝左；同时左手后伸，屈肘横臂于腰后，掌心朝后，指尖朝右。随即腰向左侧缓慢地侧屈到最大限度，两臂同时相应地朝对侧尽力伸展。

（2）稍停片刻，接着做右式。

4．降龙伏虎（属拗腰功）

本段功法古名"龙导虎引"，其名首见于《抱朴子》。

【动作】

（1）两足开立，比肩稍宽，屈膝下蹲，双拳抱于两腰际，拳心朝上。然后，左拳于腰侧向腹前伸出，拳心朝下，拳眼朝里，与肚脐相对，和肚脐相隔约一拳半；同时右拳于腰侧向额前上方伸出，拳眼朝下，拳心朝外，与额部相距约一横拳半。两拳上下遥相呼应。

（2）随即两足碾地，向左转腰，变马步为左弓步；同时两拳变掌，左掌向下按至左胯侧后方，呈俯掌后撑式，指尖向左；右掌向左额前方尽量外撑，掌心朝外，指尖也向左。两臂前上、后下相对成开弓势，颈项、腰部向左向后扭转到最大限度，目视左手。

（3）稍停片刻，接着做右势。即在做向右转腰之势时，两手由掌变拳，右拳徐徐落于腹前，左拳伸至额前，然后两足碾地，两下肢由左弓步经马步变为右弓步，再撑掌转腰。

【要领】本式是本套功法中较复杂的一式，要注意上、下肢体动作要协调，两手要相互呼应。

5．二龙戏珠（属折腰功）

本段功法又叫"折腰回转"。

【动作】

（1）两足开立，与肩同宽，两臂侧平举呈一直线，随即呈俯身弯腰之势，右手直臂下伸,自右足外侧沿地面向左足外侧呈直臂划伸,同时左手相应地向身后直臂上举,两臂始终保持成一条直线。

(2)稍停片刻,接着做右式。

6.货郎击鼓(属拍腰功)

本段功法与古导引"引八维"相类似,并由此衍生发展而来。

【动作】

(1)两足开立,与肩同宽,左右转腰,两手臂随左右转腰之势自然缠绕拍打腰腹部,也就是向左转腰时以左手背击打后腰部,以右手掌击打对侧的腰胯部。向右转腰时则相反。

(2)随着转腰的幅度大小及速度快慢的不同,拍打的部位也可有所变化,如大幅度转腰时,也可以拍打肩背部、颈项部。

【要领】拍打的轻重程度,按"轻—重—轻"的次序,以拍打后各部位有舒适感为度。

7.观天按地(属弯腰功)

本段功法由古代导引"鸟伸"衍变发展而来。其名首见于《庄子》。

【动作】

(1)并步站立,两手掌护于后腰,掌心向后,指尖向下。先身体后仰使腰部柔缓地背伸,略呈反弓势,仰面观天,同时吸气。

(2)稍停片刻,直身前俯弯腰,两腿挺直,两手手掌随势向前方地面下按,指尖向前,呈按掌势,同时呼气。

【要领】

(1)两手下按时手不可触地,若手能触地,则手应向前伸按以避免触地。

(2)两手下按时不要低头,要尽量抬头。

8.黑熊晃身(属晃腰功)

本段功法古名"熊经",其名首见于《庄子》。

【动作】并步站立,以腰为轴,随着两足跟一起一落,两肩一耸一沉,身躯左右摇晃。两手呈俯掌,随身体的左右晃动在胸腹前沿侧立形圆圈运动。两目随身体的左右晃动而左顾右盼。

【要领】

(1)晃动要像熊一样地笨拙,但笨拙当中有虚有实、有刚有柔、有动有静、有屈有伸、有旋有转。

(2)不仅形似,还要神似,要自然地流露出如熊娱戏般的轻松愉快,使整个身心处于一种协调的运动之中。

第九节　内功健身八法

内功健身八法是一套将呼吸吐纳与按摩导引相结合的保健功法。记载于《伤科秘要》一书,据书中所载,为海和老僧所传。本功法适合年老体弱,或久病体虚者练习。

预备式

【原文】"此八节工夫,须于每日鸡鸣之时[1],面东[2]圈膝[3]而坐,以次做下,五日内外可止内热[4],十日外饮食健运,一月外精神强旺矣,永远练之,能延年益寿"。

【注解】

(1) 鸡鸣之时：鸡鸣头遍之时，即午夜 11 时至次日凌晨 1 时。

(2) 面东：面向东方。

(3) 圈膝：盘腿。可根据练习者情况采用单盘、双盘或自然盘。

(4) 内热：指"邪热"或者"阴虚发热"。

【动作】面向东方盘腿而坐，按照以下八节功法逐节进行练习。

【要领】衣服应尽量宽松合体，全身自然放松。

【作用】便于入静，为功法练习前的准备。本套功法如坚持练习 5 天则具有清"邪热"及治疗"阴虚发热"的效果；坚持练习 10 天以上可以提高食欲和增强消化系统功能；坚持练习 1 个月以上可以使人体力充沛，精神饱满；如长期坚持练习则可以益寿延年。

1. 吸气法

【原文】"每日交子时⁽¹⁾面朝东圈膝而坐，吸东方清气咽入丹田⁽²⁾，三次可充"。

【注解】

(1) 交子时：与"鸡鸣之时"同义，即午夜 11 时至次日凌晨 1 时。

(2) 丹田：指小腹部，肚脐下 3 寸左右。

【动作】每天午夜 11 时至次晨 1 时（可根据实际情况改在早晨 5～6 时），面向东方盘腿而坐，慢慢地深呼吸，将吸入的新鲜空气用意念引到小腹部丹田处，反复进行 3 次。

【要领】舌抵上腭，呼吸要均匀、细长，不可屏气。

【作用】可放松全身，排除杂念，培育元气。

2. 叩齿法

【原文】"闭目叩齿三十六次可免齿疾"。

【动作】将眼睛轻轻闭上，然后上下牙齿轻轻叩击 36 次。

【要领】叩击牙齿动作宜小，不可张嘴。

【作用】可改善牙周血液循环，坚固牙龈，防治各种牙病。

3. 咽津法

【原文】"将舌抵上腭⁽¹⁾津津生满口然后咽，须汨然有声⁽²⁾七次，可降五日火⁽³⁾"。

【注解】

(1) 舌抵上腭：将舌尖向上翘并抵住上腭部。

(2) 汨然有声：发出声响。

(3) 五日火：五天之内发生的邪毒内热。

【动作】将舌尖轻轻抵住上腭部，待唾液分泌至满口时，用力下咽，使发出声响，反复进行 7 次。

【要领】舌尖轻抵上腭，唾液一次性用力吞下。

【作用】可交通心肾，增进食欲，对食欲不振及心肾不交所致各症有一定疗效。

4. 运膏肓⁽¹⁾

【原文】"穴在肩上背心两旁，将两手搭在两肩上，扭转七次，可免不测之疾⁽²⁾"。

【注解】

(1) 膏肓：足太阳膀胱经穴位，在上背部第 4 胸椎棘突下，旁开 3 寸处。

（2）不测之疾：不可预料的疾患。

【动作】两手越过对侧肩部，用手指点按膏肓穴，环旋按压 7 次。

【要领】按压膏肓穴以产生酸、麻、胀、重感为度。

【作用】可疏通膀胱经经气，增强心肺功能，提高机体免疫力。

5. 摩内肾

【原文】"先要闭气，将两手心搓热，向背后擦肾经命门穴[1]各三十六次，可免腰痛"。

【注解】

（1）肾经命门穴：即命门穴，为督脉经穴位，位于第 2 腰椎棘突下凹陷处。这里所指的"肾经"，实际应为督脉，可能作者意指与肾病有关的经脉。

【动作】闭口用鼻呼吸，将两手掌搓热，然后用两手掌在命门穴处交替反复摩擦 36 次。

【要领】摩擦命门穴时应紧贴腰部皮肤。

【作用】可壮腰健肾，防治腰痛、阳痿、痛经、闭经等生殖泌尿系统疾病。

6. 擦丹田

【原文】"将左手托肾囊[1]，右手擦丹田三十六次，再换右手托之，左手擦之，又三十六次"。

【注解】

（1）肾囊：男性指阴囊，女性为会阴部。

【动作】用左手将阴囊（或会阴部）向上托住，同时右手掌反复摩擦小腹部丹田处 36 次；然后再换成右手向上托住阴囊（或会阴部），同时左手擦丹田穴处 36 次。

【要领】轻托阴囊或会阴部，摩擦小腹部丹田处时手掌应紧贴腹部皮肤。

【作用】可健脾补肾，防治男女生殖系统疾病。

7. 摩夹脊

【原文】"穴在背二十二节[1]两旁，将两手摩热，擦三十六次可止梦遗滑泄[2]"。

【注解】

（1）二十二节：颈椎为 7 节，胸椎 12 节，腰椎 5 节，二十二节应在第 3 腰椎处，这里是指腰骶部。

（2）梦遗滑泄：指成年男性出现的遗精现象，有梦而遗精的称为"梦遗"；无梦而遗精的称为"滑泄"。

【动作】练功时先将双手掌搓热，然后反复摩擦两侧腰骶部 36 次。

【要领】摩擦两侧腰骶部时双手摩擦方向应为上下往返运动。

【作用】补益肾气。防治男性遗精或阳痿早泄，女性梦交或白带过多等症。

8. 擦涌泉

【原文】"将两手擦左右脚心各三十六次，可降心火"。

【动作】用手掌（或手指）摩擦对侧足底涌泉穴处，每一侧操作 36 次。

【要领】摩擦足底涌泉穴时用力应相对较重。

【作用】可滋阴养肾、导气血下行、引火归原，常用于防治高血压、足跟痛等病症。

第十节　少林内劲一指禅

　　"少林内劲一指禅"是我国福建少林寺特有的练功术。它经历数百年十几个朝代的提炼、充实，成为武林界推崇的上乘功法。此功法以往为师徒之间口授单传，不立文字。王瑞亭先生在得到少林内劲一指禅先师阙阿水的传授后，于1984年将少林内劲一指禅功法整理成文字，供传功教学使用，后由人民体育出版社出版发行，使此功法逐渐发扬光大。

　　"少林内劲一指禅"的主要内容包括热身法、马步站桩功、扳指（趾）法、内劲站桩功等，其核心内容是站桩。"内劲"，是指人体活动的能量，是蕴藏在人体内的潜能。"一指"，是指在练功过程中，必须再加上一个特殊、关键性的训练方法，即十个手指和十个脚趾有系统、有规律地扳动和按动，以利于内劲的积蓄与释放。其特点是静动双修，静以养气，动以练气，逐渐积蓄"内劲"。本功法的习练，不强调入静和意守，但对姿势的正确性以及动作的先后次序要求特别严格。

一、热身法

　　"热身法"是王瑞亭先生从"心意六合拳"中总结出来的精粹，作为少林内劲一指禅的成套准备动作，包括摇丹田、摩丹田、转丹田、压丹田、提丹田、拉丹田、搓丹田、曲丹田、磨丹田九个动作，故又名"丹田功"。

　　"热身法"模仿"心意六合拳"十大形（鸡、鹞、燕、鹰、虎、马、熊、蛇、猴、龙）中的一些基本动作，练习时要求动作协调，配合呼吸。呼吸和动作相配合的基本原则是：开吸合呼，升吸降呼。动作要灵活自然，轻松自如，两眼平视，炯炯有神，周身充满力量。下步有力、敦实，像棵苍松，显示出沉稳气度。做到既不松软飘浮，又不僵硬呆板。

　　1.摇膀子（又叫摇丹田）

　　【歌诀】摇臂好似车轮转，风云漫舞肩臂旋；
　　　　　　活利关节疏经络，肩臂疼痛可愈痊。

　　【预备姿势】直立。右足向前迈出一步，成右弓步；右手置于右膝外侧，掌心向前，手指并拢；左手拇指朝后，其余的四指并拢，指尖朝前，叉腰；头颈正直，目视前方。

　　【动作】

　　（1）右手臂向前上方绕环至肩上时，掌心外翻向后，同时要转腰带动手臂继续向后下方绕环，经体侧复原（图9-19）。

　　（2）手臂成车轮状旋转一圈为一次，一般做20次。

　　（3）此为右式，右式完成后再做左式，要求同上。左右练习后恢复直立。

　　【要领】

　　（1）动作时手臂要伸直，速度宜先慢后快，目视前方，上身要保持正直，不要前俯后仰。

　　（2）下肢保持弓步，重心要稳，足跟不抬起，自然呼吸。

　　【作用】"摇膀子"可以打开极泉、章门、京门等穴；还可滑利关节，疏通手三阴、手三阳经脉，对防治肩臂疼痛、活动受限和肝气郁滞证有一定的疗效。

152

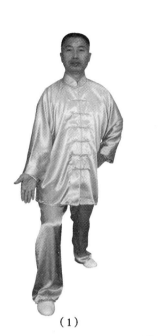
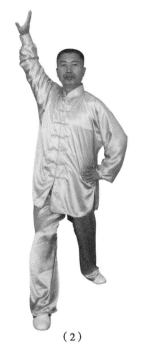

（1）　　　　　　　　　　　　　　　　（2）

图 9-19　摇膀子

（1）右手置于右膝外侧；（2）右手臂绕环

2. 摩肩（又叫摩丹田）

【歌诀】摩肩形似熊走路，导引五脏和六腑；

　　　　　滑利关节通经络，祛病延年身心舒。

【预备姿势】直立。左足向左分开，与肩同宽，平行站立，重心在两腿之间。向左转体 90°，同时屈膝下蹲；右肩在前下沉，右臂自然下垂于两膝之间；五指要放松伸直，拇指朝内，掌心内转向右；左手置于左腰胯后外侧，掌心向外；左肩高于右肩，头颈正直，目视前方。

【动作】

（1）右肩带动肘和手直线向上拎起（似从井里打水上拎状）（图 9-20），屈肘过顶提到最大限度，顺势向右转腰，并带动胯、膝、踝关节向右转动，右手背经腋下沿右背部下行至右腰胯后外侧处，掌心向外；同时左肩下沉，向右转体至最大限度，左手背沿左腿后侧下行，再前移到两膝之间，五指放松伸直，拇指朝内；掌心转向左，左臂自然下垂于两膝之间。

（2）左肩再像右臂那样上提，并顺势向左转腰，带动胯、膝、踝关节向左转动。

（3）一般左右各做 20 次，恢复直立。

【要领】

（1）动作时注意保持头、颈、脊柱中正，目视前方，肩、肘、腕、胯、膝、踝各关节要同时转动，但足不移动，自然呼吸。

（2）手上提、下行时动作要协调。

【作用】"摩肩"动作模仿"心意六合拳"的熊形，练习它可为以后行功打好基础，其主要活动六大关节，故又叫"通六关"（即肩、肘、腕、胯、膝、踝），能促进气血流通，对关节痹痛、腰背酸痛有防治作用。同时本动作还能内练五脏，又叫"练内五行（即心、肝、脾、肺、肾）"，通过腰部及各大关节的转动，使内脏器官得到有节奏地牵动和按摩，对腹胀气滞、食欲不振、便秘、消化不良等胃肠道疾患尤其有效。

3．猫洗脸（又叫转丹田）

【歌诀】虚步站桩转丹田，形态模拟猫洗脸；

　　　　收腹提肛前虚步，防治腰扭肩周炎。

【预备姿势】直立。左足向前迈出半步，成左虚步，右腿屈膝下蹲，重心在右腿上。以腰为轴，右肩向左转90°；右手掌心向内，手指朝上，距左"太阳"穴10cm处，成保护状；左手掌心向内并屈肘向后方拉，护于左侧腰际；头颈正直，目视前方。

【动作】

（1）以腰为轴，带动右肩向右转动90°，右手掌随势下行似"猫洗脸"状，经左胸腹划弧至右腰际，右肘向后方拉足成三角形，手心向内成护腰状；同时左肩亦随之向前，左手掌心向内、向上划弧至右太阳穴处。

（2）两手"猫洗脸"似地交替在左右面部成圆形轮番转动20次；换成右虚步再做20次后恢复直立（图9-21）。

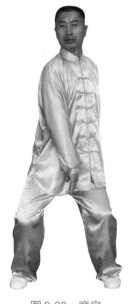

图9-20　摩肩

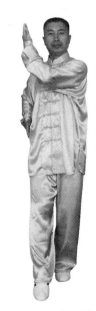

图9-21　猫洗脸

【要领】

（1）保持上身正直，上虚下实。

（2）以腰带肩，肩随腰转，手随肩转，收腹提肛，自然呼吸。

【作用】"猫洗脸"动作模仿猫洗脸的动作，对内脏有按摩作用。还可活动带脉，同时对腰背痛、肩周炎、腰扭伤、腰肌劳损等病症具有防治作用。

4．恨天无环（又叫压丹田）

【歌诀】举手护肋竖丹田，恨天无环"顶、压"劲；

　　　　排除浊气身舒展，久练气顺体太平。

【预备姿势】直立。

【动作】

（1）右足向前迈半步，屈膝，同时右手五指并拢经右耳向上将臂举直[图9-22（1）]，使右肋全部伸张开，似拉开手风琴样；左手掌心向下，随势置于右肘下做保护右肋势。同时用鼻吸气。

（2）右手成鹰爪用力抓物势，卷掌成拳，直线向下猛拉至拳与肩平[图9-22（2）]，就好像抓住"天的环"下拉，肋骨此时似手风琴样合拢，同时两腿用力蹬直，挺胸，顶住上面向下挤压的力，使内脏受到上下两力的挤压，左手护右肋，并用口迅速呼气。

（3）右侧做完再换左侧，左右交替各做7次后恢复直立。

【要领】

（1）手臂上举尽量伸直，下拉时要迅速有力，动作要干脆利落。

（2）动作过程中身体要保持正直，目视前方。

【作用】"恨天无环"可以锻炼"内五行"。通过上下肢肌群的相对力、腹肌的收缩、深吸气后的突然快速呼气，使膈肌得到大幅度运动，从而增加肺活量，增强胸肌、背阔肌、肱二头肌和腹肌的力量；对慢性支气管炎、哮喘等呼吸道疾病亦有一定的防治作用。

【注意事项】高血压、内脏下垂、肝脾肿大患者宜轻做。

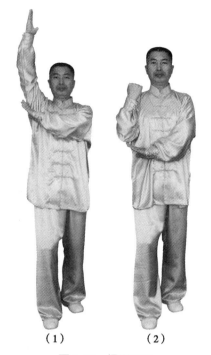

（1）　　　　（2）

图9-22　恨天无环

（1）右手五指并拢经右耳向上将臂举直；
（2）右手卷掌成拳，直线向下猛拉至拳与肩平

5. 野马奔槽（又叫提丹田）

【歌诀】野马奔槽气门开，收腹提肛暖气海；

　　　　肺与腹腔活量大，血压高者慎重来。

【预备姿势】立正势站立，左足顺足尖方向迈出一大步，成左弓步；两臂伸直位于左腿上方，十指放松伸直，手背相靠，上身倾向出腿方向，目仍视正前方[图9-23（1）]。

【动作】

（1）两臂随掌心向下、向两侧后方拉至最大限度，同时用鼻吸气。

（2）重心随势后移，右腿屈膝，左腿伸直，上身后仰；两臂继续下行，两手由掌变拳，经腋下朝出腿方向猛力向上冲提，同时顺势用口呼气短促有声，上身亦随势前移，右腿用力蹬直，但足跟不离地。两拳眼同时向外翻转，左拳在前与眉齐，右拳在后与鼻平，右拳靠近左手腕处。头颈正直，目视正前方[图9-23（2）]。

（3）做完7次后换右足在前，再做7次，随后恢复直立。

【要领】

（1）在两臂后拉至最大限度时，位于前侧的腿要挺直，与上身、头颈在一直线上；冲拳后，头颈、躯干与位于后侧的腿成一直线。

（2）采取腹式呼吸。

【作用】"野马奔槽"可以加速吐故纳新（调息）。对肺气肿、胸膜粘连、肠粘连、胃下垂、肾下垂等病症具有较好的治疗效果。通过腿推腰、腰推肩、肩推肘、肘推手连贯动作的导引，来提升中气，同时也可以有效地锻炼下肢、腰背和上肢的力量。

【注意事项】高血压患者禁练此动作。

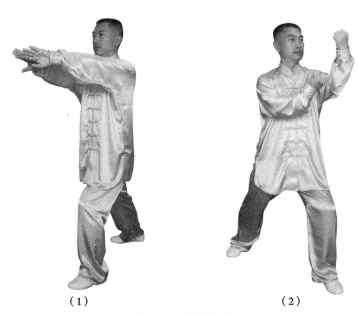

（1）　　　　　　　　　　　　　　　　（2）

图 9-23　野马奔槽

（1）两臂伸直在左腿上方；（2）两手由掌变拳，朝出腿方向猛力向上冲提

6. 扁担（又叫拉丹田）

【歌诀】肢体放松前后步，颈腰后转手平举；

　　　　脊柱灵活通带脉，诸多疾患皆可去。

【预备姿势】直立。左足向前迈出半步，两足尖朝前，重心在两足之间，两手臂自然下垂。

【动作】

（1）向右转体90°，掌心朝上，两臂冉冉向上成侧平举（扁担式），左手臂在前，右手臂在后，转颈目视右手劳宫穴，同时吸气[图9-24（1）]。

（2）两手翻掌朝下划弧，下落于大腿两侧，重心下降并随势屈膝，再向左转体至最大限度，随即直立，两臂平举，掌心向上，右手臂在前，左手臂在后，并转颈目视左手劳宫穴，同时用口呼气[图9-24（2）]。

（3）做完10次后，换右足在前，再做10次，然后恢复直立。

【要领】

（1）两足站立要稳定，转动时两足不要移动。

（2）动作要缓慢、协调、柔和，上身转动要以腰为轴，头随上身转动。

（3）两臂前后平举一定要像"扁担"那样，尽量做到与肩成"一"字水平，两臂不能高举过肩，或低垂倾斜。

（4）头颈一定要转动，并注视后掌劳宫穴。

【作用】"扁担"可使督脉、任脉、带脉通畅，使脊柱灵活，可增强人体的平衡性。对眩晕症、咽喉炎、颈椎病、腰椎骨质增生症、强直性脊椎炎等均有一定的疗效。展臂扩胸动作，可使上下肢肌肉放松，本节动作对防治高血压、肩周炎、胸膜粘连、肺气肿、肝气郁滞证等也有一定的作用。

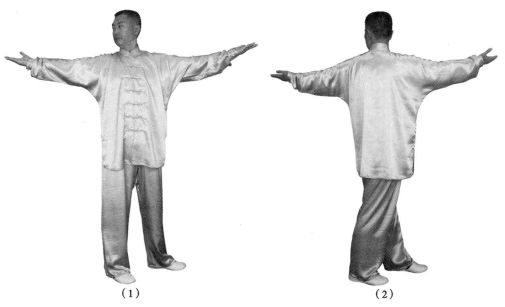

（1）   （2）

图 9-24 扁担

（1）向右转体 90°，转颈目视右手劳宫穴；（2）向左转体至最大限度，转颈目视左手劳宫穴

7. 搓草绳（又叫搓丹田）

【歌诀】一提一搓走内劲，深细匀长当记详；
　　　　疾病可防身体健，吐故纳新元气壮。

【预备姿势】立正势站立。左足顺足尖方向迈出一大步，成左弓步；左手掌心向上置于左膝上，右手合于左手上，手指放松伸直，头颈、腰、背均自然放松［图 9-25（1）］。

【动作】

（1）收腹提气，右手用内劲沿左臂内侧向上提至左肩，再经胸前至右肩上，同时用鼻吸气［图 9-25（2）］。

（2）右手再沿原路线下搓复原，同时用口呼气。

（3）上提下搓各一次为一遍，做完 7 遍后换右脚在前，再做 7 遍，然后恢复直立。

【要领】上提时上身随势向侧后转动、扩胸，手尽量上提至肩上，前侧下肢保持弓步，后侧下肢略屈；下搓时后腿要蹬直；上下搓动时两脚均不可移动；一提一搓走内劲，气贯五指；呼吸要细、匀、深、长。

【作用】"搓草绳"又称"吐纳功"，一提一搓走内劲，可疏通手三阴经和补益脏腑之气。通过细、匀、深、长的呼吸，吐尽浊气，纳入清气，故又称为"调息功"，可增强肺部换气功能，提高血液的含氧量，振奋各脏腑器官，特别是神经系统功能。本动作的前俯后仰，对腰、腹、肩、背也是良好的锻炼。

157

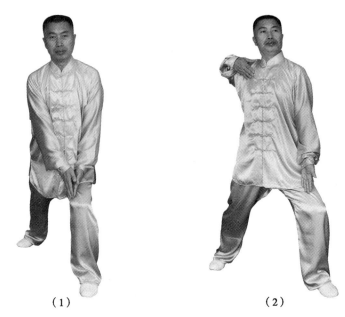

（1） （2）

图 9-25 搓草绳

（1）左右手相合置于左手上；（2）右手用内劲沿左臂内侧上提至左肩

8. 乌牛摆头（又叫曲丹田）

【歌诀】乌牛摆头幅度大，心血管病莫练它；

速度快慢量力为，内健肝肾外腰胯。

【预备姿势】直立。左足向左侧横跨一大步，重心在两腿之间，目视前方，右手背贴近右腮，左臂在体前伸直，掌心朝下护裆。

【动作】

（1）屈右膝，左腿蹬直，重心右移，同时上身向右下侧倾倒至最大限度、呼气[图 9-26（1）]。

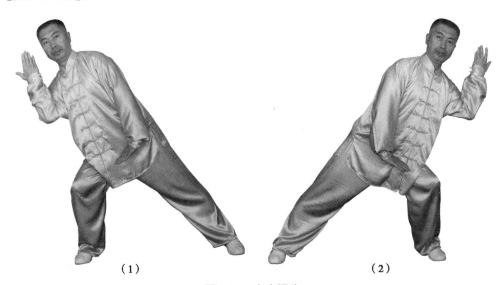

（1） （2）

图 9-26 乌牛摆头

（1）重心右移；（2）重心左移

（2）立直身体，同时吸气，右手经胸前换成护裆掌、左手经胸前向面部划弧，手背随势贴近左腮；重心左移，上身向左下侧倾至最大限度，屈左膝，右腿蹬直[图9-26（2）]。

（3）如此左右交替各做7次后恢复直立。

【要领】

（1）上身侧屈时，不要前俯后仰，头颈、躯干和腿成"拱形"曲线；目视前方。

（2）立直身体时用鼻吸气，侧屈时用口呼气。

【作用】"乌牛摆头"动作左右侧弯运动幅度较大，可以更好地加强腰腹、背部、脊柱的锻炼。"腰为肾之府"、"肾主腰腿"，因此本动作有外健腰腿、内固肝肾之功，也属武术防护技击法之一。

【注意事项】高血压、心脏病患者禁练此动作。

9. 磨豆腐（又叫磨丹田）

【歌诀】弓步旋膝来推磨，轻松缓慢"得气"多；
　　　　　启运带脉作用大，平肝顺气益于我。

【预备姿势】立正势站立。右足顺足尖方向向前迈出一步，成右弓步。右手掌心朝下，五指放松伸直，置于右胯前10cm处；左手拇指朝后，其余四指朝前叉腰。头颈正直，目视右手"外劳宫"。

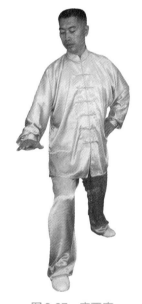

【动作】

（1）右手向左→向前→向右→向后成推磨状水平划圆至右胯前，腰随势转动，先向外划圆5次，再向内划圆5次（图9-27）。

（2）换手、换脚后，动作同上再做5次，随后恢复直立。

【要领】

（1）全身放松，动作要缓慢、柔和，上下协调，呼吸自然。

（2）划圆要平稳，手不超过胸部，同时目视前面手的外劳宫。

图9-27　磨豆腐

【作用】"磨豆腐"动作有启动带脉、平肝顺气和平衡阴阳的功效，是实现"外气内收"、"内气外放"的必备基础锻炼项目，可单独在花丛中或空气清新之处反复练习，持之以恒者，必将会受益无穷。

"热身法"整套动作锻炼后，周身会微有汗出，掌心会有不同程度的胀、麻、冷、热之感，并感神清目明，筋骨柔软，关节灵活，为全身气机通畅之征，可为在马步站桩时尽快进入"气功态"创造良好的条件。

按：热身法又名丹田功，故均以腰为轴，抓住丹田练内功，丹田开合与呼吸相合，开吸合呼，升吸降呼。久而久之，肩肘腕髋膝踝外合，精气神内合，为少林内劲一指禅打好基础。

二、马步站桩功

马步站桩功被称为本功法的"筑基功"。

【预备姿势】身体中正，放松直立，两足分开，与肩同宽，足尖内扣呈内八字；两臂自然下垂，掌心向内，目视前方。

【起势】掌心相对，两臂朝前缓缓抬至与肩平；翻掌向上，屈肘收手，再经腰际向后、向外、向前划弧；翻掌向下，两臂略收回，置于体前，同时屈膝下蹲成马步站桩式（图9-28）。

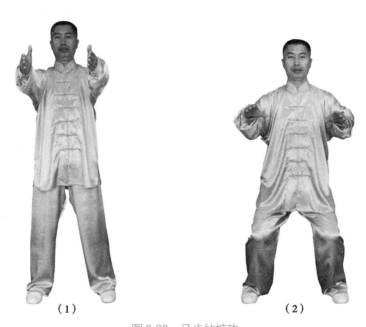

（1）　　　　　　　　　　　（2）

图9-28　马步站桩功

（1）掌心相对，两臂朝前缓缓抬至与肩平；（2）翻掌向下，两臂略收回

【要领】

（1）两足与肩同宽；两足尖内扣10°左右；十趾抓地，但不要过分用力；屈膝下蹲，但膝不超过脚尖。

（2）收腹，提肛；圆裆，松腰，松胯。

（3）含胸拔背；虚领顶颈；舌抵上腭；目视前方。

（4）鼻尖和肚脐的连线和地面垂直；"百会"穴和"会阴"穴的连线和地面垂直。

（5）虚腋；沉肩坠肘；小臂和地面平行；两小臂互相平行；中指和小臂成一直线。

（6）手掌放松呈瓦状；手指成梯形，即以食指为准，食指处于最高位，中指次之，无名指更次，小指最低。五指略分开。拇指和食指成鸭嘴形。

（7）上虚下实，面带微笑，自然呼吸。

（8）马步站桩时要做到三个稳和一个强调，即起势稳，站桩稳，收功稳，强调动作姿势的准确。

（9）马步站桩时要做到三个不要，即不要入静，不要意守，不要把别的功法的概念加入本功法。

每次站桩的时间不宜少于30分钟（初学者时间可以由短到长，循序渐进）；架势可随着体力的增强而由高到低。

马步站桩功的练习一般要过三关，即放松关、疲劳关和气冲病灶关。初练时，有老师或同学帮助拍打相关部位，可以帮助放松和疏通经络。收功后，也可以自我拍打身体各部，以缓解站桩过程中引起的肌肉不适反应。在练功过程中，某些部位会出现不适的感觉,大多为气冲病灶,随着练功这些症状多可消失。

【作用】马步站桩功是少林内劲一指禅的基础功法,被称为"筑基功"。马步站桩功功力深浅决定了"内气外放"的水平。

三、扳指(趾)法

扳指(趾)法是少林内劲一指禅的一大特色,是少林内劲一指禅的关键所在。适用于马步站桩功有一定基础的练功者。

练功中,当我们在马步站桩 20 分钟左右后,按照"2、4、1、5、3"的顺序,有规律地扳动手指(同时也尽可能地随之按压相应的足趾)时,体内会有温煦之感,手上的"气感"亦随之增强;有的人还会出现随着指、趾的扳动,身体也不自主地前俯后仰的微动,甚至剧烈地震动,并感到有一股热流在体内循环,周流不息。

1. 第一套扳指(趾)法——抗老益寿扳指法

【起势】继马步站桩 10～20 分钟后开始扳指。

【顺序】食指→无名指→拇指→小指→中指。

【动作】

(1)两手放平,掌心朝下,手指、脚趾放松伸直,屈食指掌指关节(指间关节伸直),慢慢地压下食指;停 1～2 分钟后,食指慢慢抬至略高于原位后复原。停 1～2 秒钟后,再用此方法依次扳动各指(图 9-29)。

(2)五指均扳过 1 次为 1 遍,可连续扳 3～5 遍,再继续马步站桩 5 分钟左右,即可做收势收功,或做后面的动功。

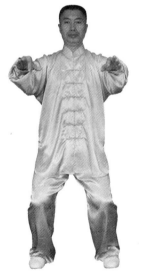

【要领】

(1)不要多扳、少扳和错扳。

(2)手指压下和扳起的速度要缓慢。

(3)扳指时要尽可能地同时按压相应的脚趾。

(4)如发现有头晕现象,不必害怕,做收势后休息片刻或喝点热茶即可消失。

2. 第二套扳指(趾)法

第二套扳指(趾)法的起势、动作和要领与第一套扳指(趾)法相同,只是扳指的顺序、次数和停留的时间不同。

图 9-29　第一套扳指(趾)法

【扳指顺序及其次数】

(1)拇指:连续扳动 3 次。

(2)中指:连续扳动 5 次。

(3)小指:连续扳动 3 次。

(4)食指:连续扳动 7 次。

(5)无名指:连续扳动 9 次。

(6)中指:再扳动 1 次。

【扳指时间】每扳动一次手指的前后时间约 15 秒,即手指扳下,时间为 10 秒;手指复原,时间为 3～5 秒。

【作用】扳指法是本功法的特色与关键所在。十指和十趾分别为人体十二正经的起点或末端，手指的扳动和足趾的按动，简便易学，不仅可以积蓄"内劲"，调节释放"内劲"，而且可以缩短练功时间，收到事半功倍的效果。扳指（趾）时，体内会有温煦之感，手上的"气感"亦随之增强；久练者体内可有热流感，达到"内气外放"的功力水平。

第十一节　太极气功十八式

本功法是林厚省先生根据太极拳柔和、缓慢、舒展、优美、神体合一、内外结合等特点，结合气功中的调身、调息、调心三要素编制而成的一种养生保健气功，最早发表于 1981 年。

本功法属于气功中的动静结合功，其特点是每个动作都比较简单，安全可靠，容易学习和掌握。动作柔和、缓慢、舒展、连贯，不使人感到枯燥无味，即使体虚者和患有慢性病者都可练习。太极气功十八式强调在肢体运动时，要配合意念和呼吸，以意引气，意气相随，内外结合，神体合一，这样可调动体内的"内气"运动。通过自己练功来调整脏腑的功能，发挥自身主观能动性来防病治病。

一、功法

预备式

【动作】自然站立，两足与肩同宽或稍宽于肩，上身正直，两目平视，含胸拔背，沉肩坠肘，收腹松腰松胯，两臂自然下垂置于体侧，手指自然弯曲，身心放松，重心在两腿之间（图 9-30）。

1. 站立起势

【动作】

（1）两臂缓缓向前平举，两掌心朝下，至两掌稍高于肩时为止，同时吸气［图 9-31（1）］。

（2）上身保持正直，两腿缓缓屈膝下蹲，同时呼气，两掌心朝下轻轻下按，与脐相平为止。下蹲时膝关节不要超过足尖［图 9-31（2）］。

（3）一呼一吸为 1 次，反复 6 次，随后两手置于体侧。

【意念】感觉好像喷水似地绵绵不断上下升落。

2. 开阔胸怀

【动作】

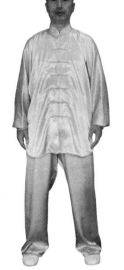

图 9-30　预备式

（1）继上式，将下按的两手掌平行上提到胸前，变为掌心相对，在上提过程中两膝逐渐伸直，然后两手掌平行向两侧拉，拉至尽头，即做扩胸动作，同时吸气。

（2）两手掌同时平行向中间靠拢，到胸前为止，掌心变为朝下并下按，在下按过程中屈膝，同时呼气。

（3）一呼一吸为 1 次，反复 6 次（图 9-32）。

【意念】感觉好像站立在高山上，胸怀开阔，高瞻远瞩。

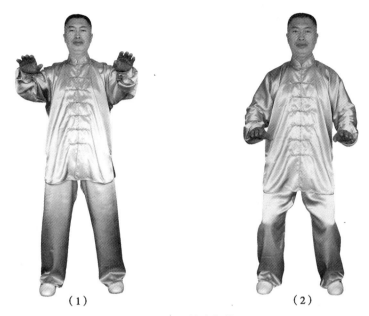

（1）　　　　　　　　　　　　　（2）

图 9-31　站立起势

（1）两臂缓缓向前平举；（2）两腿缓缓屈膝下蹲，两掌轻轻下按

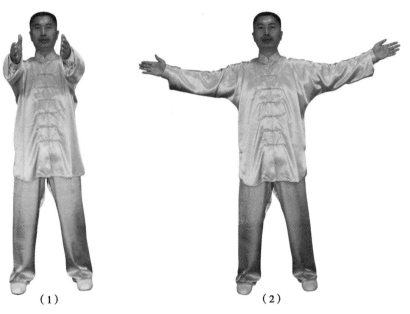

（1）　　　　　　　　　　　　（2）

图 9-32　开阔胸怀

（1）掌心相对；（2）两手掌平行向两侧拉

3. 挥舞彩虹

【动作】

（1）继上式。将下按的两手掌缓缓平行上提到胸前，两臂伸直，掌心朝下，在上提过程中两膝逐渐伸直，同时吸气。

（2）两臂继续上举，两手举过头顶，重心移到右足，右腿微屈，右足全掌着地，左足伸直，左足尖着地，左臂从头顶向左侧下落，与肩相平，掌心朝上，右肘关节弯曲，右掌心朝下,位于头右上方,继续吸气[图9-33(1)]。

(3)重心移到左足,左腿微屈,左足全掌着地,右足伸直,右足尖着地,右臂从头顶向右侧下落,与肩相平,掌心朝上,左肘关节弯曲,左掌心朝下,位于头左上方,同时呼气[图9-33(2)]。

(4)一呼一吸为1次,反复6次。

【意念】感觉好像飞入彩虹之中,尽情地挥舞。

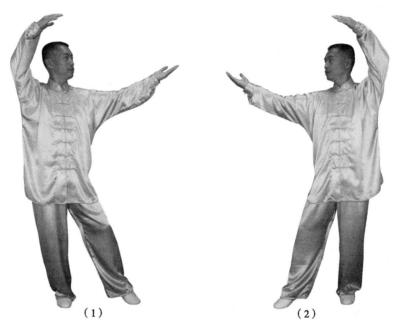

(1)　　　　　　　　　　　　　　　　　　(2)

图9-33　挥舞彩虹

(1)右足全掌着地,左足伸直;(2)左足全掌着地,右足伸直

4.轮臂分云

【动作】

(1)继上式。成马步,两手交叉置于小腹前,左手在前,右手在后,掌心均朝内[图9-34(1)]。

(2)交叉的双手翻掌掌心朝上,交叉上抬至头顶,掌心朝后,同时吸气,膝关节伸直[图9-34(2)]。

(3)两掌翻转掌心朝外,两臂伸直,从上向两侧下降,掌心朝下[图9-34(3)],两手逐渐交叉置于小腹前,同时呼气。

(4)一呼一吸为1次,反复6次。

【意念】感觉好像漂浮在美丽的云彩当中,把朵朵云彩分开。

5.定步倒卷肱

【动作】

(1)继上式。马步,将置于小腹前的两手翻掌,掌心朝上,左手伸向前上方,右手经腹前向下向后上方划弧平举,腰向右转,眼看右手,同时吸气[图9-35(1)]。右臂屈肘立起,掌心朝前,经耳旁向前推出,左手往胸前收,同时呼气。

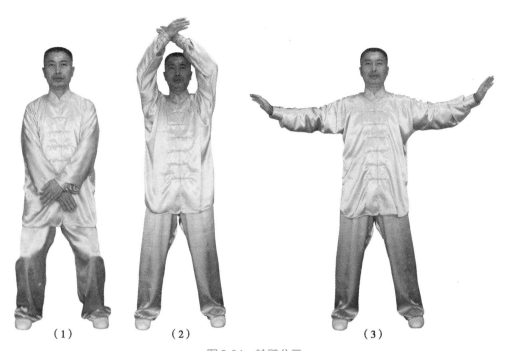

图 9-34　轮臂分云

（1）两手交叉置于小腹前；（2）两手交叉上抬至头顶；（3）两臂伸直,从上向两侧下降

（2）左手往后上方划弧平举,腰向左转,眼看左手,右手继续向前推出,同时吸气 [图 9-35（2）]。

（3）左臂屈肘立起,掌心朝前,经耳旁向前推出,右手往胸前收,同时呼气。左右手交替进行。

（4）一呼一吸为 1 次,反复 6 次。

【意念】感觉好像空中列车在手臂上翻滚。

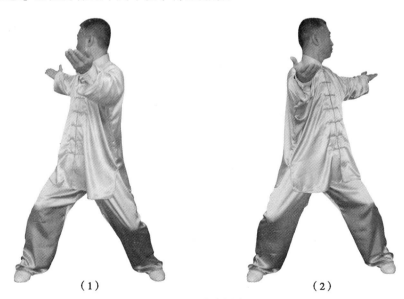

图 9-35　定步倒卷肱

（1）腰向右转,眼看右手；（2）腰向左转,眼看左手

6. 湖心划船

【动作】

(1) 继上式。当左手向前推掌和回收的右手在胸前交会时,将两手的掌心朝上,经腹前由下向上划弧举于头上,两臂伸直,掌心朝前,双腿伸直,同时吸气[图9-36(1)]。

(2) 弯腰,随弯腰动作两手自两侧向后下方划弧,至后下方尽处,同时呼气[图9-36(2)]。

(3) 伸腰提臀,身体直立,将两手向外侧划弧平举于头上,两臂伸直,掌心朝前,同时吸气。

(4) 一呼一吸为1次,反复6次。

【意念】感觉好像悠然自得地在湖中划船。

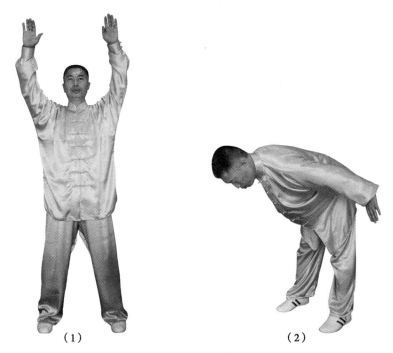

（1）　　　　　　　　　　　　　　（2）

图9-36　湖心划船
(1)两臂伸直上举;(2)随弯腰动作两手自两侧向后下方划弧

7. 肩前托球

【动作】

(1) 继上式。当弯腰和两手在两侧后下方尽处时,腰部伸直,左手不动,右手掌心朝上向左上方托起如托球动作,平左肩高,重心在左足,右足尖用力点地,右足跟抬起,同时吸气[图9-37(1)],右手返回右下方,同时呼气。

(2) 重心移至右足,左足尖用力点地,左足跟抬起,左手掌心朝上从左下方向右上方托起如托球动作,平右肩高,重心在右足,同时吸气[图9-37(2)],左手返回左下方,同时呼气。

(3) 一呼一吸为1次,反复6次。

【要领】

(1) 左右手托球时,要目视托球处。

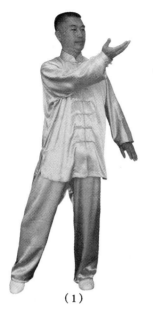 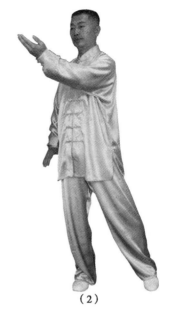

图 9-37　肩前托球
(1)重心移至左足;(2)重心移至右足

(2)托球、用力点地、呼吸三者要协调一致。

【意念】感觉好像小孩在顽皮地玩球,有返老还童之感。

8.转体望月

【动作】

(1)继上式。自然站立,两手自然下垂于身体两侧,身体左转,两手伸直向左后上方挥手上举,两目如望月似地向左后上方远望,同时吸气[图 9-38(1)],返回自然站立姿势,同时呼气。

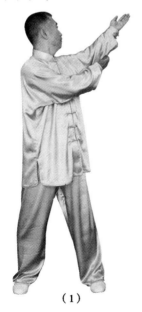 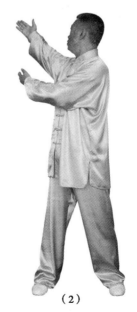

图 9-38　转体望月
(1)身体向左转动;(2)身体向右转动

167

（2）身体右转，两手伸直向右后上方挥手上举，两目如望月似地向右后上方远望，同时吸气［图9-38（2）］，返回自然站立姿势，同时呼气。

（3）一呼一吸为1次，反复6次。

【意念】感觉好像中秋赏明月。

9. 转腰推掌

【动作】

（1）继上式。马步，两手握拳，拳心朝上，虎口朝外，置于两腰际。左侧肘关节向后拉，上体左转，右手由拳变掌，用力前推，同时吸气［图9-39（1）］，返回原姿势，同时呼气。

（2）右侧肘关节向后拉，上体右转，左手由拳变掌，用力前推，同时吸气［图9-39（2）］，返回原姿势，同时呼气。

（3）一呼一吸为1次，反复6次。

【要领】一手用力向前推掌，另一侧肘关节向后拉，相对用力。

【意念】感觉好像吸入正气，增强内劲。

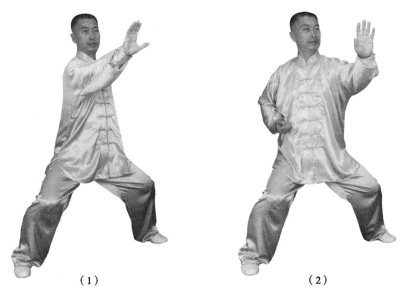

（1）　　　　　　　　　　　　（2）

图9-39　转腰推掌

（1）右手由拳变掌，用力前推；（2）左手由拳变掌，用力前推

10. 马步云手

【动作】

（1）继上式。左手推掌后，左掌心朝内指尖朝上与眼同高，右掌指尖朝前，掌心朝左，与脐同高，随着腰部向左转，两手平行向左移动，同时吸气［图9-40（1）］。

（2）向左转到尽处时，右手向上移动，掌心朝内指尖朝上与眼同高，左手向下移动，掌心朝右，与脐同高，随着腰部向右转，两手平行向右移动，同时呼气［图9-40（2）］。

（3）一呼一吸为1次，反复6次。

【要领】眼神要随着上面的手掌来移动。

【意念】感觉好像是神体合一的锻炼。

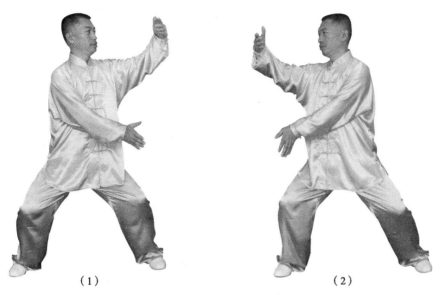

图 9-40 马步云手

（1）左掌心朝内，右掌心朝左；（2）右掌心朝内，左掌心朝右

11. 捞海观天

【动作】

（1）继上式。左腿向前迈步成左弓步，上身前倾，两手在左腿前交叉，掌心朝下，同时吸气[图 9-41（1）]。

（2）两手随身体后仰而上提，过头顶后两手分开，掌心相对，充分伸展，做观天动作，同时呼气[图 9-41（2）]。

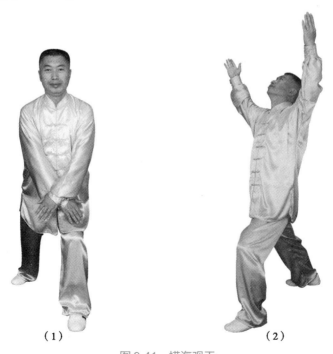

图 9-41 捞海观天

（1）两手在左腿前交叉；（2）两臂伸展，做观天动作

（3）上身前倾，两手从两侧逐渐下落到膝前交叉，掌心朝下，同时吸气。

（4）一呼一吸为1次，反复6次。

【要领】做观天动作时，两手臂尽量做伸展动作。

【意念】感觉好像在海上捕鱼，当鱼满仓后，兴致勃勃地观赏蓝天。

12．推波助浪

【动作】

（1）继上式。将交叉的两手分置于胸前，掌心朝前，指尖朝上，身体重心移到右足，左足跟着地，左足掌翘起，同时吸气［图9-42（1）］。

（2）身体重心移到左足，左足掌着地，右足趾着地，右足跟抬起，两掌向前平行推出，平眼高，同时呼气［图9-42（2）］。

（3）一呼一吸为1次，反复6次。

【意念】感觉好像海潮向前波动。

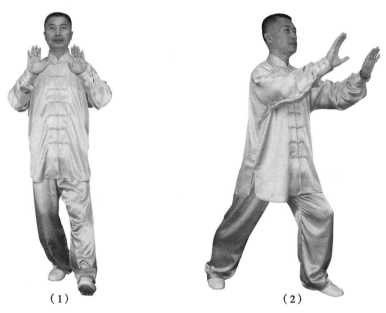

（1）　　　　　　　　　　　　　　　　（2）

图9-42　推波助浪

（1）两掌分置于胸前；（2）两掌向前平行推出

13．飞鸽展翅

【动作】

（1）继上式。将前推的两手掌心相对，重心移至右足，左足尖翘起，左足跟着地，同时吸气［图9-43（1）］。

（2）将两手平行地往两侧拉至尽处，形如展翅，重心移至左足，上体向前移动，右足跟抬起，同时呼气［图9-43（2）］。

（3）一呼一吸为1次，反复6次。

【要领】两臂的开合、重心的移动和呼吸要协调一致。

【意念】感觉好像飞鸽展翅一样吸入新鲜空气。

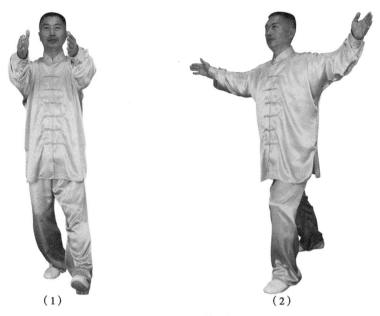

图 9-43　飞鸽展翅

(1)两手掌心相对;(2)两手平行地往两侧拉至尽处

14. 伸臂冲拳

【动作】

(1)继上式。变为马步,两手握拳,拳心朝上,置于两胁肋下。左手用内劲向前冲拳,拳心由朝上变为朝下,目视左拳,同时呼气[图 9-44(1)]。左拳收回原处,拳心由朝下变为朝上,同时吸气。

(2)右手用内劲向前冲拳,拳心由朝上变为朝下,目视右拳,同时呼气[图 9-44(2)]。右拳收回原处,拳心由朝下变为朝上,同时吸气。

(3)一呼一吸为 1 次,反复 6 次。

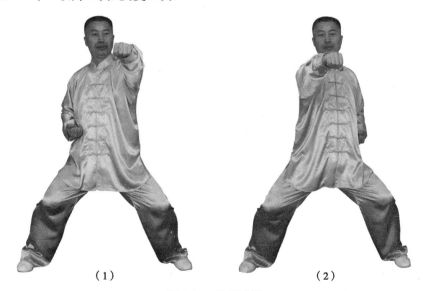

图 9-44　伸臂冲拳

(1)左手用内劲向前冲拳;(2)右手用内劲向前冲拳

【意念】武术冲拳,锻炼身体。

15. 大雁飞翔

【动作】

(1)继上式。自然站立,两足和肩同宽,两手侧平举,腕关节柔软放松[图9-45(1)],两腿缓缓下蹲,两手下按,好似大雁飞翔,同时呼气[图9-45(2)]。

(2)两腿缓缓站起,两手侧平举,同时吸气。

(3)一呼一吸为1次,反复6次。

【意念】感觉好像大雁在天空中自由飞翔。

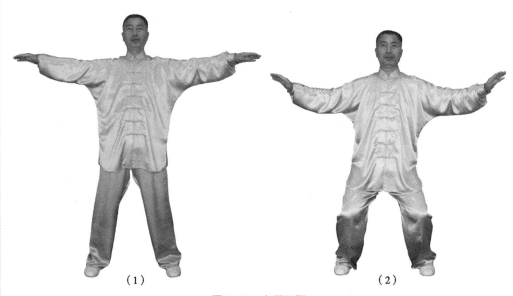

(1)　　　　　　　　　　　　　　　　　　(2)

图9-45　大雁飞翔

(1)两手侧平举;(2)两腿缓缓下蹲,两手下按

16. 环转飞轮

【动作】

(1)继上式。站立姿势,两手置于小腹前,随着向左转腰动作两手向左上方做环转动作,两手向左侧举到头顶时吸气,从头顶向右下时呼气[图9-46(1)],反复6次。

(2)随着向右转腰动作两手向右上方做环转动作,两手向右侧举到头顶时吸气,从头顶向左下时呼气[图9-46(2)],反复6次。

【要领】腰部转动、手臂环转、呼吸三者之间要协调。

【意念】感觉全身好像大轮子在慢慢地转动。

17. 踏步拍球

【动作】

(1)继上式。上抬左腿,右手在右肩前做拍球的动作,同时吸气[图9-47(1)]。

(2)上抬右腿,左手在左肩前做拍球动作,同时呼气[图9-47(2)]。

(3)左右手各拍一次球为1次,反复6次。

【要领】抬腿、拍球、呼吸三者动作要一致,要轻松愉快。

【意念】心情轻松愉快,怀童稚之心。

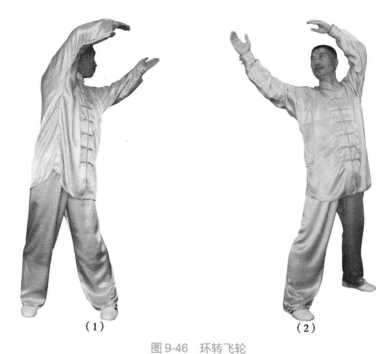

（1） （2）

图 9-46 环转飞轮

（1）随着转腰动作两手向左上方做环转动作；（2）随着转腰动作两手向右上方做环转动作

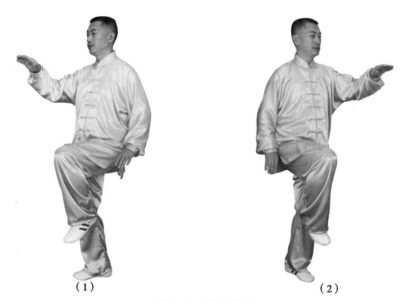

（1） （2）

图 9-47 踏步拍球

（1）上抬左腿，右手在右肩前做拍球动作；（2）上抬右腿，左手在左肩前做拍球动作

18. 气归丹田（按掌平气）

【动作】

（1）继上式。自然站立，两手掌置于小腹前，指尖朝前，掌心朝上，从胸腹前缓缓上抬[图 9-48（1）]到眼前，同时吸气。

（2）翻掌，掌心朝下，两手指尖相对，从眼前缓缓下按[图 9-48（2）]到小腹前，同时呼气。

（3）两手一抬一按为1次，反复6次。

【要领】速度要缓慢。

【意念】随着吸气和呼气，意想自身周围之气回归腹部丹田。

练功时间以每天早晨、晚睡前和上下午休息时间为宜，每天练习1~3次，每次约20分钟。

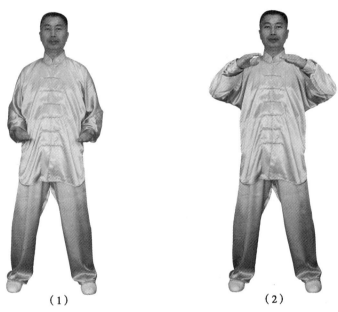

图 9-48　气归丹田

(1)掌心朝上,从腹前缓缓上抬;(2)掌心朝下,缓缓下按

二、应用

通过本功法的练习，可使经络疏通、气血调和、精神安宁、筋骨强健，起到有病治病、无病强身的作用。本功法既可十八式一气呵成练习，也可以每式单独练习。本功法吸取了太极拳的松静、自然、柔和、圆活、均匀、缓慢、连绵不断等特点，运动时要求上身要灵活，下身要稳重，要以腰为轴心，以腰部的转动带动四肢的运动。强调要神体合一，保持心静、用意，意念采用良性意念法，也就是要想象功法动作的美好意境。呼吸采用深呼吸法，以鼻吸进新鲜的空气，以口吐出体内的浊气。两手往上运动时吸气，往下运动时呼气，往里运动时吸气，往外运动时呼气。要求腕部要保持松活，掌指不要僵直，也不要过度松软，握拳不要过紧。在每个动作的交接处不要停顿，要连绵不断。心情要轻松愉快，要以良好的意念带动动作，面带笑容，有节奏地进行功法练习。

本功法可以治疗和预防很多慢性疾病，特别是对肩周炎、神经衰弱、肺病等疗效尤佳。由于动作舒展、关节的活动范围较大，故所牵拉的肌肉也多，能增强肌肉的力量，防治颈、肩、腰、腿痛等疾病，滑利关节，改善病变部位的血液循环。肢体运动时，配合了意念和呼吸，可以调动体内的"内气"运动。通过本功法的练习可以使唾液的分泌量增加，血管容积增大，胃肠蠕动增强，横膈肌升降幅度增大，肺活量增加，起到内运动的作用。

笔记

第十二节 马王堆导引术

"马王堆导引术"是国家体育总局组织编创的新功法之一。该功法主要动作及锻炼方法来自马王堆汉墓出土的《导引图》。《导引图》是 1974 年湖南长沙马王堆三号汉墓出土,现存最早的一卷保健运动的工笔彩绘帛画,为西汉早期作品。原帛画长约 100cm,与前段 40cm 帛书相连,画高 40cm。《导引图》出土时残缺严重,经过拼复共有 44 幅小型全身导引图,从上到下分四层排列,每层各有 11 幅小图。早在原始时代,先民们为了表示欢乐、祝福和庆功,往往模仿动物的跳跃姿势和飞翔姿势来舞蹈。后来便逐步发展成为锻炼身体的医疗方法。"导引"就是指"导气会和"、"引体会柔"。早在春秋战国时,以呼吸运动为主的"导引"方法已相当普遍。《庄子·刻意》道:"吹呴呼吸,吐故纳新,熊经鸟伸,为寿而已矣。"《导引图》不仅年代早,而且内容非常丰富,它使古代文献中散失不全的多种导引与健身运动找到了最早的图形资料,对导引的发展、变化研究提供了可贵的资料。

"马王堆导引术"以《导引图》为原型进行创编,以循经导引、形意相随为主要特点,围绕肢体开合提落、旋转屈伸、抻筋拔骨进行动作设计,是一套古朴优美、内外兼修的功法,集修身、养性、娱乐、观赏于一体,动作优美,衔接流畅,简单易学,安全可靠,适合不同人群习练,具有祛病强身、延年益寿的功效。

预备势

【动作】并步站立,头正颈直,下颌微收,含胸拔背;两臂自然下垂,周身中正;唇齿轻叩,舌抵上腭;目视前方。

【要领】

(1)松静站立,自然呼吸。

(2)面容安详,内心平静。

【作用】主要为引导练功入境,也用于调整身心。

起势

【动作】

(1)肩关节微展,同时两掌外旋,掌心向前。

(2)两掌自体侧向前缓缓抬起,掌心斜向上,吸气;同时,微提踵,两掌上抬至与肚脐同高。

(3)转掌心向下,两掌缓缓下按,至两胯旁,呼气,落踵;同时,脚趾微抓地(图 9-49)。

【要领】

(1)百会穴上领,身体保持中正安舒。

(2)按掌与托掌转换时,注意旋腕。

(3)抬掌时意念劳宫穴,按掌时意念下丹田。

【作用】通过两掌上抬、下按,配合呼吸,可以引导清气上行、浊气下降,使习练者逐步进入练功状态;通过抬掌按掌、提踵抓地的有节律运动,可以改善练习者手足末端的气血循环,起到温煦手足的作用。

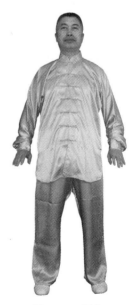

图 9-49 起势

第一式：挽弓

【动作】

（1）接上式。两掌向上缓缓抬起至胸前平举，掌心斜相对，指尖向前；目视前方。

（2）两臂屈肘，收于胸前，掌心与膻中穴同高，腋下空虚；两掌间距约为 10cm，掌心相对；目视前下方。

（3）展肩扩胸，带动两掌向身体两侧分开，约与肩同宽；目视前下方。

（4）松肩含胸，带动两掌逐渐相合，两掌间距约为 10cm；目视前下方。

（5）左脚脚跟碾地，脚尖外展 90°；同时，右脚前脚掌碾地，脚跟外旋约 90°，身体左转；左臂前伸，左掌心向上，右臂屈肘后拉，右掌于肩前成挽弓式，右掌心向下；头略向后仰，髋关节向右顶出，右肩关节下沉；目视前上方（图 9-50）。

（6）左脚内扣，右脚跟内旋，身体右转向前。两掌自然收回于胸前，掌心相对，两掌间距约 10cm；目视前下方。

（7）、（8）重复动作（3）、（4）。

（9）、（10）重复动作（5）、（6），唯方向相反。

本式左右各做 1 遍，共 2 遍。

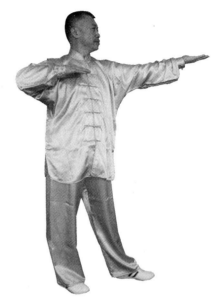

图 9-50　挽弓

【要领】

（1）扩胸展肩、抬头提髋等动作与呼吸配合，开吸合呼。

（2）沉肩与顶髋同时进行，不可过分牵拉。

（3）伸臂时，意念从肩内侧（中府穴），经肘窝（尺泽穴）贯注到拇指端（少商穴）。

【作用】扩胸展肩、抬头提髋，可以有效刺激内脏及拉伸颈肩部肌肉，有利于颈、肩部运动不适的预防与调治；本式运动配合呼吸吐纳，有利于祛除胸闷、改善气喘等身体不适。

第二式：引背

【动作】

（1）接上式。两臂自然垂落于身体两侧；目视前方。

（2）两臂内旋向前下方插出，手臂与身体约成 30° 夹角；同时拱背提踵，拱背时，目视两掌食指指端。

（3）落踵，重心右移，身体左转 45°，左脚向左前方迈步；同时，两臂外旋提起，掌背摩肋；目视左前方。

（4）重心前移，两臂经体侧呈弧线上摆，掌背相对，成勾手，高与肩平；右脚脚跟提起，目视双掌。

（5）重心后移，身体后坐，右脚脚跟顺势下落；两掌心向外，微屈腕，伸臂拱背；目视手腕相对处（图 9-51）。

（6）重心前移，顺势提右脚跟，两掌下落按掌于体侧；头上顶，目视远方。

（7）左脚收回，身体转正，两臂自然垂落于身体两侧；目视前方。

（8）~（13）同动作（2）~（7），唯方向相反。

本式一左一右为1遍，共做2遍。

第2遍最后一动时，右脚收回并拢站立；目视前方。

【要领】

（1）两臂内旋向前下方插出，手臂与身体约成30°夹角；同时拱背提踵，拱背时，目视两掌食指指端。

（2）伸臂拱背要充分，两掌心向外，微屈腕；注意眼睛近视和远望的变化。

（3）拱背时，意念从食指端（商阳穴）经肘外侧（曲池穴）到鼻翼两侧（迎香穴）。

【作用】伸臂拱背，使肩、背部肌肉得到充分牵拉，有利于改善肩、背部运动不适。牵拉两胁，刺激肝胆，配合近观和远望，有利于对眼睛不适的预防和调治。

第三式：凫浴

【动作】

（1）接上式。左脚向左横跨半步，右脚随之并拢，两腿屈膝半蹲；同时，两掌由右向左摆至体侧后方，与身体约成45°夹角；髋关节向右侧顶出；目视右前方（图9-52）。

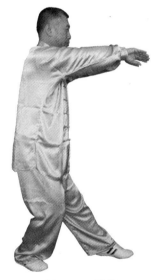
图9-51　引背

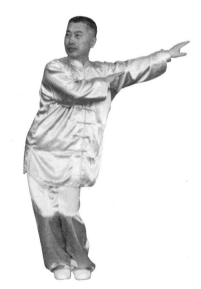
图9-52　凫浴

（2）以腰带动手臂由左向右摆动，掌心相对；目视斜后方。

（3）两臂向上转动，举于头顶上方，身体直立；目视前上方。

（4）两掌经体前自然下落，掌心向下，两掌垂落于身体两侧；目视前方。

（5）~（8）同动作（1）~（4），唯方向相反。

本式一左一右为1遍，共做2遍。

【要领】

（1）以腰为纽带左右摆臂和转体；顶髋摆臂旋腰；摆臂动作幅度可由小逐渐加大，要因人而异，量力而行。

（2）两臂下落时，意念从面部（承泣穴）经腹侧（天枢穴）、胫骨外侧（足三里穴）到脚趾端（厉兑穴）。

笔记

【作用】以腰为纽带左右摆臂和转体,有利于减少腰部脂肪的堆积,起到塑身作用;顶髋摆臀旋腰,有利于对肩、腰部运动不适的预防和调治。

第四式: 龙登
【动作】

(1)接上式。两脚以脚跟为轴,脚尖外展成八字步;双掌缓缓提至腰侧,掌心斜向上;目视前方。

(2)两腿屈膝下蹲;同时,两掌向斜前方下插,意想浊气下降;全蹲时转掌心向上,在胸前呈莲花状;目视双掌。

(3)起身直立,两掌缓缓上举,伸展于头顶上方;目视前上方(图9-53)。

(4)两掌以手腕为轴外展,指尖朝外;同时,脚跟缓缓提起;目视前下方。

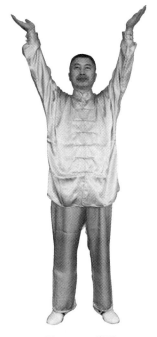

图9-53　龙登

(5)两脚跟下落,两掌内合于胸前下按,指尖相对,随后两臂外旋翻掌;两肩外展,中指点按大包穴;目视前方。

(6)~(9)同(2)~(5)。

本式一下一上为1遍,共做2遍。

【要领】

(1)下蹲时,根据自身年龄及柔韧性状况,可选择全蹲或半蹲。

(2)手掌外展提踵下看时,保持重心平衡,全身尽量伸展。

(3)两掌上举时,意想从脚大趾(隐白穴)上行,经膝关节内侧(阴陵泉穴)至腋下(大包穴)。

【作用】两臂撑展,通畅"三焦",有利于祛除胸闷、气郁、气喘等身体不适。提踵而立可发展小腿后肌群力量,拉长足底肌肉、韧带,提高人体平衡能力。伸展屈蹲,舒展全身,有利于改善颈、肩、腰、腿部运动不适。

第五式: 鸟伸
【动作】

(1)接上式。两脚以脚尖为轴,外展脚跟,开步站立,两脚间距与肩同宽;两臂内旋,以腰带动两臂由内向外摆动;目视前方。

(2)两臂外旋,以腰带动两臂由内向外再摆动,幅度依次加大;目视前方。

(3)身体前俯,上体与地面平行,两掌按于体前,抬头;目视前方。

(4)下颌向内回收,由腰椎、胸椎、颈椎节节蠕动伸展,双掌随动作前摆下按,随即抬头;目视前方(图9-54)。

(5)身体直立,两掌自然垂落于身体两侧;目视前方。

本式动作(1)~(5)为1遍,共做2遍。

【要领】

(1)注意头颈与脊柱的运动要协调一致。

(2)侧摆臂时,意念从腋下(极泉穴)经肘(少海穴)至小指端(少冲穴)。

【作用】展臂前伸,有利于颈、肩部运动不适的预防与调治。通过蠕动脊柱,有利于对腰背部运动不适的预防与调治。

第六式：引腹

【动作】

（1）接上式。左脚收回，并步站立，两臂侧平举；目视前方。

（2）右腿微屈膝，左髋向左顶出；同时，左臂内旋，右臂外旋，两手掌心翻转；目视前方。

（3）左腿微屈膝，右髋向右顶出；同时，右臂内旋，左臂外旋，两手掌心翻转；目视前方（图9-55）。

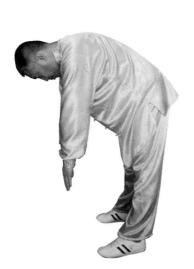

图9-54　鸟伸

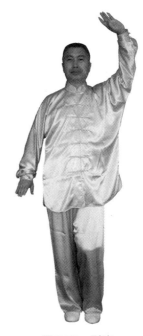

图9-55　引腹

（4）～（5）：同（2）～（3）。

（6）接上式。左臂由体侧向上划弧，经头顶上方下落至胸前，右掌下落，经体前向上旋伸；两掌在胸前交叉，左掌在外，右掌在内；目视前方。

（7）右掌继续旋伸，在头顶右上方翻掌，掌指朝左，掌心向上，左掌外旋下按至左胯旁，掌心向下，掌指朝前；同时，髋部左顶；目视左前方。

（8）～（9）同（6）～（7），唯动作方向相反。

（10）左掌经体侧向外划弧落下，两臂自然垂落于身体两侧，并步站立，目视前方。

【要领】

（1）两臂内旋外展时，注意腹部放松。

（2）上举时，上面手掌的小指对着肩部后侧（臑俞穴），下面手掌的拇指对着臀部（环跳穴）。

（3）两掌上撑时，意念从小指端（少泽穴）经肘关节内侧（小海穴）至耳前（听宫穴）。

【作用】两臂内旋外展，有利于肩、肘、手部运动不适的预防和调治。髋关节的扭动，配合手臂动作，可刺激内脏，有利于对消化不良、腹部胀气等身体不适的预防与调治。

第七式：鸱（chī）视

【动作】

（1）接上势。身体左转，右腿屈膝，左脚向左前方上步；两掌内旋摩两肋。

（2）两掌经体侧向外划弧上举；同时，左腿微屈，右脚缓缓前踢，脚面绷直；目视前方。

（3）两臂上伸，两肩后拉，头前探；同时，右脚勾脚尖；目视前上方（图9-56）。

（4）右脚回落，左脚收回，并步站立；两臂经身体两侧下落；目视前方。

（5）～（8）：同（1）～（4），唯方向相反。

本式一左一右各为1遍，共做2遍。

第2遍最后一动时，左脚收回，开步站立；目视前方。

【要领】

（1）两臂上伸时，掌心向外；头微用力前探。

（2）勾脚尖时，意念从头经后背、腘窝（委中穴）至脚趾端（至阴穴），勾脚后微停顿。

【作用】伸臂拔肩，头颈前探，有利于颈、肩部运动不适的预防与调治。上步抬腿踢脚，可改善身体平衡能力（有利于颈、肩部运动不适的预防与调治）。

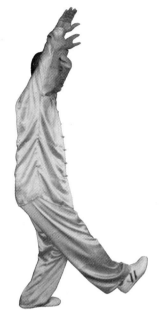

图9-56　鸱视

第八式：引腰

【动作】

（1）接上式。双掌提至腹前，沿带脉摩运至身后；双掌抵住腰，四指用力前推，身体后仰；目视前方。

（2）两掌自腰部向下摩运至臀部；身体前俯，两掌继续向下摩运，经两腿后面垂落于脚尖前；抬头，目视前下方。

（3）转腰的同时左肩上提，带动左掌上提；同时，头向左转，目视左侧方。

（4）转腰落左肩，落左掌；同时，头转正，目视前下方。

（5）上体直立，两掌内旋，手背相对沿体中线上提至胸平；目视前方。

（6）双掌下落至腹前，沿带脉向两侧分开；双掌摩运至身后，双掌抵住腰，四指用力前推，身体后仰；目视前方（图9-57）。

（7）～（10）：同（2）～（5），唯转头方向相反。

本式一左一右为1遍，共做2遍。第2遍结束时，两掌自然垂落于身体两侧；开步站立，目视前方。

【要领】

（1）左肩上提，保持右掌不动，转腰抬肩方向与头转的方向要一致。前俯时，头部不要低垂。

（2）两掌上举时，意念从脚底（涌泉穴）经膝关节内侧（阴谷穴）至锁骨下沿（俞府穴）。

【作用】躯体的前俯后仰，侧屈扭转，可以充分锻炼腰背肌，有利于腰背部运动不适的预防与调治。在前俯到位后拧转颈项，不仅可以加大牵拉腰背肌的力量，而且

笔记

有利于对颈部、背部运动不适的预防与调治。

第九式：雁飞

【动作】

（1）并步站立，两臂侧平举，掌心向下；目视前方。

（2）左掌转掌心向上，徐徐上举，与体侧成45°夹角；同时，右臂缓缓下落；目视左掌。

（3）两腿屈膝半蹲，两臂成一条直线；头左转，目视左掌（图9-58）。

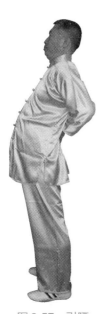
图9-57　引腰

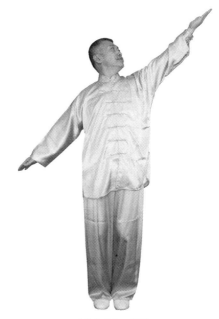
图9-58　雁飞

（4）保持身体姿势不变，唯头由左向右转动；目视右掌。

（5）～（8）：同（1）～（4），唯方向相反。

本式一左一右为1遍，共做2遍。第2遍结束时，两掌自然垂落于身体两侧；并步站立，目视前方。

【要领】

（1）动作要徐缓自如，注意抬掌与转头的转换要协调。

（2）转头下视时，意念从胸内（天池穴）经肘横纹中（曲泽穴）至左中指端（中冲穴）。

【作用】身体左右倾斜，可以较好地调理全身气血运行，有平气血、宁心神的功效。

第十式：鹤舞

【动作】

（1）开步，两膝微屈蹲，身体微右转，随之两腿直立，两臂前后平举，掌心向下，与肩同高；目视前方。

（2）双腿屈膝下蹲，两掌随之缓缓向下按推；两腿再直立；目视右方。

（3）身体继续右转，双臂屈肘收掌，双腿屈膝下蹲，两掌缓缓向外按推；两腿再直立；目视后方（图9-59）。

（4）两臂自然垂落于身体两侧，身体转正；同时，双腿屈膝下蹲；目视前方。

（5）～（8）：同（1）～（4），唯方向相反。

本式一左一右为1遍，共做2遍。第2遍结束时，两掌自然垂落于身体两侧；开步站立，目视前方。

【要领】

（1）整个动作要求舒展圆活、上下协调。

（2）按推时，意念从手指端（关冲穴）经肘外侧（天井穴）至头面部（丝竹空穴）。

【作用】两手臂前后摆动，躯干的扭动可有效地促进全身气血的运行，有利于对颈、肩、背、腰运动不适的预防与调治。

第十一式：仰呼

【动作】

（1）两掌心相对，缓缓上举至头顶；目视前上方（图9-60）。

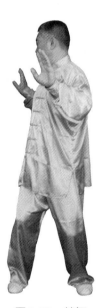
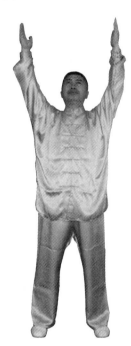

图9-59　鹤舞　　　　　　　　　　图9-60　仰呼

（2）两臂从两侧落下，上体微前倾，头后仰，挺胸，塌腰；目视前上方。

（3）头转正，两臂外展。

（4）两手翻掌下落，扶按于腰侧，指尖向下；同时，两脚脚跟缓缓提起，目视前方。

（5）两掌沿体侧向下摩运，两脚跟缓缓落下；同时，双腿屈膝下蹲；目视前下方。

本式一上一下为1遍，共做2遍。第2遍结束时，两臂自然垂落于身体两侧；开步站立，目视前方。

【要领】

（1）两臂分落至水平，颈部肌肉放松。

（2）掌上举下落时，意念从头面部（瞳子髎穴）经身体外侧（环跳穴）到脚趾端（足窍阴穴）。

【作用】两臂外展，挺胸呼气，可祛除气喘、胸闷等身体不适，并有利于对颈、肩运动不适的预防与调治。脚跟缓缓提起可发展小腿后肌群力量,拉长足底肌肉、韧带,提高人体平衡能力。

第十二式:折阴

【动作】

(1)接上式。左脚向前上步;同时,右掌上举,重心前移,右脚跟提起;目视前方(图9-61)。

(2)右臂外旋,下落至与肩平,掌心向上;重心后移;目视前方。

(3)退步收脚,两掌经体侧平举,掌心向上,转掌心向前拢气,至体前转掌心斜相对,掌指向前,约与肩同宽;目视双掌。

(4)身体前俯,转掌指向下拢气;目视双掌。

(5)双腿屈膝下蹲,随即身体缓缓直立,两掌托气上举至腹前;目视前方。

(6)两臂内旋,转掌心向下,两掌下按;两臂自然垂落于身体两侧;目视前方。

(7)~(12):同(1)~(6),唯方向相反。本式一左一右为1遍,共做2遍。

【要领】

(1)上步举掌时,尽量拉伸躯干。

(2)双掌沿下肢内侧上行时,意念从脚趾端(大敦穴)经膝关节(曲泉穴)至胸胁部(期门穴)。

【作用】手臂伸举旋落,有利于对肩部运动不适的预防与调治。折叠前俯,可以有效地刺激内脏,并有利于对脊柱各关节运动不适的预防与调治。

收势

【动作】

两手徐徐向两侧抬起,向内合抱于膻中前,内旋摩肋,合抱中脘,虎口交叉,合于腹前,呼吸均匀,气沉丹田。分掌,下按,意注涌泉,并步还原,结束(图9-62)。

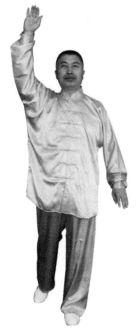

图9-61 折阴

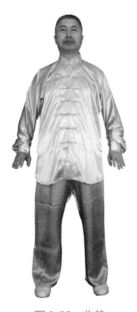

图9-62 收势

【要领】

（1）两掌体前合拢时，身体重心随动微移。

（2）两掌心依次对着胸部（膻中穴）、上腹部（中脘穴）、下腹部（神阙穴），然后按掌。

（3）下按时，意想涌泉穴。

【作用】意想涌泉，平和气息；引气归元，静养心神。

学习小结

1. 学习内容

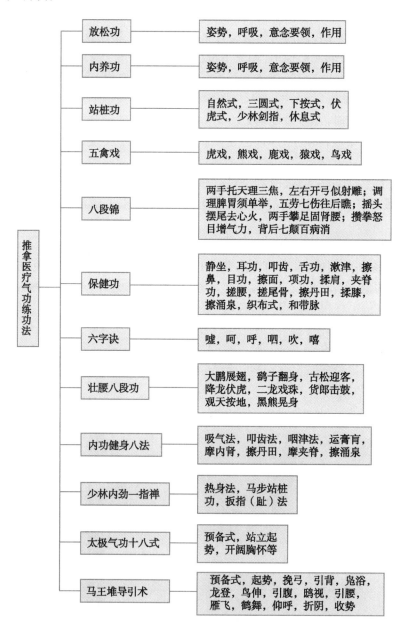

2. 学习方法

本章要理论学习和功法练习相结合,重点理解和掌握各个功法的动作和要领,要注意调身、调息、调心,熟悉各个功法的作用、特点,了解各个功法的源流。

（吕　明　窦思东　李进龙　井夫杰　黄锦军

黄英如　彭　亮　刘玉超　魏玉龙）

复习思考题

1. 放松功意念有哪几种常用方法?

2. 内养功有哪几种呼吸方法?

3. 三圆式站桩有哪几种呼吸法及其相对应的意念(调心)法?

4. 简述伏虎式站桩的姿势。

5. 什么叫鸣天鼓?

6. 目功、耳功、摩面、叩齿、项功、搓腰功、擦丹田、擦涌泉各有什么作用?

7. 结合实际试述保健功练习的注意事项。

8. 太极气功十八式的特点有哪些?

9. 太极气功十八式气归丹田势的动作、要领、意念有哪些?

10. 马王堆导引术第六式引腹的要领和作用有哪些?

第十章

推拿器械练功法

学习目的

　　通过学习推拿器械练功法,使学生能够运用不同的器械有针对性地提高自身的各部肌肉力量及协调性。

学习要点

　　练功器械的种类;器械练功的注意事项;指力、腕力、臂力、背部力量、胸腹部力量、腿部力量的器械练功法。

　　推拿器械指的是能够帮助推拿专业人员增强身体相应部位力量的器具。推拿器械练功法是在器械辅助下的推拿功法锻炼,不同于一般的体育锻炼,而是属于一种专门的训练方法,它一直都是推拿医师进行力量训练必不可少的重要环节,通过借助于训练器械,根据推拿手法操作的特点有重点地锻炼某些肌肉,可以有效增强推拿医生各个部位的肌肉力量,提高肢体的柔韧性,保证推拿手法力量的持久和深透,防止推拿医生发生损伤性疾病。

　　与以往器械主要用于练武、科举、医疗等专业人士不同,随着生活水平和社会环境的变化,在器械制作和功能不断改进和提高的同时,越来越多的练功器械步入了寻常百姓的家庭生活,它们更多地体现了其强身健体、预防疾病的作用。对于推拿专业人员而言,掌握此部分内容既有利于自身功力的增加,又可作为指导患者日常锻炼使用。

第一节　练功器械的种类

　　中国民间历来就有通过器械来进行练功的传统。远在汉代,便有了关于石担、石锁、磨盘、石磉等记载。以石担为例,既有单(双)手举法,又有抓举、挺举、推举等各类练功方法。在湖南马王堆出土的汉帛画《导引图》中,可见到一类属于持械运动的图画。在宋代,民间盛行"举石",即将石块凿成两边有扣手的举重器材,以比试力量的大小。发展到清代,练功方法更为精细,如开弓、舞刀是测试手臂力量,举石则是测试全身之力。这些来源于民间的锻炼方法发展至今,器械种类更加多样和丰富,练功时可根据实际情况选择应用,如利用卷绳棍增加腕力,用哑铃、拉力器加强臂力,

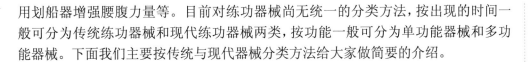

用划船器增强腰腹力量等。目前对练功器械尚无统一的分类方法，按出现的时间一般可分为传统练功器械和现代练功器械两类，按功能一般可分为单功能器械和多功能器械。下面我们主要按传统与现代器械分类方法给大家做简要的介绍。

一、传统练功器械

1. 哑铃　哑铃是一种用于增强肌肉力量训练的简单器材。它的主要材料是铸铁，有的外包一层橡胶。哑铃有固定重量和可调节重量两种。固定重量的哑铃用生铁铸成，中间是铁棒，两端为实心的圆球，因练习时无声响，取名哑铃。可调节重量的哑铃类似缩小的杠铃，在短铁棒两端套上重量不等的圆形铁片，举重或健身练习时可以增减重量。哑铃的用途是用于肌力训练。练习者手持哑铃，利用哑铃的重量进行抗阻力主动运动，可以增加肌肉耐力。当在仰卧起坐的时候在颈后部双手紧握哑铃可以增加腹肌的力量；手握哑铃直臂前举可锻炼肩部和胸部的肌肉；手持哑铃单脚蹲起可锻炼下肢肌肉的力量。

2. 壶铃　壶铃其外形与民间练功的石锁相仿，一般由铸铁制成。用壶铃进行健身锻炼时，可以做各种推、举、提、抛和蹲跳等练习，通过锻炼可以有效地增强上肢、躯干及下肢等肌肉的力量。与哑铃相比，壶铃对于全面提高整体的爆发力更加有效。另外，壶铃的重心在手掌外，哑铃的重心在手掌中；壶铃的重量多是固定的，而哑铃的重量是可以拆卸调节的；壶铃容易系在身上或绳索上，而哑铃多有不便。

3. 杠铃　横杠两端安装上不同重量的铃片即为杠铃，它是传统的练功器械，类似于民间的石担，多用于重量训练。适用于杠铃训练的身体部位较广，无论是肩部、后背、手臂、胸部等处肌肉，都可以借助于杠铃。另外，杠铃片可根据个体体质、年龄差异，挑选适宜自身的杠铃片，运用多次的训练，针对全身肌群做肌耐力训练，从而改善运动许久局部肌肉却仍松弛的问题。此外，练习杠铃更具有延缓肌肉老化、增加骨质密度、防止骨质疏松等效果。

4. 健身球　健身球，俗称"铁球"，是我国古代发明的一种健身器材，在我国民间流传甚广。健身球始于宋朝，起初是实心球，明代嘉靖年间由实心改为空心。主要为铁制，也有木质和石质的。健身球主要功能是练习手部关节及手指各肌肉的柔韧度、灵活性及肌肉力量。练习者可根据手掌的大小选择适合自己的铁球。功法练习时，将两球托于一掌之中，靠手指的顺序屈伸，使两球做逆旋盘绕。也可双手各握两球同时练习。

5. 卷绳棍　卷绳棍的主要功能是锻炼前臂肌群力量和增强腕力。卷绳棍多为自制，取短粗木棍 1 根，中间打孔，穿入长约 1 米的绳子，绳下系重物。功法练习时，练习者手握木棍的两端，两臂前平举，手背向上，两手轮换向前滚动木棍，然后反方向轮流向后卷动木棍，使重物降至最低点，再向前卷动木棍。如此反复练习。

6. 拉力器　拉力器是一种非常流行且适合于大众进行健身和功法练习的器械。拉力器一般分为弹簧拉力器和胶带拉力器两种，主要区别是两端握柄之间的弹力物质是由弹簧或是胶带构成。拉力器主要用来锻炼胸部、背部和臂部肌肉力量。特别是对肱二头肌、肱三头肌、肱桡肌的肌肉力量增加明显。

7. 握力器　又称手力器、指力器、测力器。握力器主要功能是锻炼手部肌肉和前臂肌肉力量。使用时分单手、双手、上握、下握、双夹等不同的锻炼方法。握力器小巧实用，操作方便，结构一般是铅制握手之间装有数根弹簧，利用弹簧的反作用力增强握力和前臂肌群的力量。锻炼时，可根据自己握力的大小增减弹簧的数量。此外，还有用弹簧钢带弯成的 N 型握力器和优质钢丝制成的状如钳子的 A 型握力器。

二、现代练功器械

1. 跑步机　跑步机也称步行机、健步机或平跑机，是家庭健身和练功的常备器械，可分为机械跑步机和电动跑步机，或分为单功能跑步机和多功能跑步机。跑步机一般通过跑步和走步来训练，是一种可以促进全身运动的器械，它能使全身的肌肉有节律地收缩和松弛，达到提高机体耐力、促进血液循环、加速新陈代谢、增强心肺功能的功效。同时多功能跑步机还具备划船、蹬车、腰部扭转、俯卧撑等功能，可进行多种方式的运动，能满足身体全面锻炼的要求。

2. 划船器　又被称为划船机，是一种模拟划船动作的健身练功器械。通过肩关节、肘关节和髋关节有节律地屈伸，不仅可以使腰、背、腹、腿部肌群完成一次完整的收缩和伸展，而且能让脊背在身体前屈和后伸当中获得比平时更大的活动范围，使脊柱的各个关节得到锻炼。这不但能提高肌肉和韧带的弹性，也能增强其韧性。

3. 台阶器　台阶器是一种模拟人上下楼梯动作而设计的健身和练功器械。台阶器的练习动作非常简单，站在踏板上，两手握扶手，上体稍前倾，然后两脚交替上下踩压。其主要功能是增强大腿前侧股四头肌、后侧肌群和臀大肌的力量。由于台阶器具有缓冲设计，可大大降低脚底所承受的冲击力，因此比实际上下楼梯的锻炼效果更佳，同时还可以提高练功者的心肺功能。

4. 重锤拉力器　重锤拉力器的主要功能是对肩部、上背部和臂部肌群如肱二头肌、肱三头肌进行锻炼。重锤拉力器是由相同重量的厚铁片（配重片）重叠而成，用绳索经定滑轮与拉杆相连。主要是通过拉引绳索将重物提升的方法锻炼肌力。基本练习方法是面向器械，两脚开立，双臂上举，两手握拉杆；然后垂直向下拉引至腹前。也可距械一步站立，直臂下拉或向胸前拉引。

5. 健骑机　健骑机主要功能是增强上下肢、胸部和腰腹部肌肉的肌力，增加全身关节特别是腕、肘、髋关节的柔韧性，改善练功者的消化和心脏功能。其锻炼动作比较简单，坐在座板上，双手拉动手柄，同时双脚踩动踏脚，做往返运动。健骑机一般具有低冲设计，能有效地减低运动对踝部、膝部和背部造成的劳损。

6. 夹胸器　夹胸器主要功能是使胸部肌群得到充分锻炼，属于锻炼胸大肌的专用训练器械。在增加肌肉力量的同时也有助于扩大胸腔和改善心肺功能。该器械由两个活动臂、钢丝绳、座椅及配重块组成。配重块可根据需要增减，以调节运动负荷。

7. 臂屈伸训练器　臂屈伸训练器主要通过双臂屈伸，达到锻炼胸大肌、肱三头肌和三角肌的目的。臂屈伸训练器结构简单，是将 U 形杠和主体立柱焊接一体而成。基本锻炼方法是屈臂支撑在 U 形杠上，然后以肱三头肌和胸大肌的收缩力，向上推撑至两臂伸直，再屈臂还原。上推要快而高，下落宜慢而低。如负荷不够，可在双足或腰间钩挂重物，以提高练功效果，训练过程中注意头正、挺胸、顶肩，躯干、上肢要与训练器垂直。

8. **双拉训练器**　双拉训练器是指双手各拉一条绳索，并通过主架上端的高位滑轮或下端的低位滑轮与配重片相连，通过采用滑轮提升重物的方法进行锻炼。双拉训练器的主要功能是通过双臂拉引动作，来锻炼臂部、肩部和上背部肌群。双拉训练器的基本练习方法分为背向器械和侧对器械两种。背向器械时，两脚前后开立，两臂屈肘于颈后握绳索手柄。然后两臂不动，上体前屈向外拉引；侧对器械时，两脚开立，一手垂体侧，一手于胸前提手柄，然后斜向拉引至上臂与肩齐平。

9. **肩部训练器**　肩部训练器以圆形转盘为主件，转盘中心装有滚动轴承，并固定在主架横梁上。练习者侧向器械站立，一臂尽量伸直握十字把手，然后做外展、内收及环转运动。肩部训练器主要锻炼肩部及上肢肌肉的力量。同时，肩部训练器也可以作为肩周炎患者使用的一种康复医疗器械。患者可根据肩部活动范围，改变手握位置，使肩关节逐渐恢复功能。

10. **坐式肱二头肌训练器**　坐式肱二头肌训练器的主要功能是锻炼肱二头肌的力量，其特点是采取坐位，增加了对肱二头肌的锻炼难度。坐式肱二头肌训练器由坐凳和 A 型海绵架组成，基本练习方法是坐在凳上，两上臂靠托在 A 型海绵架外侧，两手持哑铃或曲柄杠铃。然后用力将前臂向上弯举至肱二头肌充分收缩，再慢速伸臂还原。在动作的伸展阶段应该保持对重量的控制，以较慢的速度下放。不加控制地快速下放不仅降低了训练效果，还会增加肱二头肌受伤的危险。

11. **坐推训练器**　坐推训练器的主要功能是锻炼肩部、臂部和上背部肌肉的力量，其特点是采取坐位，增加了锻炼难度。它能够增强人体上肢和肩带肌群及胸大肌的力量，增强肩关节的柔韧性和灵活性。坐推训练器由坐推凳、V 形把杆及配重片组成，基本练习方法是面对器械，端坐凳上，两臂屈肘握推杆于胸前或颈后，拳心向前。然后垂直向上推起至两臂伸直，稍停，再缓慢屈臂还原。

12. **腰背肌训练器**　腰背肌训练器的主要功能是锻炼腰部和下背部肌肉的力量。腰背肌训练器由方形管、主体架、凹形垫板及十字形海绵轴架组成，基本练习方法是：俯卧在凹形垫板上，双手抱头，两脚跟抵在海绵横轴上，上体深前屈；然后以腰背肌的力量将上体抬至极限，静止片刻，再慢速屈体还原。也可在上体抬至水平位时向右做转体动作。强壮的腰背部肌肉能够维持和增强脊柱的稳定性，是保证推拿人员持久工作的重要条件，同时还可以有效预防急慢性腰部损伤和腰痛的发生。

13. **举腿架**　举腿架是锻炼腹部及臀部肌群力量的专用器械。由挂臂支架、靠背板和主体立柱组成，挂臂支架呈 U 形，两侧各有一块海绵垫，两端上弯为握把。基本练习方法是站于举腿架中间，两上臂支撑在海绵垫上，两手握竖把，然后用力将两腿直腿上举至腹肌彻底收缩。如腹肌力量差，可先做屈膝举腿；若腹肌力量强，可在小腿上附加重物。举腿架还可用来做双臂屈伸、挂臂耸肩、悬垂举腿、屈体团身等动作。

14. **卧推架**　卧推架是仰卧位上推杠铃的练功器械，其主要功能是锻炼胸部及臂部肌群的力量，其特点是采取仰卧位进行练习。卧推架由长凳与凳端两侧的 Y 形支架组成，支架用来放置杠铃。

15. **腹肌训练器**　腹肌训练器的主要功能是锻炼腹部肌群力量。腹肌训练器由一块长板斜靠在"目"字形主体架上构成。斜板上端装有海绵横轴。"目"字架上的高低横梁，用来调节斜板角度。腹肌训练器的基本练习方法是仰卧在斜板上，用脚勾住斜板上端横轴，两手或抱颈或上举或贴体侧，做仰卧起坐练习；也可两手握横轴，做直腿或屈膝上举。

16. 坐蹬训练器　也叫坐蹬器，既是练功器械又是健身器械，通常由座椅、坐蹬滑道、脚蹬板及配重片组成，通过腿部屈伸动作来进行锻炼。其主要功能是锻炼腿部肌肉力量。基本练习方法是端坐椅上，两手握椅侧扶手，两腿屈膝，两脚蹬住脚蹬板，然后用力前蹬至两腿伸直，再慢慢屈膝还原。座椅可向前后调整，以保持适宜的练习位置。

17. 大腿屈伸练习器　大腿屈伸练习器也叫大腿弯举架，主要功能是锻炼大腿前面的股四头肌和后面的股二头肌力量。大腿屈伸练习器由海绵长凳、凳端的海绵轴架及配重片组成，凳端下方的配重片，用来调节运动负荷。

18. 蹬腿练习器　蹬腿练习器也叫腿举架或斜撑腿机，主要功能是锻炼股二头肌、股四头肌和臀肌的力量。蹬腿练习器由直角三脚形架、靠垫、长方形脚蹬板、上下控把及配重片组成。基本练习方法是仰靠在靠垫上，两手扶握把，两腿屈膝于胸前，两脚掌向上蹬住脚蹬板，然后用力斜上蹬至两腿伸直，再慢速屈腿还原。锻炼时也可将脚蹬板和靠垫取下，再将靠垫放在斜上支架上，仰卧其上，两手握住斜架上端的握把，双腿屈膝深蹲，两脚踏在靠垫架上，然后用力将双腿伸直。

第二节　器械练功的准备活动

准备活动是推拿器械练功的重要组成部分，是指在器械练功之前或运动后的放松整理运动，为克服内脏器官生理惰性，缩短进入工作状态时程和预防运动创伤而有目的进行地身体练习，为即将来临的剧烈运动做好准备。能够使人体尽快由相对安静状态过渡到紧张的运动状态，为练功活动提供心理和生理准备，因此具有非常重要的作用。

一、准备活动的作用

1. 调节心理状态，提高神经系统兴奋性　练功前的准备活动可将练功者的心理状态调整到器械练功的情景中来，同时接通各运动中枢间的神经联系，使大脑皮质处于最佳的兴奋状态，投身于推拿练功之中，可达到事半功倍的效果。

2. 提高内脏器官的功能水平，以适应身体运动的需要　内脏器官的功能特点是生理惰性较大，适当地准备活动可在一定程度上预先强化内脏器官的功能，使练功活动一开始时内脏器官的功能就达到较高水平，这样还可以减轻开始练功时由于内脏器官的不适应所造成的不舒服感觉。

3. 提高肌肉温度，克服肌肉组织的黏滞性，预防运动损伤的发生　在推拿器械练功前进行一定强度的准备活动，可使肌肉的代谢过程加强，肌肉温度升高，这样既可以使肌肉的黏滞性下降，肌肉不发僵，还可以增加肌肉、韧带的伸展性和弹性，减少由于肌肉剧烈收缩造成的运动损伤。

4. 增强皮肤的血流和降低泌汗阈，保持体温相对恒定　体内营养物质在生物氧化过程中不断产能，这些能量除小部分被机体所利用，其他大部分都转变成热能，其中部分热能是体温的来源。准备活动使人体在激烈运动前增加皮肤的血流和通透性,降低泌汗阈,不至于使体内温度过高,即使在环境温度、运动等因素影响下,体内产热和散热两个生理过程也能取得动态平衡,从而使体温保持相对恒定,防止正式练习时身体过热。

二、准备活动的内容及注意事项

1. **准备活动的形式** 推拿器械练功的准备活动只需进行一般性的准备活动即可,活动形式可以因地制宜。如可选用双手撑墙,做屈体下压;双手背后抓住门框,身体用力向前拽拉;两腿成弓箭步,上体反复下压;双腿开立,上体前屈,双手尽量触摸脚尖;双腿盘坐,两膝反复下压。也可借助家中的健身器材做拽拉活动,或做一套广播体操。原则上,准备活动要把全身大小关节活动开,使关节更加灵活,以防损伤;同时要充分拉伸全身各部肌肉和韧带,增加肌肉的血流量,提高韧带的柔韧性。因此,只要能把身体活动开,任何运动方式都可以。

2. **准备活动的时间和强度** 推拿器械练功的准备活动时间一般为 10 分钟左右,活动强度不宜过大,以身体微微出汗和感到全身充满活力为度。当外界环境气温较低时,准备活动的时间可适当长一些,活动强度可稍大一些;当外界环境气温较高时,活动时间可短一些,活动强度可以小一些。准备活动结束后,休息时间不宜过长,最好不超过 5 分钟,以便将准备活动激发的良好功能状态投入到功法练习中。

3. **整理活动** 整理活动是指推拿器械练功活动结束后所做的放松练习。整理活动能够及时消除肌肉的紧张和疲劳,防止肌肉紧张僵硬,促进体力恢复,以利于再次练习,从而使人体由紧张状态过渡到安静状态。整理活动的主要方法是:用双手快速抖动大腿肌;用双拳叩击小腿肌;两腿交替做小幅度的抖踢动作;两脚开立,上体左右旋转,放松腰、背和双臂;直立,提脚跟,然后全身突然松软下来,成屈膝下蹲,在做好整理活动的同时,做几次深呼吸。

4. **注意事项** 准备活动的量和时间一定要适当,时间不宜过长,否则,还未进行体育锻炼身体就疲劳了。也不宜太短,达不到练功的要求。准备活动的时间一般为10 分钟左右。气温较低时,准备活动的时间也适当长一些,量大一些。气温较高时,时间可短一些,量小一些。

第三节 器械练功的注意事项

推拿器械练功时需要掌握正确的练习方法,制订规范科学的计划,量力而为,切不可操之过急,以免造成自身的损伤。

一、根据自身体质情况,制订合理的练习方案

1. **选择适合自身的练功器械** 器械的选择是推拿器械练功首先考虑的问题。目前,器械种类繁多,结构特点及功能各不相同,练习的方法和效果也不一样,根据自己的体质、体形、兴趣及预期目的,合理地选择器械进行练习非常重要。一般来说,初练以简便实用,易于操作的小型器械为宜,熟练后可选择负荷大、稍复杂的器械进行练习。

2. **做好练习准备工作** 在练习前需做必要的热身,排净二便,除去饰物、眼镜、

手表等物；练习时忌穿紧身衣裤，要宽衣解带，呼吸均匀，身心放松，意念集中，这样才有助于练功质量的提高。练习前或练习中如感身体不适，都不宜继续练习。

3. 明确合理的练习方法与强度　推拿器械练功中练习方法与练习强度非常重要，选择合理的练习方法与练习强度，往往需要根据练习者的体质状况、所能承受的练习负荷、练习水平和练习目的等来确定。练习负荷是练习次数的前提，练习次数则是增加练习重量的必要条件。事实上，器械练功的过程就是练习次数和练习重量不断交替增加的训练过程，练习重量过轻、练习次数太多，或练习重量太重，练习次数太少都达不到练功的目的，反之亦然。一般而言，训练肌肉最有效的次数是适宜负荷下练习 8～12 次。练习的过程也是循序渐进的过程，随着机体耐力、功力的增加，可逐渐地增加练习时间与强度，如练习时间由 20 分钟延长到 30 分钟，把 5 磅重量的哑铃改换为 8 磅等。练功次数是为练习目的服务的，以增强肌肉、增长体力为主的大肌肉群练习次数每组为 8～12 次；小肌肉群每组 8～15 次。练习的重量需要依据练习个体的实际情况灵活掌握。若练习者能在正确的姿势下完成 12 次的练习重量，则可以此重量为标准设组练习，每组练习 8～12 次。在此范围内，若能保证用准确的技术动作完成最后一次，说明所选用的重量是适宜的。练功组数是练功强度的一项重要指标，每一个练习动作都需要细化为若干练习组，才能对肌肉或肌群形成持续而有效的刺激以增强肌力及肌耐力。一般而言，初练者在前 3 个月内，每一动作的练习组数最多不超过 3 组，以后每 3 个月可根据肌力及肌耐力的增长情况适当地增加练习组数。小肌肉群的练功组数可适当减少，大肌肉群的练功组数可酌情增加，组间休息时间一般控制在 1 分钟之内，以免影响练习效果。

二、结合练功器械和练功目的，选择科学合理的练习方式

科学合理而又富有针对性的练习方式是确保器械练功效果的重要保证，为此，了解肌肉的结构和性能，对肌肉或肌群进行针对性地练习尤为必要。如三角肌的肌纤维有前、中、后三束，每束都有各自的功能，若使用哑铃练习，前平举可练到其前束，侧平举、侧上举可练到中束，俯身侧平举可练到后束，推举则可练到整块三角肌。同一块肌肉可选择不同的练习方式，相同的练习方式可训练到不同的肌肉或肌群，如使用杠铃向上推举至两臂伸直，之后缓慢循原路线还原至起始位，可训练到三角肌、肱三头肌、胸大肌、斜方肌等肌块。

科学的练功方法要求我们正确地认识自身，明确练功的目的，针对性地选择相应的练习方式。对薄弱部位的训练应安排在每次训练的起始阶段，并根据训练的进展逐渐增加练习强度与练习时间；有缺陷的部位则应根据自身的身体状况灵活地调整练习方式与技术动作。

三、结合自身的生理特点和自然环境，选择适当的练习时间

推拿器械练功的初练者需合理安排休息时间，一般以每天练习 3～4 次，每次 1 小时或隔日练习为宜，切不可急于求成。另外，练习期间需要注意营养，加强水分及蛋白质的摄入，机体只有得到充分的休息和营养，才能获得良好的练习效果。研究表明，下午 3 点到晚上 8 点是体力最为充沛的时间，故练功时间最好安排在下午或傍晚。需要注意的是，饥饿、劳累、疲乏等体能不佳时易出现头昏、乏力等症状，严重者

会出现晕厥,这时不宜练功。此外,饭后 1 小时内不宜练功,此时大量的血液集中在肠胃部,练习时会使该部位的血液显著减少而影响消化功能。由于睡前练习后会使大脑皮质兴奋而影响睡眠,睡前 1 小时也不宜练习。

练习期间若无完整的时间计划,也可以采取间断练习法,具体为每天练几个动作,如今天练习上肢肌群,明天练习下肢肌群,交替进行;或每次以一个部位为主,其他部位为辅。练习期间若出现身体不适等情况,应随时调整练习的次数与强度,降低练习量,改变练习时间,甚至暂停练习等。此外,因季节气候的变化,夏季和冬季的功法练习安排也应有所不同,夏天的练习强度可适当小一些,冬天的练习强度和练习量则应增大一些。

四、结合自身的性格特点和预期效果,制订明确的练习目标和内容

功法练习的过程是一个艰苦而漫长的过程,短时间内很难见效,需要长周期循序渐进的艰辛付出才能获得良好的效果。对于性格急躁的人来说,一定要做好充分的思想准备,合理地制订练习计划,明确练习的短期目标与长期目标,并且把二者有机地结合起来加以实施。在开始制订功法练习计划时,不仅要考虑达到什么样的练习目标和解决什么问题,还要考虑到不同练习目标和内容之间的衔接。如在每一个计划开始和结束时,记录下体重、心率、血压等身体重要参数,为下一个计划的制订或修订提供依据;也可阶段性地记录下训练后的身体反应、感受与效果,为以后的练习提供参考。

第四节　指力、腕力的器械练功法

一、指力器械练功法

(一)身后弯举

1. 练功器械　杠铃。

2. 练功方法

【起势】两足开立站稳,双手置于背后持铃,拳心向后。

【动作】手腕向上弯曲至极限,然后缓慢下放还原。重复练习(图 10-1)。

【要领】两手持铃距离比肩稍宽,腕部弯曲时上臂部和前臂尽量保持不动。

【次数】练习 8～12 次为一组,每组间隔 3 分钟,连续做 2～3 组,隔天训练。

【作用】此动作主要训练屈指肌群。

(二)体侧弯举

1. 练功器械　哑铃。

2. 练功方法

【起势】两足开立站稳,两手各持哑铃置于体侧,拳眼朝前。

【动作】前臂屈指肌群收缩,屈肘至肩前,然后缓慢下放还原。重复练习(图 10-2)。

【要领】上臂紧贴体侧,不要外展,前臂向上弯起至肩前。

【次数】练习 8～12 次为一组,每组间隔 3 分钟,连续做 2～3 组,隔天训练。

【作用】此动作主要训练前臂屈指肌群和臂部肱肌。

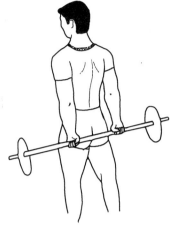

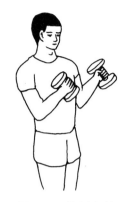

图 10-1　身后弯举　　　　　　　　　　图 10-2　体侧弯举

二、腕力器械练功法

（一）正握弯举

1. 练功器械　杠铃。

2. 练功方法

【起势】坐于凳上，前臂置放在大腿上，双手握铃，拳心向前。

【动作】前臂屈肌群收缩，手腕向上弯起至极限，然后缓慢下放还原。重复练习（图10-3）。

【要领】开始时手腕自然背伸到最大程度，然后向上弯起至极限。

【次数】练习8~12次为一组，每组间隔3分钟，连续做2~3组，隔天训练。

【作用】此动作主要训练桡侧腕屈肌、尺侧腕屈肌等屈指肌群。

（二）反握弯举

1. 练功器械　杠铃。

2. 练功方法

【起势】坐于凳上，前臂置放在大腿上，或两足开立站稳，双手握铃，拳心向后。

【动作】前臂伸肌群收缩，手腕向上弯起至极限，然后缓慢下放还原至原位。重复练习（图10-4）。

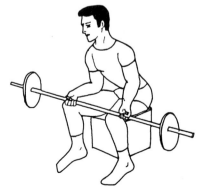

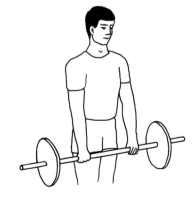

图 10-3　正握弯举　　　　　　　　　　图 10-4　反握弯举

【要领】前臂保持在一个平面上，不可上下移动。

【次数】练习8～12次为一组，每组间隔3分钟，连续做2～3组，隔天训练。

【作用】此动作主要锻炼桡侧腕伸肌。

（三）腕部屈伸

1. 练功器械　拉力器。

2. 练功方法

【起势】正坐于凳上，前臂置放于大腿上，拉力器下端固定，两手反提拉力器上端把柄。

【动作】前臂不动，两手腕尽力向上内屈至极限，静止片刻，缓慢还原。重复练习（图10-5）。

【要领】前臂置放于大腿上，屈肘至90°直角，屈腕时前臂不要上下移动。

【次数】练习8～12次为一组，每组间隔3分钟，连续做2～3组，隔天练习。

【作用】此动作主要锻炼前臂屈指肌群。

（四）屈腕卷棒

1. 练功器械　卷绳棍（悬挂重物）。

2. 练功方法

【起势】双手正握或反握木棒两端置于胸前，木棒中间下悬挂重物。

【动作】以手腕屈伸之力将重物逐渐卷起，待重物靠近木棒时，再反方向卷动，使之缓慢下降。重复练习（图10-6）。

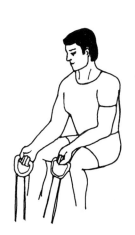
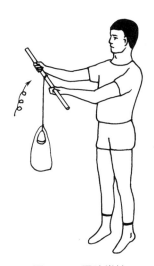

图10-5　腕部屈伸　　　　　　　　　　图10-6　屈腕卷棒

【要领】用手腕屈伸之力将重物卷起，两手交替屈伸。

【次数】练习8～12次为一组，每组间隔3分钟，连续做2～3组，隔天训练。

【作用】着重锻炼前臂屈肌群，锻炼前臂屈伸肌群的练习方法还有很多，如握杠翘腕、强拧哑铃、抛抓铃片（沙袋）等。因前臂肌多为小块肌肉，练习时负荷不可过重，以中、小负荷为宜。注意锻炼过程中不要使用身体上的力量，以免影响锻炼效果。

笔记

第五节　臂力器械练功法

一、屈肌肌力器械练功法

弯举是锻炼肱二头肌最有效的练习方法之一。杠铃、哑铃、弹簧拉力器、重锤拉力器、胶皮带等,均可用来练习弯举动作。弯举动作不难掌握,但有一个最关键的问题,就是前臂向内屈曲时,上臂与前臂的夹角成 50°～60°,才能使肱二头肌得到最充分、最彻底地收缩。注意不管身体位置如何,上臂和前臂均应保持这个最佳的弯曲角度,然后缓慢还原。夹角大于或小于这个角度时,其力点就会失去作用,锻炼效果就会大打折扣。

其呼吸方法是:哑铃等器械靠近肩时呼气,下放时吸气。做弯举动作时,还要注意:一是始终使上臂固定锁紧在体侧,不可使之移动;二是手腕与前臂要保持在一个平面上,不能向内、外弯动。如果在弯举时手腕内扣,就会造成用力点分散到前臂肌上,会大大影响肱二头肌的锻炼效果;三是上体不得摆动借力。

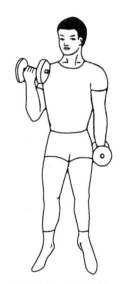

（一）双臂屈伸

1. 练功器械　哑铃。

2. 练功方法

【起势】两脚开立同肩宽,两手握哑铃自然下垂,拳心向前。

【动作】双臂轮流屈伸,屈时拳心由朝前变为朝后,然后循原路还原。重复练习(图10-7)。

【要领】身体保持直立,不要晃动,以免借力,影响锻炼效果。

【次数】练习 8～12 次为一组,每组间隔 3 分钟,连续做 2～3 组,隔天训练。

【作用】此动作主要训练肱二头肌和前臂屈肌群。

图 10-7　双臂屈伸

（二）俯立弯举

1. 练功器械　杠铃或哑铃。

2. 练功方法

【起势】两脚开立比肩宽,两腿稍屈,上体前屈与地面平行,两手握杠铃或哑铃垂于腿前,拳心向上。

【动作】双臂共同用力屈,然后缓慢还原。重复练习(图10-8)。

【要领】在屈伸过程中,上臂应始终垂直于地面,不得前后晃动。

【次数】练习 8～12 次为一组,每组间隔 3 分钟,连续做 2～3 组,隔天训练。

【作用】此动作主要训练肱二头肌、三角肌和前臂屈肌群。

（三）俯坐弯举

1. 练功器械　哑铃。

2. 练功方法

【起势】坐在凳上,两腿分开,一手持哑铃垂于两腿间,上体稍前屈,持哑铃臂的肘关节外侧贴近同侧大腿内侧。

【动作】以肘关节为轴，上臂固定，拳心朝向正前方。以肱二头肌的力量使前臂向上弯起，缓慢还原。重复练习（图10-9）。

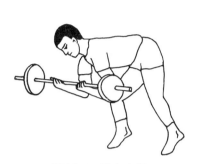
图10-8　俯立弯举

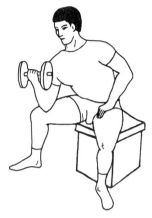
图10-9　俯坐弯举

【要领】在动作过程中，持哑铃手的肘不能靠在腿上，上臂尽量保持不动。

【次数】练习8～12次为一组，每组间隔3分钟，连续做2～3组，隔天训练。

【作用】此动作主要训练肱二头肌。

（四）仰卧弯举

1. 练功器械　胶皮带。

2. 练功方法

【起势】仰卧长凳上，两臂向上伸直垂直于地面，两手握住胶皮带的手柄，两肘向内夹紧。

【动作】用肱二头肌的收缩力将手柄拉至头前，维持数秒。缓慢还原，对抗胶皮带的弹性。重复练习（图10-10）。

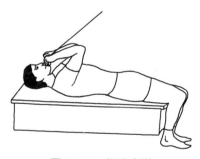
图10-10　仰卧弯举

【要领】肱二头肌的收缩屈伸时，上臂不得移动。

【次数】练习8～12次为一组，每组间隔3分钟，连续做2～3组，隔天训练。

【作用】此动作主要训练肱二头肌和前臂屈肌群。如果觉得使用的器材偏轻，或对弯举练习产生了适应性，可采用下甩弯举。此方法与站立弯举相似，只是在还原过程中要求两臂同时用力下甩。当甩至两臂快要伸直时，立即向上弯起，用力对抗杠

笔记

铃的重力加速度，以增大运动强度。下甩弯举能使肱二头肌及肱桡肌等发达得更快。需要强调的是，在下甩过程中，上臂一定要紧贴体侧保持不动，否则用力点就会"跑偏"，费力又达不到效果。

二、伸肌肌力器械练功法

（一）颈后屈伸

1. 练功器械　哑铃。

2. 练功方法

【起势】两脚开立同肩宽或坐在凳上，两手握哑铃于颈后，拳心向下。

【动作】上臂不动，前臂上举伸直于头上，保持几秒。然后循原路还原。重复练习（图 10-11）。

【要领】身体尽量控制不要前后晃动，上臂尽量保持不动。

【次数】练习 8～12 次为一组，每组间隔 3 分钟，连续做 2～3 组，隔天训练。

【作用】此动作主要训练肱三头肌和三角肌。

（二）霸王举鼎

1. 练功器械　壶铃。

2. 练功方法

【起势】两脚开立同肩宽，右臂屈肘握壶铃置于肩侧，左手叉腰。

【动作】右臂向上推举壶铃，然后平稳下落成起始姿势。两臂交替练习。重复练习（图 10-12）。

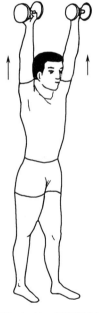 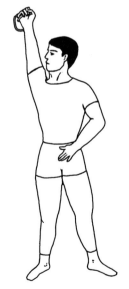

图 10-11　颈后屈伸　　　　　图 10-12　霸王举鼎

【要领】上举过程中抓牢壶铃环，注意动作连贯性。

【次数】练习 8～12 次为一组，每组间隔 3 分钟，连续做 2～3 组，隔天训练。

【作用】此动作主要训练肱三头肌。

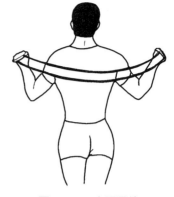

（三）水平屈伸

1. 练功器械　拉力器。

2. 练功方法

【起势】直立，两手握拉力器于背后。

【动作】两臂同时向外推拉力器，伸直后静止片刻，慢速还原。重复练习（图10-13）。

【要领】动作要缓慢，身体尽量控制不要前后晃动，手臂伸直后要静止保持片刻。

【次数】练习 8～12 次为一组，每组间隔 3 分钟，连续做 2～3 组，隔天训练。

【作用】此动作主要训练肱三头肌。

图 10-13　水平屈伸

三、外展肌力器械练功法

（一）前上举

1. 练功器械　哑铃。

2. 练功方法

【起势】身体站立或坐在凳上，两臂下垂持哑铃。

【动作】单臂前平举，然后继续抬臂使哑铃位于头上方。单手持哑铃慢慢复位。换另一侧手臂，重复练习（图10-14）。

【要领】身体尽量控制不要前后晃动，注意力要集中。

【次数】练习 8～12 次为一组，每组间隔 3 分钟，连续做 2～3 组，隔天训练。

【作用】此动作主要训练三角肌前部肌束。

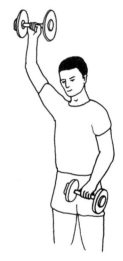

图 10-14　前上举

（二）侧平举

1. 练功器械　哑铃。

2. 练功方法

【起势】身体站立或坐在凳上，两臂下垂持哑铃。

【动作】两臂侧平举，然后继续抬臂使哑铃高于肩。手持哑铃慢慢复位。重复练习（图10-15）。

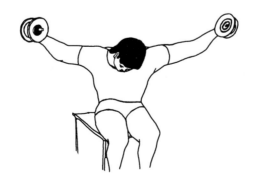

图 10-15　侧平举

【要领】

（1）当两臂向两侧上方提铃时，两肘微屈，上臂与前臂成 100°～120°，向前倾的两臂与躯体成 10°～15°，要始终保持这两个角度，这样才能保证肩带肌群的集中收缩。

（2）两臂向上提举时，一定要超过肩或与肩同高，并位于肩前（不要向身后方向举起）。

【次数】练习 8～12 次为一组，每组间隔 3 分钟，连续做 2～3 组，隔天训练。

【作用】此动作主要训练三角肌中部肌束。

（三）屈肘开合

1. 练功器械　哑铃或壶铃。

2. 练功方法

【起势】两手分握壶铃或哑铃举于双肩外上方，拳心相对。

【动作】在保持肩关节和肘关节 90° 的状态下，两臂向侧后方摆动，拳心向前。手持哑铃慢慢复位。重复练习（图 10-16）。

【要领】

（1）两臂向侧后方摆动，拳心向前。

（2）壶铃或哑铃举至与头同高即可，不可超过头部高度。

【次数】练习 8～12 次为一组，每组间隔 3 分钟，连续做 2～3 组，隔天训练。

【作用】此动作主要训练三角肌前部肌束和中部肌束。

（四）侧摆拉弓

1. 练功器械　哑铃。

2. 练功方法

【起势】两脚开立略比肩窄，两手提哑铃垂于体侧。

【动作】两臂同时向上举起，一臂屈肘于胸前，一臂侧平举，宛如"拉弓"姿势。缓慢下落后，随即向另一侧举起，两侧交替进行。重复练习（图 10-17）。

【要领】

（1）整个练习动作，拳心要始终朝下。

（2）动作要连续进行，速度不可过快。

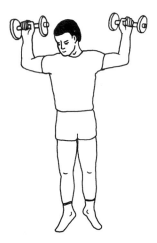

图 10-16　屈肘开合

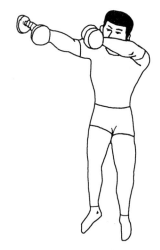

图 10-17　侧摆拉弓

【次数】练习8～12次为一组，每组间隔3分钟，连续做2～3组，隔天训练。

【作用】此动作主要训练三角肌。

（五）单臂飞鸟

1. 练功器械 拉力器。

2. 练功方法

【起势】双脚开立略窄于肩，单手握住拉力器把手，自然站立于拉力器一侧。

【动作】握住把手用力往回抬臂，并尽可能使手臂伸直，提升至水平位使手臂与躯体成90°夹角。慢慢放回，恢复到开始姿势。重复练习（图10-18）。

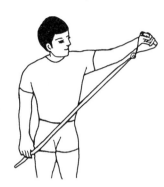

图 10-18 单臂飞鸟

【要领】

（1）身体不要晃动。

（2）尽量用手臂提拉。

【次数】练习8～12次为一组，每组间隔3分钟，连续2～3组，隔天训练。

【作用】此动作主要训练三角肌前部、中部、后部肌束。

第六节 身体其他部位器械练功法

一、背部器械练功法

（一）站立耸肩

1. 练功器械 哑铃。

2. 练功方法

【起势】锻炼者站立，脚距与肩同宽，身体保持正直。两手各握持一个哑铃，上肢伸直，自然垂于身体两侧。

【动作】两肩先尽量下坠，再用力向上耸肩到最高限度为止。然后两肩再徐徐下落到起始位置，重复上述动作（图10-19）。

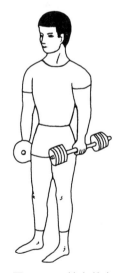

【要领】

（1）两手臂在动作过程中要保持不动，两手腕微屈，两肘微向外转。

（2）耸肩时可以控制双肩旋转，由前往后做圆周运动，然后再落下，充分锻炼整个斜方肌。

【次数】每次练习8～10次为一组，每组间隔3分钟，连续做3～5组，每周练习3次。

【作用】这个动作主要锻炼斜方肌和冈上肌。

图 10-19 站立耸肩

（二）直身飞鸟

1. 练功器械 哑铃。

2. 练功方法

【起势】锻炼者取站立位，两脚与肩同宽，身体保持正直，两手分别持哑铃，自然下垂置于身体两侧。

【动作】背部肌肉收缩发力,带动上肢外展至水平位,同时挺胸收腹。静止停留2~5秒,两手臂再慢慢回落至身体两侧。也可以外展至水平位后不停留,连续外展下落,如同飞鸟展翅(图10-20)。

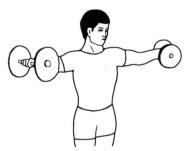

图 10-20 直身飞鸟

【要领】

(1)锻炼者身体保持平衡稳定,不要随上肢的外展下落而有大幅度起伏。

(2)外展挺胸时吸气,哑铃下落时呼气。

(3)上肢要伸直,下落时可以慢慢匀速下落,以增强锻炼的效果。

【次数】每次练习8~10次为一组,每组间隔1~3分钟,连续做3~5组,每天练习1次,10天后可以休息3天再进行第二个周期锻炼。

【作用】这是锻炼背肩部肌肉的常用方法,主要锻炼背阔肌、斜方肌、大圆肌、冈上肌和三角肌。

（三）引体向上

1.练功器械 单杠。

2.练功方法

【起势】悬垂正握单杠,两手分开与肩同宽,两脚离地,腰部以下放松。

【动作】将两腿垂直并拢或交叉,向后弯起。集中背阔肌和肱二头肌的收缩力让肘屈曲将身体向上拉起,至横杠到胸。停2秒后,两臂伸直缓慢回复到下垂。

【要领】

(1)上拉时注意意念集中在背阔肌,尽量把身体拉高。

(2)上拉时不可以让身体摆动,下垂时脚不要触及地面。

(3)还可以在腰上挂上重物加重,重量视个人情况而定。

【次数】每次练习10~15次为一组,每组间隔3~5分钟,连续做10~15组,每周练习2~3次。

【作用】主要锻炼肌肉:背阔肌,肱二头肌。

（四）直臂扩胸

1.练功器械 哑铃。

2.练功方法

【起势】两手握住哑铃,前平举至与肩同高。

【动作】将两臂由前平举位向左右两侧扩胸,水平位尽量拉开,如大鹏展翅。双臂收力复原至前平举位,重复上述动作(图10-21)。

【要领】

(1)扩胸时注意力要集中,要尽量把身体扩展开,扩开时胸部要挺起。

(2)向后扩胸时吸气,向前复原时呼气。

【次数】每次练习10~15次为一组,每组间隔3~5分钟,连续做3组,每天练习1~2次。

【作用】主要锻炼的肌肉有背部斜方肌、冈上肌、冈下肌、大圆肌和小圆肌。由于这个动作有扩胸作用,因此,容易被误认为练习该动作是锻炼胸大肌,实际上本动作对胸大肌作用很小。

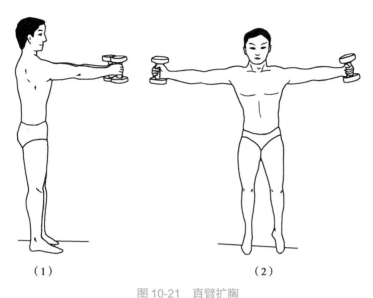

（1）　　　　　　　　　　　（2）

图 10-21　直臂扩胸

（1）两臂前平举至与肩同高;（2）两臂由前平举位向左右两侧扩胸

（五）负重体屈伸

1. 练功器械　铁饼。

2. 练功方法

【起势】锻炼者俯卧在长凳上,凳上垫一软垫,头、颈和胸上部伸出凳端外,两脚固定在肋木间,或由他人扶持固定。

【动作】

（1）铁饼置于上背部,锻炼者双手在颈部扶持固定铁饼,背肌发力,做身体前屈、接着后伸的练习。

（2）运动有两种方式,一是以均匀、有节律性地前屈后伸速度锻炼,二是身体后伸至最大限度后,停顿固定一小段时间再复原,之后再进行第二次锻炼（图 10-22）。

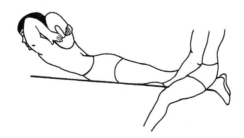

图 10-22　负重体屈伸

【要领】

（1）后伸时背肌收紧,一定要身体反弓至最大限度。

（2）挺身或成反弓静止用力时吸气并稍憋气,还原时立即呼气。

（3）后伸至最大限度后停留时间以 5 秒钟为宜。

【次数】每次练习 10 次为一组，每组间隔 5 分钟，连续做 3 组，每天或隔天练习 1 次。

【作用】这个动作主要锻炼背部骶棘肌。

（六）弓身运动

1. 练功器械　杠铃。

2. 练功方法

【起势】两手握杠铃置于颈后肩上，两腿开立约与肩宽，身体直立，腰部收紧。

【动作】上体慢慢前屈，臀部后移，上体至水平位上。向上挺直身体。

【要领】

（1）向前屈到水平位时用口呼气，反之用鼻子吸气。

（2）两腿可伸直也可屈膝，可站也可坐，做弓身运动，但无论如何都要保持腰背平直。

【次数】练习 10 次为一组，每组间隔 3～5 分钟，连续 5 组，每周练习 3 次。

【作用】锻炼腰背肌群及骶棘肌。

二、胸部器械练功法

（一）直臂开拉

1. 练功器械　拉力器。

2. 练功方法

【起势】两脚开立，与肩同宽，抬头，挺胸，收腹，紧腰。

【动作】两臂伸直平举，两手心相对，分别握住弹簧拉力器的两端。吸气，同时两臂用力向两侧扩展，直到两臂与体侧平行成直线。停留 2～3 秒，然后呼气慢慢将力收回。

【要领】

（1）两臂用力均匀。

（2）动作要协调。

（3）两肘不能弯曲，上体不要后仰、晃动以借力。

【次数】每次练习 8～10 次为一组，每组间隔 1～2 分钟，连续做 5～8 组，每周练习 2～3 次。

【作用】主要锻炼肌肉：斜方肌，胸大肌，三角肌等。

（二）弓身飞鸟

1. 练功器械　哑铃。

2. 练功方法

【起势】两脚与肩同宽，身体前弓至水平位，两手分别持铃，臂伸直垂于体前，拳心相对。

【动作】用肘关节带动上臂，用力扩胸。两臂侧平举并向上挥。停留 2～5 秒，两手臂再慢慢回落至原点（图 10-23）。

【要领】

（1）弓身后要尽量保持原来的姿势，不要上下摆动。

（2）两臂用力向侧后上举，上背部肌肉用力收缩，三角肌后部也得到锻炼。

（3）复原时要控制哑铃的速度，以增加锻炼的效果。

（4）开臂扩胸时吸气，哑铃下落时呼气。

【次数】每次练习8～10次为一组，每组间隔1～2分钟，连续做3～5组，每天练习1次。

【作用】主要锻炼肌肉：胸大肌，斜方肌，大圆肌，三角肌的后部。

（三）卧式两臂上拉

1. 练功器械　杠铃。

2. 练功方法

【起势】锻炼者仰卧在凳上，两手握住杠铃，距离与肩同宽。

【动作】两臂保持平直，将杠铃向上、向后拉，并尽量拉至最低点，停留1～3秒，使胸部肌肉尽量拉开。收缩胸部肌肉，两臂向下划弧形曲线，将杠铃下划至大腿部。停留5～10秒，再重复上述动作（图10-24）。

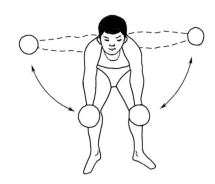 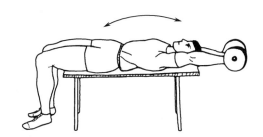

图 10-23　弓身飞鸟　　　　　图 10-24　卧式两臂上拉

【要领】

（1）向上、向后拉时深吸气，吸气尽则拉至最高点，向下回复时呼气。也可以向上、向后拉时吸气，拉至尽端时双臂保持不动时呼气，向下回复时吸气，回复至开始位置时呼气。

（2）向上、向后拉时，两臂、躯干要充分展开；向下回复时两臂要充分向前伸直。

【次数】每次练习5～10次为一组，每组间隔3分钟，连续做3～5组，每天练习1次或隔天练习1次。

【作用】主要锻炼胸大肌上部肌肉、肩带肌。

（四）卧推杠铃

1. 练功器械　杠铃。

2. 练功方法

【起势】锻炼者仰卧在卧推凳上，两手握住杠铃，距离与肩同宽，将杠铃自头部拿至胸部后，双手用力控制好杠铃，缓慢将横杠移至乳头上。

【动作】用力将杠铃向上推至两臂平直，再屈肘收力将杠铃收至胸前，有节律性地重复以上动作。也可以用力将杠铃向上推至两臂平直后停留5～10秒，再屈肘收力将杠铃收至胸前，重复上述动作。

【要领】

（1）上推用力时吸气，两臂伸直后呼气。

（2）将杠铃置于胸部时，胸部要挺起，上推时主要以胸大肌发力。

（3）屈肘收力时，要控制好杠铃。

【次数】每次练习15～30次为一组，每组间隔3～5分钟，连续做3组，可每天练习1次或隔天练习1次。

【作用】主要锻炼胸大肌、三角肌前束、前锯肌和肱三头肌。本势可以采用宽握、中握和窄握三种不同的姿势，且对肌肉的影响不同。宽握对锻炼胸大肌效果比较明显，窄握对锻炼肱三头肌效果比较明显，中握对锻炼胸大肌、三角肌、前锯肌和肱三头肌均有比较良好的影响。

（五）内屈弹力棒

1. 练功器械　弹力棒。

2. 练功方法

【起势】锻炼者站位，双手握住弹力棒两端，位置高度在胸下部或腹上部。

【动作】两臂同时发力内收，肩胛骨后缩，使弹力棒弯曲至最大限度，双臂有控制性收力，使弹力棒放松复原。可以节律性地屈伸弹力棒，也可以用力将弹力棒屈曲至最大限度后停留5～10秒，再有控制性地收力使弹力棒放松复原（图10-25）。

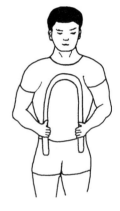

图10-25　内屈弹力棒

【要领】

（1）两臂用力内收时吸气，收力还原时呼气。

（2）主要以胸大肌发力，锻炼时注意力要集中在胸大肌。

（3）注意要控制性收力，防止弹力棒因快速回弹而受伤。

【次数】每次练习20～25次为一组，每组间隔2分钟，连续做3～5组，可每天练习1～2次。

【作用】主要锻炼胸大肌中下部肌束。弹力棒练习方法还有好几种，如两臂胸前向下内夹、两臂胸前向内推压和直臂头上内旋等，名称虽异，但动作大同小异，不同动作作用于胸大肌的不同部位，练习不同的动作有利于胸部肌肉的全面锻炼，使之更匀称、更有轮廓。

（六）双杠臂屈伸

1. 练功器械　双杠。

2. 练功方法

【起势】站立于双杠内，身体放松，两手分别握住左右两侧的杠。

【动作】双手握杠呈直臂支撑，停留3秒。屈臂降体至最低位置。头部前伸，两臂伸直。

【要领】

（1）整个过程都用口呼气，用鼻子吸气。

（2）当屈臂降体至最低位置时，躯干略向后，以肱三头肌的收缩伸直两臂，同时身体前引，使身体直上升，上臂肱三头肌完全收紧。

【次数】练习 10～15 次为一组,每组间隔 3～5 分钟,连续 3～5 组,每周练习 4 次。

【作用】主要锻炼胸大肌的外侧翼、下缘和肱三头肌。

三、腹部器械练功法

(一)单杠直腿上举

1. 练功器械　单杠。

2. 练功方法

【起势】两手正握单杠,上下肢自然伸直,身体放松,垂直悬吊于杠下。

【动作】收缩腹直肌,将伸直的两腿尽力向上抬举至可能的高点,彻底收缩腹直肌,静止 1～3 秒,然后慢慢还原成预备姿势(图 10-26)。

【要领】

(1)腹直肌收缩、下肢向上抬举时吸气,腹直肌放松、躯体伸直时呼气。

(2)上举和还原时,尽量保持身体稳定不摆动。

(3)腹直肌不要猛然收缩,也不要猛然放松,速度越慢,强度越大。

【次数】每次练习 10～15 次为一组,每组间隔 3 分钟,连续做 3 组,每天练习 1 次。

【作用】这是锻炼腹直肌较常用的方法之一,方法简便易行,常练可以明显增加腹部肌肉力量。

(二)负重体旋转

1. 练功器械　杠铃。

2. 练功方法

【起势】锻炼者站立,身体保持正立,两腿平步开立与肩同宽,肩负杠铃,双上肢外展扶持稳定杠铃。

【动作】下肢保持不动,身体徐徐向左后转体至最大幅度,静止 3～5 秒,然后徐徐收力,慢慢还原成预备姿势(图 10-27)。下肢保持不动,身体徐徐向右后转体至最大幅度,静止 3～5 秒,然后徐徐收力,慢慢还原成预备姿势。重复上述动作。

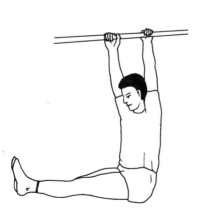

图 10-26　单杠直腿上举

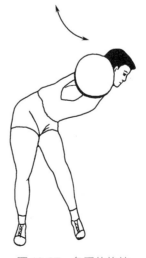

图 10-27　负重体旋转

【要领】

（1）徐徐随动作自然呼吸，不要憋气。

（2）由于旋转时会产生一种离心力，所以注意旋转速度要稍慢，可以用对侧的腹内斜肌、腹外斜肌加以控制，以免造成损伤。

（3）随着锻炼时间推移，转体至最大幅度后静止时间可逐渐增加，静止时间越长，锻炼强度越大。

【次数】每次练习10～15次为一组，每组间隔3～5分钟，连续做3～5组，每天或隔天练习1次。

【作用】主要锻炼腹内斜肌和腹外斜肌的力量。

（三）左右转腰硬拉

1．练功器械　杠铃。

2．练功方法

【起势】锻炼者两手一正一反握住杠铃杆站立，身体保持正立，两腿平步开立与肩同宽。

【动作】下肢直立保持不动，身体向左侧转腰至最大幅度后，弯腰屈体下落杠铃，然后徐徐收力，慢慢沿原路线还原成起始姿势（图10-28）。右侧方向，重复做以上动作。

【要领】

（1）上拉时吸气，弯腰屈体时呼气。

（2）由于旋转时会产生一种离心力，所以注意旋转速度要稍慢，可以用对侧的腹内斜肌、腹外斜肌加以控制，以免造成损伤。

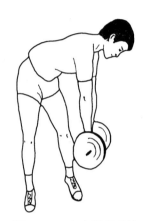

图 10-28　左右转腰硬拉

（3）整个动作过程背部保持平直，转腰时两脚保持固定不动。

【次数】每次练习10～15次为一组，每组间隔3分钟，连续做3～5组，每天或隔天练习1次。

【作用】主要锻炼腹外斜肌、髂腰肌和腰大肌的力量。

（四）两头起腹肌运动

1．练功器械　沙袋。

2．练功方法

【起势】把沙袋绑在前臂和小腿上，平躺地上，双手置于身体两侧，两腿伸直、脚尖绷直。

【动作】双腿伸直，双臂伸直置于头上端，以腹肌力量使上体起坐。身体起坐同时上举双腿。双手碰双脚，然后还原，重复上述动作。

【要领】

（1）当上举双腿身体起坐时用鼻子吸气，反之用口呼气。

（2）举腿同时身体起坐，不要做成"仰卧起坐"。

【次数】练习10～15次为一组，每组间隔3～5分钟，连续做3～5组，每周练习3次。

【作用】主要锻炼整个腹直肌。

四、腿部器械练功法

（一）站立后摆腿

1.练功器械　弹力皮条。

2.练功方法

【起势】锻炼者站立在一块较高的垫木或矮凳上，两手抓住横木或扶墙。拟锻炼的下肢小腿部套住弹力皮条，伸在垫木或矮凳外悬空，另一脚站在垫木或矮凳上支撑体重。

【动作】把套住弹力皮条的脚尽量向后上方抬起，直到可能达到的最高点，然后收力放松回复至中立位（图10-29）。重复上述动作。换另一只脚重复上述动作。

【要领】

（1）套住弹力皮条的脚向后上方抬起时吸气，收力放松回复时呼气。

（2）套住弹力皮条的脚向后上方抬起时，整个下肢保持平直，应收缩臀大肌和腰部肌肉使下肢后伸。

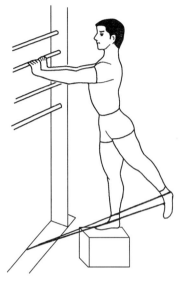

图10-29　站立后摆腿

（3）套住弹力皮条的脚向后上方抬起时，足尖要尽量伸直，髋关节和膝关节应尽量伸展。

【次数】每次练习30～50次为一组，每组间隔3分钟，连续做3～5组，每天练习1次。

【作用】本动作主要锻炼臀大肌。

（二）负重提踵

1.练功器械　杠铃或哑铃。

2.练功方法

【起势】锻炼者站位，将杠铃置于颈后肩上，或双手握哑铃垂直于体侧。两脚并立，也可以一脚站立支撑体重，另一脚提起。

【动作】小腿肌肉群收缩，使脚跟尽量提高至最大限度，静止3～5秒，还原成预备姿势，重复上述动作。换另一只脚重复上述动作。

【要领】

（1）提起脚跟时吸气，放松还原时呼气。

（2）脚跟上提和还原时要注意保持身体重心稳定，特别是上提时，要防止脚步向前移位。

【次数】每次练习10～20次为一组，每组间隔3分钟，连续做3～5组，每天练习1次。

【作用】主要锻炼腓肠肌、股三头肌和屈足肌群。

（三）前蹲

1.练功器械　杠铃。

笔记

2. 练功方法

【起势】锻炼者站在深蹲架前，弯腰屈膝，将置于深蹲架上的杠铃托于胸前。离开深蹲架两步，平步开立，两脚距离稍宽于肩，足趾微微外撇，身体保持正直。

【动作】控制好力量，屈膝下蹲，开始练习时下蹲的高度以大腿与地面平行为宜，经过一段时间的练习后或体力较好者下蹲位置可降低，直至最低限度，然后静止3～5秒（图10-30）。膝关节挺直起立，回复至站立位。重复上述动作。锻炼完毕后，将杠铃置于深蹲架上。

【要领】

（1）有两种呼吸方式。一是下蹲时呼气，起立时吸气；二是下蹲时吸气，静止时呼气，然后起立时再吸气，静止时呼气。

（2）下蹲和起立都要注意保持身体重心稳定。

（3）在整个过程当中，背部都要保持平直，上体不要前倾，臀部不要后突，但腰部在下蹲时要下塌。

（4）起立时要快速伸直膝关节，可用力挺直膝关节。

【次数】每次练习15～30次为一组，每组间隔3分钟，连续做3～5组，每天练习1次。

【作用】主要锻炼股四头肌前部、膝周韧带和上背部肌肉，是锻炼下肢的经典动作。

（四）后蹲

1. 练功器械　杠铃。

2. 练功方法

【起势】除将杠铃置于颈后部肩上外，其余动作姿势与前蹲相同。

【动作】同前蹲（图10-31）。

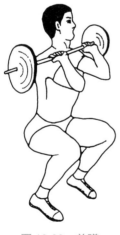
图 10-30　前蹲

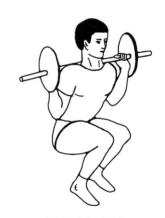
图 10-31　后蹲

【要领】同前蹲。

【次数】每次练习15～30次为一组，每组间隔3分钟，连续做3～5组，每天练习1次。

【作用】主要锻炼股四头肌后部、膝周韧带和腰背部肌肉，本动作可以与前蹲动作交替合练。

笔记

（五）负重蹲跳

1. 练功器械　杠铃、沙袋。

2. 练功方法

【起势】双手举杠铃置于肩上，两脚与肩同宽，目正视，负重站立。或穿沙衣、捆上沙护腿。

【动作】两手持铃下蹲，弹起。做半蹲跳或全蹲跳动作。此练习不用杠铃时，则在小腿捆上沙袋做跳远、立定跳高等，重复多次。

【要领】

（1）半蹲跳时，半蹲两脚站距要比肩窄；全蹲跳时，下蹲两脚站距要比肩宽。

（2）挺胸直腰，保持腰部紧张。

（3）蹲时两膝要向两侧外分，不要向前，以免损伤膝部。

【次数】练习5～8次为一组，每组间隔5分钟，连续3组，每周练习3次。

【作用】这个动作主要锻炼腓肠肌、胫前肌、股四头肌等，是提高弹跳力的有效方法。

第七节　沙袋练功法

用绑沙袋的方法来锻炼，对增加肌肉的力量是非常必要的。在沙袋重量、锻炼目的、锻炼方法和锻炼强度等方面都应该因人而异，各自有所不同，应该遵循适量的原则。

将具有一定重量的沙袋绑在肌肉上进行锻炼，确实能够起到锻炼局部肌肉力量的作用，但是重量并不是越沉越好，负重的时间也要有所选择，切忌贪多。应该根据身体素质、体重等个体差异来选择合适的沙袋重量，以不出现疲劳症状为宜。如果已经出现了脚踝疼痛的情况，应当立即停止负重，必要时还应到医院检查，以便排除其他运动损伤的可能。

如果要绑沙袋锻炼，最好是进行特定的动作练习，或在走路、跳远、慢跑、跳高的时候运用，而在打排球、篮球或踢足球等剧烈对抗性运动时，则不宜绑沙袋，这样容易出现疲劳性损伤，对于身体正处在生长发育期骨骺线尚未完全闭合的学生来讲，增加了出现其他运动伤害的风险。

沙袋可以制作成片状、球状以及其他各种形状，制作方法比较多。片状沙袋的制作可以根据锻炼者的体型，用结实耐磨损的弹性材料（如帆布），量体裁剪成大小和形状一样的两片，并把它们对齐叠放，然后在相应的位置用针线缝制成袋状，装沙后，可以用四个结实的布条在沙袋的四周加固，按照上述方法可制作成沙绑腿、沙护腕、沙腰带、沙背心等片状沙袋。把结实耐用的弹性材料（如帆布，各种车辆的内、外胎等）裁成多个小片，并将这些小片拼接，缝制成球壳形空心体，在即将完成密封时，向里面装满沙子，最后完全密封缝合，制成沙球、沙包等球状沙袋，也可在最后密封缝合时，缝接上结实的绳子制成沙链球等。还可将废旧的篮球、足球、排球等，切开个小缝，向其气腔内装满沙子，最后把该小缝缝合上，改制成沙球。

下面就介绍一些简便易行、切实有用的沙袋锻炼方法。

（一）五指抓沙袋

1．练功器械　沙袋。

2．练功方法

【起势】锻炼者马步开立，双脚与肩同宽，微屈膝弯腰，身体微微前倾，一手五指抓住重约 5kg 的球状沙袋待练。

【动作】

抓沙袋的手五指松开，沙袋自然下落，锻炼者迅速用五指抓住下落沙袋，迅速上提，然后松开五指，重复上述动作（图 10-32）。换另一只手锻炼上述动作。锻炼者也可以马步开立，身体保持正立，双手五指同时抓住重 5～10kg 沙袋静止不动，保持此姿势 3～5 分钟。

【要领】

（1）五指松开、迅速抓住下落沙袋、迅速上提是一个动作周期，整个动作要连贯、自然，一气呵成，周期与周期之间要有节奏感，速度均匀。

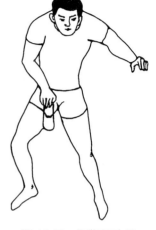

图 10-32　五指抓沙袋

（2）全神贯注，眼睛注视沙袋，自然呼吸，不可屏气。

（3）动作要沉稳，忌轻浮。

【次数】每次左右手五指各练习 30～50 次为一组，每组间隔 2 分钟，连续做 3～5 组，每天或隔天练习 1 次。

【作用】主要是锻炼手指的力量，只要坚持锻炼，功效十分明显。

（二）俯卧直腿上抬

1．练功器械　沙袋。

2．练功方法

【起势】锻炼者俯卧在软长条凳上，双下肢自然伸直，小腿部绑上沙袋，双手扶住木凳以稳定身体。

【动作】双下肢交替用力后伸，直到最高点，还原。重复上述动作。锻炼者也可以先一只脚上抬至最高点，静止不动，保持此姿势 3～5 分钟，然后换另一只脚锻炼（图 10-33）。

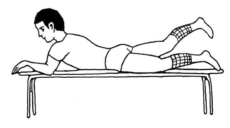

图 10-33　俯卧直腿上抬

【要领】

（1）一只脚后抬时吸气，还原时呼气。

（2）可以借助腰部用力。

笔记

（3）前腹部要紧贴木凳，下肢后伸时应尽量至最大范围，然后慢慢还原。

【次数】每次每只脚练习30～50次为一组，每组间隔3分钟，连续做3～5组，每天练习1次。

【作用】主要是锻炼股二头肌和腿部肌肉。

（三）弯举小腿

1. 练功器械　沙袋。

2. 练功方法

【起势】锻炼者靠墙或双杠取站立位，双手扶墙或双杠，身体保持中立位或微前倾，小腿部绑上沙袋。

【动作】一只脚作为支撑脚支撑体重，另一只脚屈膝，把小腿尽量向后弯举至最大范围，静止不动，保持此姿势3～5分钟，然后徐徐收力放松，还原成起始姿势。换另一只脚锻炼。

【要领】

（1）屈膝弯小腿时吸气，还原时呼气。

（2）弯起小腿时，身体要保持稳定，下肢不要左右摆动。

（3）屈膝时应尽量屈至最大范围。

【次数】每次每只脚练习30～50次为一组，每组间隔3分钟，连续做3～5组，每天练习1次。

【作用】主要是锻炼股二头肌和腘绳肌。

（四）深蹲弹跳

1. 练功器械　沙袋。

2. 练功方法

【起势】锻炼者平步开立，双脚与肩同宽，双手抓住沙袋，深蹲至最大限度，蓄势待发。

【动作】伸膝、展体、屈足，使身体爆发性垂直向上弹起。身体下落，随势深蹲，完成一次蹲跳。重复做上述动作（图10-34）。

【要领】

（1）身体向上弹起时吸气，身体下落深蹲时呼气。

（2）深蹲弹跳要有节奏，动作连续流畅。

（3）整个动作过程躯体和手臂都要保持伸直，跳起时整个身体都要舒展开。

（4）落地时足尖先着地，轻巧而富有弹性。

【次数】每次练习深蹲弹跳30～50次为一组，每组间隔3～5分钟，连续做3～5组，每天练习1次。

【作用】主要锻炼小腿三头肌、屈足肌群和股四头肌。

（五）负重转肩

1. 练功器械　沙袋。

2. 练功方法

【起势】以锻炼左肩为例。站立位，左手半握拳，屈肘，上臂部绑住固定重5～10kg的沙袋，右手叉腰。右脚向右前方斜跨一大步，右弓步左箭步，右脚脚尖稍内扣，左脚后跟蹬地，身体保持正直。

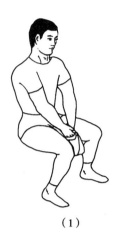
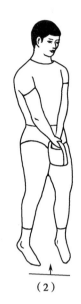

图 10-34　深蹲弹跳
（1）深蹲；（2）弹跳

【动作】肩膀部发力，使肩关节先做顺时针后做逆时针方向旋转。收右弓步成站立位。换左脚向左前方斜跨一大步，左弓步右箭步，重复上述动作进行右肩膀锻炼。

【要领】

（1）在斜跨成弓箭步之前，可以先深呼吸数次，待锻炼者自己感觉到气顺、身体协调时，再斜跨锻炼。

（2）自然呼吸，不可屏气，以免伤身。

（3）肩关节旋转速度不宜太快，但旋转幅度要大，整个锻炼过程躯干都要保持正直。

【次数】每次练习，左右肩各顺、逆时针方向旋转 30～50 次为一组，每组间隔 5 分钟，连续做 3 组，每天或隔天练习 1 次。

【作用】主要锻炼肩周肌肉，包括肱二头肌、肱三头肌、三角肌、胸大肌和背阔肌等，坚持锻炼对发展肩膀部力量十分有益。

（六）击打沙袋

1．练功器械　大沙袋。大沙袋的制备一定要保持内部充实，外部平整柔软，方法是将细沙子装入能装 15～20kg 面粉的空袋子，将袋子口扎结实，在沙袋的周围用约 1cm 厚的海绵包裹，然后再在外面包一层布，以避免沙袋过硬伤及手部。将大沙袋悬吊在练功房的一角，高度约与胸部相平。大沙袋一定要固定牢固，避免意外事故发生。

2．练功方法

【起势】锻炼者面对沙袋，相距约 1m，取马步侧身站立，全神贯注，蓄势待发。

【动作】

（1）拳击法：双手握实心拳，轮流或者同时出击沙袋。

（2）手指击法：双手十指弯曲，以指尖叩击沙袋。

（3）掌击法：用双手掌直击沙袋。

（4）小鱼际击法：用双手小鱼际肌交替砍击沙袋。

（5）手背击法：用双手背平击沙袋（图10-35）。

【要领】

（1）锻炼时除上肢运动外，步伐要灵活，躯干可随上肢做相应运动，以增强锻炼效果。

（2）呼吸均匀，不可屏气。

（3）本动作运动量大，在经期、急性病或慢性病发作期应暂停。

【次数】锻炼的强度与频率应循序渐进，逐渐增加，一般要求每次锻炼20～30分钟，每天或隔天练习1次。

【作用】主要锻炼上肢各部位的力量，对增强心肺功能也很有帮助。

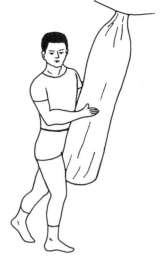

图10-35 击打沙袋

学习小结

1. 学习内容

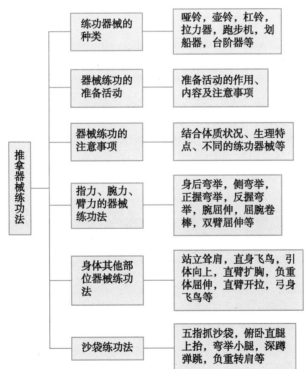

	练功器械的种类	哑铃，壶铃，杠铃，拉力器，跑步机，划船器，台阶器等
推拿器械练功法	器械练功的准备活动	准备活动的作用、内容及注意事项
	器械练功的注意事项	结合体质状况、生理特点、不同的练功器械等
	指力、腕力、臂力的器械练功法	身后弯举，侧弯举，正握弯举，反握弯举，腕屈伸，屈腕卷棒，双臂屈伸等
	身体其他部位器械练功法	站立耸肩，直身飞鸟，引体向上，直臂扩胸，负重体屈伸，直臂开拉，弓身飞鸟等
	沙袋练功法	五指抓沙袋，俯卧直腿上抬，弯举小腿，深蹲弹跳，负重转肩等

2. 学习方法

本章要理论学习和练功相结合，重点理解和掌握器械练功的注意事项，要注意区分不同的器械练功法，熟悉指力、腕力、臂力的器械练功法，了解练功器械的种类、身体其他部位器械练功法和沙袋练功法。

（王继红 李进龙 郭现辉 阎博华 王卫刚 董有康）

215

笔记

复习思考题

1. 简述推拿器械练功准备活动的作用有哪些。
2. 如何结合自身体质正确制订推拿器械练功的练功次数和练功重量?
3. 上肢部器械练功主要包括哪些?
4. 弓身飞鸟的要领及作用是什么?

笔记

主要参考书目

1. 吕明. 推拿功法学 [M]. 北京：人民卫生出版社, 2009.

2. 吕明. 推拿学 [M]. 北京：中国医药科技出版社, 2012.

3. 王之虹. 推拿手法学 [M]. 北京：人民卫生出版社, 2001.

4. 王之虹, 严隽陶, 韩永和. 中国推拿 [M]. 长春：长春出版社, 2000.

5. 金宏柱. 中国推拿练功学 [M]. 上海：上海中医药大学出版社, 1990.

6. 刘天君. 中医气功学 [M]. 北京：中国中医药出版社, 2005.

7. 严隽陶. 推拿学 [M]. 北京：中国中医药出版社, 2003.

8. 顾一煌. 中医健身学 [M]. 北京：中国中医药出版社, 2009.

9. 周信文. 推拿功法学 [M]. 上海：上海中医药大学出版社, 1994.

10. 石学敏. 针灸学 [M]. 北京：中国中医药出版社, 2007.

全国中医药高等教育教学辅导用书推荐书目

一、中医经典白话解系列

黄帝内经素问白话解(第2版)	王洪图　贺娟
黄帝内经灵枢白话解(第2版)	王洪图　贺娟
汤头歌诀白话解(第6版)	李庆业　高琳等
药性歌括四百味白话解(第7版)	高学敏等
药性赋白话解(第4版)	高学敏等
长沙方歌括白话解(第3版)	聂惠民　傅延龄等
医学三字经白话解(第4版)	高学敏等
濒湖脉学白话解(第5版)	刘文龙等
金匮方歌括白话解(第3版)	尉中民等
针灸经络腧穴歌诀白话解(第3版)	谷世喆等
温病条辨白话解	浙江中医药大学
医宗金鉴·外科心法要诀白话解	陈培丰
医宗金鉴·杂病心法要诀白话解	史亦谦
医宗金鉴·妇科心法要诀白话解	钱俊华
医宗金鉴·四诊心法要诀白话解	何任等
医宗金鉴·幼科心法要诀白话解	刘弼臣
医宗金鉴·伤寒心法要诀白话解	郝万山

二、中医基础临床学科图表解丛书

中医基础理论图表解(第3版)	周学胜
中医诊断学图表解(第2版)	陈家旭
中药学图表解(第2版)	钟赣生
方剂学图表解(第2版)	李庆业等
针灸学图表解(第2版)	赵吉平
伤寒论图表解(第2版)	李心机
温病学图表解(第2版)	杨进
内经选读图表解(第2版)	孙桐等
中医儿科学图表解	郁晓微
中医伤科学图表解	周临东
中医妇科学图表解	谈勇
中医内科学图表解	汪悦

三、中医名家名师讲稿系列

张伯讷中医学基础讲稿	李其忠
印会河中医学基础讲稿	印会河
李德新中医基础理论讲稿	李德新
程士德中医基础学讲稿	郭霞珍
刘燕池中医基础理论讲稿	刘燕池
任应秋《内经》研习拓导讲稿	任廷革
王洪图内经讲稿	王洪图
凌耀星内经讲稿	凌耀星
孟景春内经讲稿	吴颢昕
王庆其内经讲稿	王庆其
刘渡舟伤寒论讲稿	王庆国
陈亦人伤寒论讲稿	王兴华等
李培生伤寒论讲稿	李家庚
郝万山伤寒论讲稿	郝万山
张家礼金匮要略讲稿	张家礼
连建伟金匮要略方论讲稿	连建伟

李今庸金匮要略讲稿	李今庸
金寿山温病学讲稿	李其忠
孟澍江温病学讲稿	杨进
张之文温病学讲稿	张之文
王灿晖温病学讲稿	王灿晖
刘景源温病学讲稿	刘景源
颜正华中药学讲稿	颜正华　张济中
张廷模临床中药学讲稿	张廷模
常章富临床中药学讲稿	常章富
邓中甲方剂学讲稿	邓中甲
费兆馥中医诊断学讲稿	费兆馥
杨长森针灸学讲稿	杨长森
罗元恺妇科学讲稿	罗颂平
任应秋中医各家学说讲稿	任廷革

四、中医药学高级丛书

中医药学高级丛书——中药学(上下)(第2版)	高学敏　钟赣生
中医药学高级丛书——中医急诊学	姜良铎
中医药学高级丛书——金匮要略(第2版)	陈纪藩
中医药学高级丛书——医古文(第2版)	段逸山
中医药学高级丛书——针灸治疗学(第2版)	石学敏
中医药学高级丛书——温病学(第2版)	彭胜权等
中医药学高级丛书——中医妇产科学(上下)(第2版)	刘敏如等
中医药学高级丛书——伤寒论(第2版)	熊曼琪
中医药学高级丛书——针灸学(第2版)	孙国杰
中医药学高级丛书——中医外科学(第2版)	谭新华
中医药学高级丛书——内经(第2版)	王洪图
中医药学高级丛书——方剂学(上下)(第2版)	李飞
中医药学高级丛书——中医基础理论(第2版)	李德新　刘燕池
中医药学高级丛书——中医眼科学(第2版)	李传课
中医药学高级丛书——中医诊断学(第2版)	朱文锋等
中医药学高级丛书——中医儿科学(第2版)	汪受传
中医药学高级丛书——中药炮制学(第2版)	叶定江等
中医药学高级丛书——中药药理学(第2版)	沈映君
中医药学高级丛书——中医耳鼻咽喉口腔科学(第2版)	王永钦
中医药学高级丛书——中医内科学(第2版)	王永炎等